U0188909

# Speech Sound Disorder

## Comprehensive Evaluation and Treatment

# 语音障碍

## 全面评估与治疗

原著　[美] Kelly Vess

主译　周　晖　尹　恒　蔡晓唐

中国科学技术出版社

·北 京·

**图书在版编目（CIP）数据**

语音障碍：全面评估与治疗 /（美）凯利·维斯（Kelly Vess）原著；周晖，尹恒，蔡晓唐主译 . — 北京：中国科学技术出版社，2023.10

书名原文：Speech Sound Disorder: Comprehensive Evaluation and Treatment

ISBN 978-7-5236-0096-2

Ⅰ . ①语… Ⅱ . ①凯… ②周… ③尹… ④蔡… Ⅲ . ①语言障碍—评估②语言障碍—治疗 Ⅳ . ① R767.92

中国国家版本馆 CIP 数据核字 (2023) 第 040184 号

著作权合同登记号：01-2023-1280

Copyright ©2021 of the original English edition by Thieme Medical Publishers, Inc., New York, USA

Original title: *Speech Sound Disorder: Comprehensive Evaluation and Treatment, 1e*

By Kelly Vess

《语音障碍：全面评估与治疗》（第 1 版）英文原版由美国纽约的 Thieme Medical Publishers, Inc. 于 2021 年出版，版权归其所有。作者：凯利·维斯（Kelly Vess）。

| | |
|---|---|
| 策划编辑 | 靳　婷　孙　超 |
| 责任编辑 | 靳　婷 |
| 文字编辑 | 冯俊杰 |
| 装帧设计 | 佳木水轩 |
| 责任印制 | 李晓霖 |

| | |
|---|---|
| 出　　版 | 中国科学技术出版社 |
| 发　　行 | 中国科学技术出版社有限公司发行部 |
| 地　　址 | 北京市海淀区中关村南大街 16 号 |
| 邮　　编 | 100081 |
| 发行电话 | 010-62173865 |
| 传　　真 | 010-62179148 |
| 网　　址 | http://www.cspbooks.com.cn |

| | |
|---|---|
| 开　　本 | 889mm×1194mm　1/16 |
| 字　　数 | 290 千字 |
| 印　　张 | 11.5 |
| 版　　次 | 2023 年 10 月第 1 版 |
| 印　　次 | 2023 年 10 月第 1 次印刷 |
| 印　　刷 | 北京盛通印刷股份有限公司 |
| 书　　号 | ISBN 978-7-5236-0096-2/R·3029 |
| 定　　价 | 188.00 元 |

# 译校者名单

**主　审**　钟　灿　李静予

**主　译**　周　晖　尹　恒　蔡晓唐

**副主译**　孟照莉　李　娜　钟　灿

**译校者**（以姓氏笔画为序）
　　　　　马　丹　王　鑫　龙　彤　田丽雁　付韵雪　白红娟　朱　贤　刘小芹
　　　　　杨　晴　余　磊　张念蝶　周　平　胡　霄　胡晓琴　秦潇潇　唐钰颖
　　　　　黄　延　黄　敏　彭丽虹　谢佳玲

## 原著者

**Kelly Vess, MA, CCC-SLP**

Speech-Language Pathologist and Off-Campus Clinical Instructor
Wayne State University
Detroit, Michigan, USA
Eastern Michigan University
Ypsilanti, Michigan, USA

## 内容提要

　　本书引进自 Thieme 出版社，由美国言语－语言听力协会的资深治疗师 Kelly Vess 倾力打造，是一部专门为儿童言语治疗者提供全面语音障碍评估及干预方法的实用著作。著者在病史采集、有效行为观察的基础上，使用多种开放性工作表，清晰呈现了儿童语音评估框架，并为干预儿童语音障碍提供了有循证证据支持的最佳实践准则。本书的最大特色是注重儿童语音评估与训练，大量视频可为读者提供交互式学习机会，进而有效提升读者学习效能。全书共 10 章，涉及多病因的语音障碍评估、鉴别诊断、治疗目标选择、治疗活动、提示选择等，全面阐述了在发育迟缓、孤独症谱系障碍、认知障碍、语言障碍、唐氏综合征、阅读障碍等多种共患疾病时的治疗方法，可为儿童言语－语言治疗专业人员提供高效的学习途径，并进一步促进自我实践技能的内化与发展。

# 译者前言

儿童语音障碍异质性强，病因较为复杂，并且可能存在共患病。在我国，通常由儿科医生或言语－语言病理师进行评估诊断。评估一般包含临床病史询问、行为观察、发育水平评估、口腔运动检测，以及使用标准化语音评估工具。目前，我国儿童语音治疗的从业人员严重不足，缺乏系统性儿童语音诊治体系，亟须一部有较强操作性并能迅速指导临床实践的专著。

我们认为，在儿童康复治疗中家长扮演着重要角色，言语－语言康复治疗也不例外。作为儿童康复工作者，我们的目标是帮助家长寻找最近发展区、搭建"支架"、创造丰富的康复活动，为孩子提供最合适的提示。早期识别语音障碍，利用神经可塑性开展有针对性的干预治疗，可显著改善儿童的生活质量，并降低后续发生读写障碍的可能。

本书著者为美国言语－语言听力协会的资深治疗师 Kelly Vess，她有超过 18 年的儿童语言治疗经验。本书系统介绍了儿童语音评估方法、标准化言语评估工具及评估流程、多重共患病共存下干预总框架，以及怎样以发展观、生态系统论看待被干预儿童，遵循有证据支持的高效能研究；同时著者还向读者展示了团队自行研发的儿童语音治疗工具、工具创作思路及在语言治疗中的作用；更为可贵的是，本书指出了应使用成长性思维介入儿童语音治疗全过程，呈现的所有研究方法是一个开放体系，会在不断进行的临床实践中得到全面提升。

将 Kelly Vess 提供的英文语音障碍干预方法与汉语语音特点相结合，制订符合国人的言语－语言治疗策略，指导未来从事儿童语音治疗专业人员遵从儿童语音发展规律，寻找最近发展区确定治疗目标，并研发适合汉语言文化的语音评估工具集、干预工具箱，是我们努力的方向。

感谢中国科学技术出版社的信任，感谢编译团队的所有同事及同领域的专家们，你们的耐心、精益求精的工作和研究精神，以及高涨的工作热情，为中文翻译版的顺利完成提供了莫大的帮助。感谢所有关心和支持本书出版的人，衷心期望所有从事言语治疗专业的同仁能从书中有所收获。希望我们共同进步，为我国的言语－语言治疗事业增添光彩！

四川大学华西第二医院　周　晖

# 原书前言

## 语音障碍的整体评估和治疗

### 基本说明

我怀着极大的热情编写这本交互式图书，它不是一部用于检索已发表的语音障碍方法及研究的大纲或百科全书，而是一部有助于获得学龄前儿童语音障碍（无论是否伴发育迟滞）更强诊断和治疗能力的专著。

编写本书的目的不是简单、全面地呈现出多种治疗方法，这不利于读者获得任何有效的诊疗方法。我鼓励读者使用感兴趣的特定领域关键字，定期在学术网站中搜索、研究相关内容。希望本书能够为读者提供强有力的循证方法，提升批判性思维技能。如此，我们才能"站在巨人的肩膀上"，通过不断研究和思考，在诊疗过程中做出有价值且重要的决定，判断应放弃、采用、适应或创造新的方法。在此，由衷希望同行们能不断改进我在书中提及的方法。

### 常用的循证方法综述

针对语音障碍的研究，绝大多数缺乏对照组或其他替代干预方法，尽管目前基于循证证据的方法极具治疗前景，但很大程度上仍没有定论。在缺乏对照组或替代干预措施的情况下，人们始终会质疑治疗进展是否仅归因于正向关注、均值回归、安慰剂效应、发育成熟或四者的相互组合。因此，在缺乏随机和准随机研究的情况下，目前用于治疗神经性言语障碍和儿童言语失用症的 Cochrane 系统评价，仍不能准确判断言语治疗在改善行为和生物反馈中的效果 [1, 2]。

在治疗学龄前儿童言语失用症的观察性研究中，呈现出一些有前景的治疗方法，如刺激整合、动态时间触觉提示（DTTC）、快速音节转换治疗（ReST）、纳菲尔德（Nuffield）运动协调障碍项目第 3 版（NDP3）、常用核心词汇和适合口语肌肉语音目标调整给予的提示（PROMPT）[3-7] 等。此外，在治疗儿童多重语音错误和不成熟的语音过程中，已证明了循环方法、多重对立方法和最小配对目标选择法是有效的 [8, 9, 10]。

部分研究为患有共患病的儿童提供了治疗方向，如伴有唐氏综合征且无法清晰重复句子的儿童，可采用更具实操性的行为干预法而非自然场景塑造法。相反，对于能够清晰重复句子的唐氏综合征儿童，建议采用自然场景重塑法 [11]。在治疗患有孤独症谱系障碍的儿童时，Koegel 及其同事发现，分解式操作教学法和自然主义教学均能有效改善刺激条件下的言语。然而，在出现泛化交谈性语言障碍时，自然主义教学更有优

势 [12]。在治疗儿童神经性言语障碍时，因神经损伤常伴肌肉无力或瘫痪的表现，某研究基地正在开发一套 Lee Silverman 言语治疗系统，使学龄前神经性言语障碍儿童能够使用 [13]。Erika Levy 于 2014 年在《国际沟通障碍杂志》上发表的文章描述了如何实施 Lee Silverman 言语治疗系统 [14]。

### 坚持循证实践

研究表明，语音障碍的早期治疗常常被忽视。据估计，8%～9% 的学龄前儿童患有语音障碍，其中有 5% 的一年级儿童需要与语音障碍作持续抗争 [15, 16]。不幸的是，一些患有语音障碍的学龄前儿童未得到诊断及干预。在非洲裔美国人、社会经济地位较低及以英语为第二语言的人群中尤其如此 [17, 18]。如果幼年的语音错误持续到成人阶段，将会对社交、语言和读写能力的发展产生破坏性影响 [19, 20]。持续存在的语音错误也会导致其在学业和职业环境中遭受歧视 [21, 22]。作为一名言语 – 语言病理学家，有必要在神经可塑性较强的幼儿园前阶段，通过有效地评估和治疗语音障碍，改善患儿的生活质量。

现在孩子承受的风险比以往任何时候都高。因为病例在增加，而有资质的工作人员却不断减少，这似乎是目前的趋势 [23]。不幸的是，由于时间有限，患儿治疗的频率及总时长都有减少，但研究却明确显示，更长治疗疗程等于更大治疗收益，此时我们该怎么办 [24, 25, 26]？我的建议是：可以更聪明地工作。

此外，在私人诊所执业的同事告诉我，保险公司要求 5 次治疗后获得标准化评估分数，如果没有明显提升就会停止资助，这种意外撤资的情况并不少见（译者注：与我国医保制度不同仅供参考，下同）。这些同事告诉我，1 个月后他们发现局面非常尴尬，由于治疗后缺乏标准化测试有效证明，保险公司不承保，他们不得不向孩子父母出示 1000 美元左右的费用清单，这可能导致那些最需要帮助、程度最重的儿童无法继续接受治疗 [27]。

保险公司不仅要求治疗后标准化测试有进步，还要求在短时间内孩子在检测环境中有泛化的能力。目前语音干预方面的实践与保险要求并不匹配。通过 Meta 分析，我们发现改善发音通常需要 8 次治疗而非 5 次 [28]。不过，通过更高效的工作，我的暑期言语干预项目（由研究生提供的言语治疗）研究一致表明，对混合病因语音障碍的学龄前儿童，进行 5 次 45 分钟个训后，标准化发音分数提高的水平与常规 12 个月训练水平相当 [29, 30, 31]。

作为一名言语 – 语言病理学家，我在公立学校环境中，对学龄前儿童语音障碍的诊断、治疗和研究已有 18 年。多年来，我始终将研究重点放在精心设计和 Meta 分析的研究上，每年都会出席美国言语 – 语言听力协会的会议。重要的是，通过对学校和暑期项目中多样化病例的持续研究，我不断推翻之前的最佳实践概念认知，随着现实中病例不断增加，我在新一年的工作中更富有成效。我也希望其他同行们在治疗中开展不同干预对象的研究，以期能在未来实践中产生重要的影响。

我还是韦恩州立大学和东密歇根大学的校外临床教育工作者，我与韦恩州立大学合作，每年指导一个暑期言语干预项目，督导和教授韦恩州立大学的研究生。在教授这些研究生时，我的侧重点是帮助培养语言病理学家，让他们学会寻找研究证据，采用批判性思维分析不同的治疗对象，培养其回答"如何""为什么""什么时候"的能力。重要的是，他们需要有用通俗易懂的术语向看护者（即干预合作伙伴）解释治疗方法的能力。研究明确显示，看护者在接受相关培训并赋能后会有所作为[28, 32]。

在这部交互式的著作中，我并不提倡使用单一干预方法。我支持基于研究的最佳实践准则，这些准则不仅适用于有语音障碍的儿童，也适用于存在语言、认知、注意力、社交和运动缺陷的儿童，以及正常发展的其他相同年龄的学龄前儿童。事实上，在 1 年常规课程和暑期课程中，最大的交流改善发生在患有孤独症谱系障碍、认知障碍和严重语言障碍的学龄前儿童中。

无论治疗环境怎样，我们都没有时间和资金来浪费评估或治疗课程。如果孩子没有反应，治疗师需在保持积极治疗的同时，动态调整治疗靶点，改变活动、提示程度或更改治疗目标。治疗师需深刻理解最佳实践准则，并时刻保持批判性思维。本书提供了交互式清单，包含用于学习和练习技能的视频、用于培养批判性思维技能的视频分析，并让读者不断询问"我怎样才能做得更好"来挑战新的方法。

一些专家推测，语音治疗师 75% 的成功治疗取决于其建立关系的能力，25% 取决于其采用的方法[33, 34]。通过对约 25 名实习研究生的"密集督导"，以及每次治疗时采取"紧密盯人"的形式，我挑战了上述观点。事实上，无论人际交往能力如何，只要研究生严格遵循本书提出的最佳循证实践准则，患者于干预中都会最大限度受益。

与我共事最有效率的实习研究生非常害羞，跟孩子相处并不自然且没什么经验，正因为如此，她致力于与老年人群合作。反之，我遇到过最没效率的研究生却非常擅长玩耍，并有多年与儿童相处的工作经验。两者的区别在于，害羞的实习生非常严格地遵循我们研究中提出的最佳实践准则（见正文），而善于交际的实习生却没有。正如亚里士多德所写："不断重复的行为塑造了我们，卓越不是一种行为，而是一种习惯。"编写本书的目的是学习有效的实践，以习惯性方式坚持直至产生令人印象深刻的结果。

作为一名学生，我有幸在本科和研究生学习期间从事研究工作。一路走来，我很幸运得到了杰出人士的慷慨教导和支持。在我本科学习期间，教授我们语音障碍的 Joan Kaderavek 教授启发我阅读文献，让我产生了"这如何转化为治疗"的思考习惯。

在密歇根州立大学的研究生学习中，Michael Casby 教授教会我如何评估研究质量，怎样控制混杂变量并进行研究设计。Mildred Omar 教授作为国家早期干预基金的项目经理为我提供了博士期间的助学金，这些令人珍惜的机会进一步加深了我对语音障碍干预的研究热忱，在不断坚持努力下创造了工具、干预方法和干预效果评价。

目前，我与 Wayne 州立大学的临床主任 Karen O'Leary、东密歇根临床主任兼助理教授 Audrey Farrugia 建立了亲密的合作关系。我的导师 Sue Lucchese 和 Stefanie Hayes 及教育主管 Jon Dean 博士也一直给予我坚定的支持，是他在公立学校环境中将语音研究和使用"最佳实践"成为可能。

最后，我很幸运参与了视频的剪辑，充分展示了 8 名言语 – 语言病理学研究生的最佳评估和治疗实践，也感谢我们的实习研究生和患儿的家长，正是由于他们的无私奉献，同意我们展示这些视频，从而让更多人受益，并将改变一些人的生活。

为了将这些内容发扬光大，在最后一章中，我将分享如何进行自己的研究。之前存在将研究与实践割裂的现象，研究主要在学术界进行。现在时代变了，对"高效评级"（通常等同于在公立学校设置的安全等级保障系统）的期望是言语 – 语言病理学家需要用最低限度的治疗对执行效能进行研究，开展"可行的高效能评级"。我相信，最好的干预研究将来自该领域的治疗师。在孩子的自然学前环境中进行不同病例的研究，在承担一定病例数量的基础上，确保干预中严格遵守有证据支持的准则 [35, 36, 37, 38]。

总之，本书及其相伴的视频将指导您作为读者、观众和创作者，了解语音障碍评估和治疗的最佳实践。您将与我、我的研究生、不同需求的学龄前儿童一起，通过 10 章内容及不同视频片段，着手进行实践并进行相关分析。书中各章将带您了解如何成为高效的治疗师：第 1 章完成一次语音评估，第 2 章建立良好的关系为成功打下基础，第 3 章选择复杂的治疗目标，第 4 章为治疗目标选择语言环境，第 5 章开展具有教育性的丰富活动，第 6 章动态提供和正确减少多种提示，第 7 章治疗学龄前 ASD 和神经发育异常儿童的运动性言语障碍，第 8 章来自内部的泛化，第 9 章同时改善语音障碍和读写能力，第 10 章研究实践、打磨技术。

此外，在每一章末尾，我还分享了临床见解或策略，这些见解或策略在研究中被定性为可有效治疗无数言语障碍学龄前患儿，又称为"Kelly 的角落"。我希望您能从我 18 年成功和失败的经历中吸取经验教训，进一步深入自己的实践研究。

**注意：** 出于隐私保护的考虑，书中描述对学龄前儿童的姓名进行了更改。

Kelly Vess

## 参考文献

[1] Pennington L, Miller N, Robson S. Speech therapy for children with dysarthria acquired before three years of age. Cochrane Database Syst Rev 2009;(4):CD006937

[2] Morgan AT, Vogel AP. Intervention for childhood apraxia of speech. Cochrane Database Syst Rev 2008;(3):CD006278

[3] Strand EA, Stoeckel R, Baas B. Treatment of severe childhood apraxia of speech: a treatment efficacy study. J Med Speech-Lang Pathol 2006;14(4):297-307

[4] Ballard KJ, Robin DA, McCabe P, McDonald J. A treatment for dysprosody in childhood apraxia of speech. J Speech Lang Hear Res 2010;53(5):1227-1245

[5] Williams P, Stephens H. The Nuffield Centre Dyspraxia

Programme. In: Williams AL, McLeod S, McCauley RJ, eds. Interventions for Speech Sound Disorders. Baltimore, MD: Brookes; 2010:159

[6] Crosbie S, Holm A, Dodd B. Intervention for children with severe speech disorder: a comparison of two approaches. Int J Lang Commun Disord 2005;40(4):467-491

[7] Dale PS, Hayden DA. Treating speech subsystems in childhood apraxia of speech with tactual input: the PROMPT approach. Am J Speech Lang Pathol 2013;22(4):644-661

[8] Hodson BW, Paden EP. Targeting Intelligible Speech: A Phonological Approach to Remediation. Austin, TX: Pro-Ed; 1991

[9] Williams AL. Multiple oppositions: case studies of variables in phonological intervention. Am J Speech Lang Pathol 2000;9(4):289-299

[10] Dodd B, Crosbie S, McIntosh B, et al. The impact of selecting different contrasts in phonological therapy. Int J Speech-Language Pathol 2008;10(5):334-345

[11] Yoder PJ, Camarata S, Woynaroski T. Treating speech comprehensibility in students with down syndrome. J Speech Lang Hear Res 2016;59(3):446-459

[12] Koegel RL, Camarata S, Koegel LK, Ben-Tall A, Smith AE. Increasing speech intelligibility in children with autism. J Autism Dev Disord 1998;28(3):241-251

[13] Fox CM, Boliek CA. Intensive voice treatment (LSVT LOUD) for children with spastic cerebral palsy and dysarthria. J Speech Lang Hear Res 2012;55(3):930-945

[14] Levy ES. Implementing two treatment approaches to childhood dysarthria. Int J Speech-Language Pathol 2014;16 (4):344-354

[15] Law J, Boyle J, Harris F, Harkness A, Nye C. Prevalence and natural history of primary speech and language delay: findings from a systematic review of the literature. Int J Lang Commun Disord 2000;35(2):165-188

[16] Shriberg LD, Tomblin JB, McSweeny JL. Prevalence of speech delay in 6-year-old children and comorbidity with language impairment. J Speech Lang Hear Res 1999;42(6):1461-1481

[17] McLeod S, Harrison LJ, McAllister L, McCormack J. Speech sound disorders in a community study of preschool children. Am J Speech Lang Pathol 2013;22(3):503-522

[18] Morgan PL, Hammer CS, Farkas G, et al. Who receives speech/language services by 5 years of age in the united states? Am J Speech Lang Pathol 2016;25(2):183-199

[19] McCormack J, McLeod S, McAllister L, Harrison LJ. My speech problem, your listening problem, and my frustration: the experience of living with childhood speech impairment. Lang Speech Hear Serv Sch 2010;41(4):379-392

[20] Ha S. The relationship among speech perception, vocabulary size and articulation accuracy in children with speech sound disorders. Commun Sci Disord 2016;21(1):15-23

[21] Overby M, Carrell T, Bernthal J. Teachers' perceptions of students with speech sound disorders: a quantitative and qualitative analysis. Lang Speech Hear Serv Sch 2007;38 (4):327-341

[22] Van Dyke DC, Holte L. Communication disorders in children. Pediatr Ann 2003;32(7):436-437

[23] Katz LA, Maag A, Fallon KA, Blenkarn K, Smith MK. What makes a caseload (un)manageable? School-based speechlanguage pathologists speak. Lang Speech Hear Serv Sch 2010;41(2):139-151

[24] Jacoby GP, Lee L, Kummer AW, Levin L, Creaghead NA. The number of individual treatment units necessary to facilitate functional communication improvements in the speech and language of young children. Am J Speech Lang Pathol 2002;11(4):370-380

[25] Allen MM. Intervention efficacy and intensity for children with speech sound disorder. J Speech Lang Hear Res 2013;56 (3):865-877

[26] Kaipa R, Peterson AM. A systematic review of treatment intensity in speech disorders. Int J Speech-Language Pathol 2016;18(6):507-520

[27] Dusing SC, Skinner AC, Mayer ML. Unmet need for therapy services, assistive devices, and related services: data from the national survey of children with special health care needs. Ambul Pediatr 2004;4(5):448-454

[28] Law J, Garrett Z, Nye C. The efficacy of treatment for children with developmental speech and language delay/disorder: a meta-analysis. J Speech Lang Hear Res 2004;47(4):924-943

[29] Vess K, Hansen L, Smith M, Ridella M, Steinberg E. Evidencebased strategies to effectively treat children with speech sound disorders. Poster presented at ASHA Annual Conference, November 2015; Denver, CO

[30] Vess K, Burgess R, Corless E, Discenna T. Selecting consonant clusters: are certain sound combinations more efficacious than others? Poster presented at ASHA Annual Conference, November 2016; Philadelphia, PA

[31] Vess K, Coppielle J, Ingraham B. Targeting /r/ consonant clusters: does generalization occur across phonetic contexts? Poster presented at ASHA Annual Conference, November 2017; Los Angeles, CA

[32] Sugden E, Baker E, Munro N, Williams AL. Involvement of parents in intervention for childhood speech sound disorders: a review of the evidence. Int J Lang Commun Disord 2016;51 (6):597-625

[33] Staines GL. The relative efficacy of psychotherapy: reassessing the methods-based paradigm. Rev Gen Psychol 2008;12 (4):330-343

[34] Bleile KM. The Late Eight. San Diego, CA: Plural Publishing, Inc.; 2018

[35] Joireman J, Van Lange P. How to Publish High-Quality Research. Washington, DC: American Psychological Association; 2015

[36] Dollaghan CA. Evidence-based practice in communication disorders: what do we know, and when do we know it? J Commun Disord 2004;37(5):391-400

[37] Dodd B. Evidence-based practice and speech-language pathology: strengths, weaknesses, opportunities and threats. Folia Phoniatr Logop 2007;59(3):118-129

[38] Kaderavek JN, Justice LM. Fidelity: an essential component of evidence-based practice in speech-language pathology. Am J Speech Lang Pathol 2010;19(4):369-379

# 致 谢

感谢我亲爱的丈夫 Tyler，即使在最艰难的时刻也能让我微笑面对；感谢我那有洞察力的儿子 Boden，他启发我从多个角度思考。因为有你们两个，我真的是世界上最幸运的人。

我怀着最深的敬意向以下人员表示感谢。

感谢我的家人 Arline Anderson、John Sr、Dolores、John 和 Kathleen，感谢他们教导我全心全意地去爱。感谢他们在我编写本书时给予的帮助，尤其是我的剧作家岳父 James Vess，也感谢 Edward Trainor、Christine Felton 和 Corey Shipman 的编辑工作；感谢艺术家 Chris Dean、Katie Murray 和 Diane Wright 的封面设计、摄影及分享给我的专业知识。

感谢我优秀的老师们，他们激发了我对语音障碍的干预和研究的热爱，我爱我所做的一切。感谢我的第一位导师、幼儿教育总监 Tina Brown，她为我提供了关于幼儿教育是什么的理解，当我还是一名高中生时，她便邀请我参与她在学前班教室里的教学工作。由于她早期的影响，我决定将为学龄前儿童语音障碍的发展和干预作为我一生的使命。

感谢 Joan Kaderavek，感谢他在我就读东密歇根大学本科期间教我如何将研究应用到实践中。感谢儿童、家庭和社区研究所给了我独有的机会，让我作为一名本科生从事统计数据分析研究员的工作。这段经历为我在密歇根州立大学就读研究生期间获得更高级研究机会铺平了道路。

感谢密歇根州立大学的 Mildred Omar，感谢他为我提供了一个宝贵的机会，让我担任国家级启蒙干预基金的项目经理，担任高级博士职位。在我目前的研究中，我一直在借鉴 23 个 Head Start 站点开发评估、干预、培训人员和监督干预保真度方面的实践经验。感谢 Michael Casby，感谢他关于研究方法的精彩课程。尽管已经过多年，他所讲过的评估研究设计的教义依然在我耳边回响。感谢 John Eulenberg，感谢他以仁慈的心态为所有人发声。

感谢我在巴恩斯幼儿中心的杰出同事，他们传授的经验令学生取得了令人刮目相看的成绩，这要归功于他们出色的教学工作及与治疗师们亲密无间地协同工作，他们是 Marinel Gaitan、Dorothy Heitjan、Dianne Stall、Joseph Evens、Sally Abdella、Sharon Palazzola、Jean Limback、Michele Stopinski、Gina Bordato 和 Julie Huellmantel；此外，还要感谢杰出的志愿者 Dana Dykstra。我每天都能从你们那里学到东西，并珍惜我们的密切合作。

感谢学生服务总监 Stephanie Hayes 和教育总监 Jon Dean，他们为本书的调研和编撰工作提供了大力支持。Hayes 女士和 Dean 博士慷慨地提供了建议和法律咨询，以确保学生在我们研究和出版本书时得到保护。此外，还要感谢 Grosse Pointe 公共教育基金会给予总额约 25 000 美元的补助金。这些资金使我们能够获得丰富的实践学习经验，以全面治疗跨发展领域的学龄前儿童。

感谢巴恩斯幼儿中心的项目主管 Susan Lucchese，她为员工提供了良好的成长机会，并鼓励她的员工把每一件事都要做到最好。感谢韦恩州立大学言语 – 语言病理学临床主任 Karen O'Leary 和东密歇根临床主任 Audrey Farrugia 坚定和慷慨的支持。在过去的 12 年中，他们对大学和公立学校合作的承诺极大改善了我们这些学生在巴恩斯幼儿中心的实践。

对于真正"把一切都摆在桌面上"的研究生，他们勇敢地在镜头前展示了新学到的基于证据的策略，教授父母并进行回顾。他们在创造性结合自己独特的优势方面从不令人失望。每个实习研究生都极大地扩展了我的技能。这套可供借鉴的策略提高了我与更多不同儿童有效合作的能力。

感谢所有家庭与他们的孩子一起工作，他们给生活带来了如此多的快乐。从我与每个人相处的宝贵时间开始，我已发展成为一名治疗师。令我兴奋的是，由于很多家庭慷慨分享他们孩子的视频，使更多人见到这些非常出色的孩子并学习到有效治疗的新策略。

最后，感谢 Thieme 出版社的编辑 Timothy Hiscock、Kenneth Schubach、Delia DeTurris、Prakash Naorem 和 Marcus Laithangbam，他们设想并伴随着本书的一路发展，并为读者提供研究的全面与最新回顾，同时提供互动的实践学习体验，以期通过这种形式帮助读者将研究更好地付诸实践。

相信这种积极的学习体验可以让同行们更深入、愉快地学习概念。读者能够了解以多种形式呈现的知识，来清楚设想基于证据的治疗策略。编写本书的目的不是让读者复制这些策略，相反读者面临的挑战是结合自己的理论思维、之前的经验和技能、不断发展的证据基础和独特的才能，来改进书中介绍的干预措施。

我希望通过本书将所有慷慨给予我的支持和才华都发扬光大，以期帮助更多需要帮助的人，改变其一生。祝您及您所做的工作一切顺利。

Kelly Vess, MA, CCC-SLP

# 视频列表

视频 1–1　科学家 Addy 使用动态时间触觉提示

视频 1–2　Jenna 完成复杂辅音组合筛查

视频 1–3　Landley 的连续性语句样本

视频 1–4　Sampson 的平均句子长度

视频 1–5　Emory 完成口腔结构和功能评估

视频 1–6　Kamdyn 的口腔结构和运动

视频 1–7　Sampson 的口腔结构和运动

视频 1–8　Sampson 的口腔轮替运动速率评估

视频 1–9　Kamdyn 的口腔轮替运动速率评估

视频 1–10　Patty 音调低沉，运动无力

视频 1–11　Patty 的音调、力量和言语都得到了改善

视频 1–12　Kelly 的角落：使用多模态时间提示

视频 2–1　Christina 的精细和粗大运动示范

视频 2–2　Sampson 用手势说明了五个关键的行为规则

视频 2–3　用手势说明规则的小组课

视频 2–4　"动物学家" Ronnie 从事精细运动

视频 2–5　"嘉年华测试员" Maria 进行粗大运动

视频 2–6　对 "厨师" Chad 用最大限度地提示

视频 2–7　"科学家" Chad 独立自我暗示

视频 2–8　Kelly 的角落：发展亲社会的交际行为

视频 3–1　Carter 完成辅音组合筛查

视频 3–2　"科学家" Chad 用一句话提要求

视频 3–3　"科学家" Harrison 使用两个治疗目标提要求

视频 3–4　"动物学家" Harrison 在具有相同目标的跨活动中提要求

视频 3–5　"科学家" Patty 用单词提要求

视频 3–6　"艺术家" Patty 在句子水平提要求

视频 3–7　对 "科学家" Haisely 用最大限度地提示

视频 3–8　对 "科学家" Haisely 用中等程度地提示

视频 3–9　Kelly 的角落：使用楼梯类比解释复杂性方法

视频 4–1　对 "科学家" Luca 用最大限度地提示

视频 4-2　对"航空工程师"Vance 用最大限度地提示

视频 4-3　对"野营者"Sampson 用最大限度地提示

视频 4-4　"科学家"Stella 用一个复杂的句子提要求

视频 4-5　对"考古学家"Cameron 在段落级别用最大限度地提示

视频 4-6　在"玩具制造商"Cameron 提要求时减少口语提示

视频 4-7　对"科学家"Chad 用最大限度地提示

视频 4-8　"海滩寻宝者"Chad 在自我暗示中扮演老师的角色

视频 4-9　Kelly 的角落：改善跨领域的沟通

视频 5-1　"动物学家"Santiago 在句子级别提要求

视频 5-2　"烘焙师"Addy 用两个治疗目标提要求

视频 5-3　在"工程师"Mark 提要求时使用最大限度地提示

视频 5-4　"交通管制员"Harrison 有两个治疗目标并减少口语提示

视频 5-5　"工程师"Lucas 用一段话来提要求

视频 5-6　"捕鱼者"Cameron 用一段话来提要求

视频 5-7　"航空工程师"Cameron 用一段话来提要求

视频 5-8　"世界环游者"Elowen 和 Jenna 计算音节并用复杂的句子提要求

视频 5-9　"数学家"Jacob 用一个复杂的句子提要求

视频 5-10　"昆虫学家"Devon 用一段话提要求

视频 5-11　"海洋生物学家"Cadge 用一个复杂的句子提要求

视频 5-12　"嘉年华测试员"Xavier 用一句话提要求

视频 5-13　"世界环游家"Jillian 用一个复杂的句子提要求

视频 5-14　"小丑"Davey 用"Look at X"的句子提要求

视频 5-15　"嘉年华测试员"Cooper 用一段话提要求

视频 5-16　"动物学家"Davey 用"Look at X"的句子提要求

视频 5-17　"动物学家"Venny 用简化的说话模式提要求

视频 5-18　"海洋生物学家"Davey 用一段话提要求

视频 5-19　"科学家"Vance 用一个复杂的句子提要求

视频 5-20　"化学家"Vance 用一个复杂的句子提要求

视频 5-21　"海洋生物学家"Jillian 用一个复杂的句子提要求

视频 5-22　"听力学家"Cameron 用一段话提要求

视频 5-23　"生物学家"Jenna 和 Elowen 用一个复杂的句子提要求

视频 5-24　Kelly 的角落：新兴数学和科学

视频 6-1　对"动物学家"Tierce 使用最大限度地提示

视频 6-2　对"科学家"Elon 的口语提示减少

视频 6-3　对"渔夫"Maria 用间歇性提示

视频 6–4 对"动物学家"Sampson 的口语提示减少

视频 6–5 Harris 担任教师角色：在提要求前复习语音规则

视频 6–6 "语言学家"Harris 自我语音评价

视频 6–7 "厨师"Elon 进行口语标注并通过具有挑战性的声音增加提示

视频 6–8 "科学家"Matthew 用不兼容的提示来建立正确发音

视频 6–9 减少对"动物学家"Jacob 的口语提示

视频 6–10 "工程师"Hendrik 唱着歌曲《愤怒的狗牙》

视频 6–11 Kelly 的角落：坚持 80% 准确率的规则

视频 7–1 "瑜伽者"Stella 模仿时间提示和瑜伽姿势

视频 7–2 "动物园管理员"Ida 模仿时间提示和动物行走

视频 7–3 "爬虫学家"Deenie 用"Look at X"的句子来提要求

视频 7–4 "露营者"Ida 进行身心挑战

视频 7–5 "昆虫学家"Davey 进行身心挑战

视频 7–6 "海洋生物学家"Liam 进行身心挑战

视频 7–7 "海洋生物学家"Davey 进行执行功能改善：找问题、做计划、行动、反思

视频 7–8 "野营者"Ardo 挑战听觉处理技能

视频 7–9 "厨师"Davey 在用手指时增加了发声

视频 7–10 "世界环游者"Liam 用简单言语进行了一段演讲

视频 7–11 "数学家"Saheen 使用自然奖励和降低要求来增加语音

视频 7–12 "野营者"Ardo 通过回应策略改善语音

视频 7–13 "海洋生物学家"Ida 用一段话提要求

视频 7–14 "形状科学家"Cadge 用快节奏提要求来保持注意力

视频 7–15 "嘉年华测试员"Harry 使用大声讲话和动作

视频 7–16 "指挥"Darren 用"Sweep it to me"作为提要求的第一句话

视频 7–17 "海洋生物学家"Ava 使用慢速、一起说的方法提要求

视频 7–18 "厨师"Ava 用"Can you sweep or squeak it to me please"提要求

视频 7–19 "汽车工程师"Darren 加入感知和产生慢速语音的队伍

视频 7–20 "科学家"Stella 在开始说话前先参与进来

视频 7–21 "厨师"Deenie 用"Look at X"的句子提要求

视频 7–22 Kelly 的角落：教患有孤独症的学龄前儿童说话

视频 8–1 朋友们正在回顾学龄前儿童的亲社会规则

视频 8–2 "语言学家"Wally 的提示减少并以确保 80% 的准确性

视频 8–3 "飞行员"Marabeth 说段落以提高语言长度和复杂性

视频 8–4 "科学家"Cadge 展示了提要求的高水平

视频 8–5 "人类学家"Devon 用一段话提要求

视频 8–6  "考古学家"Elowen 和 Jenna 用句子提要求

视频 8–7  "营童军"Liam 用一段话提要求

视频 8–8  "考古学家"Xander 阐述了他流利讲话的规则

视频 8–9  学生扮演老师的角色

视频 8–10  Kelly 的角落：我们如何促进泛化？

视频 9–1  "语言学家"Santiago 在语音感知任务中：听起来正确与听起来错误

视频 9–2  "渔夫"Xavier 将音素作为开头音或结尾音

视频 9–3  "语言学家"Elowen 将音素作为开头音或结尾音

视频 9–4  "数学家"Santiago 押韵

视频 9–5  "店主"Santiago 用辅音组合来创造单词

视频 9–6  "听力学家"Emory 使用精灵手臂来结合语音

视频 9–7  "科学家"Santiago 学习省略复合词

视频 9–8  "考古学家"Cooper 使用省略复合词

视频 9–9  "野营者"Anthony 使用拍手和数音节

视频 9–10  "世界环游者"Deenie 在运动活动中数音节

视频 9–11  "厨师"Harris 参与制作字母汤

视频 9–12  "世界环游者"Lucas 进行机票打印

视频 9–13  "世界环游者"Jillian 进行护照打印

视频 9–14  "科学家"Madison 用复杂的句子提要求

视频 9–15  "动物学家"Mikey 用复杂的句子和减少的口语提示提要求

视频 9–16  "化学家"Conrad 解释了发展叙事技巧的多步骤过程

视频 9–17  讲故事的 Xavier 第一次介绍了故事的元素

视频 9–18  讲故事的 Harris 学习故事的要素

视频 9–19  Kelly 的角落：学习故事的要素

视频 10–1  变量 A：复杂句子中的语音目标

视频 10–2  变量 B：段落上下文中的语音目标

视频 10–3  变量 A：复杂句子中的语音目标

视频 10–4  变量 B：段落上下文中的语音目标

视频 10–5  Kelly 的角落：利用您的临床经验提出研究问题

补充说明：本书配套视频已更新至网络，读者可通过扫描右侧二维码，关注出版社"焦点医学"官方微信，后台回复"9787523600962"，即可获得视频网址，请使用 PC 端浏览器在线观看。

# 目　录

第1章　完成一次语音评估 …………………………………………………………………… 001

　一、背景 ………………………………………………………………………………………… 001

　二、一次完整的语音评估 ……………………………………………………………………… 001

　三、获取病史资料 ……………………………………………………………………………… 002

　四、对儿童的第一印象 ………………………………………………………………………… 005

　五、用一级强化物建立积极参与的动机 ……………………………………………………… 006

　六、用二级强化物建立积极参与的动机 ……………………………………………………… 007

　七、进行单词构音标准化测试 ………………………………………………………………… 008

　八、可诱导性的动态评估 ……………………………………………………………………… 009

　九、补充性辅音组合检查 ……………………………………………………………………… 011

　十、音系历程识别 ……………………………………………………………………………… 012

　十一、连续性语音样本 ………………………………………………………………………… 015

　十二、辅音正确率 ……………………………………………………………………………… 016

　十三、计算辅音正确率 ………………………………………………………………………… 017

　十四、计算言语可理解度 ……………………………………………………………………… 017

　十五、连续语音的定性判断 …………………………………………………………………… 017

　十六、计算句子平均长度 ……………………………………………………………………… 019

　十七、观察静止及言语状态下口腔结构与运动 ……………………………………………… 019

　十八、获得口腔轮替运动速率 ………………………………………………………………… 021

　十九、使用口腔轮替运动速率进行鉴别诊断 ………………………………………………… 024

　二十、进行口腔轮替运动评估 ………………………………………………………………… 024

　二十一、语音进步指标 ………………………………………………………………………… 024

　二十二、语音障碍鉴别诊断 …………………………………………………………………… 025

　二十三、诊断语音障碍的报告结果 …………………………………………………………… 027

　二十四、评估处于语前期和语言表达程度极低的儿童 ……………………………………… 027

　二十五、ASD 儿童评估 ………………………………………………………………………… 029

　二十六、评估有口语的 ASD 儿童 ……………………………………………………………… 029

　二十七、评估会多种语言的儿童 ……………………………………………………………… 029

第2章　建立良好关系为成功打下基础 …………………………………………………… 034

　一、常见沟通障碍的研究回顾 ………………………………………………………………… 034

二、运动与感知觉差异 ……………………………………………………………… 034

三、务实的交流障碍对策 …………………………………………………………… 035

四、鼓励与表扬的作用 ……………………………………………………………… 035

五、感觉加工缺陷 …………………………………………………………………… 036

六、帮助儿童建立内部控制点 ……………………………………………………… 036

七、基于循证实践的行为优化 ……………………………………………………… 036

八、实践活动满足案例的不同需求 ………………………………………………… 038

九、避免无聊时非期待行为出现 …………………………………………………… 041

十、通过代币系统来增加任务行为 ………………………………………………… 041

十一、自我调节干预 ………………………………………………………………… 042

十二、建造自己的"埃菲尔铁塔" ………………………………………………… 042

十三、建立积极的自我形象和人际关系 …………………………………………… 044

十四、有效干预问题行为的策略 …………………………………………………… 046

十五、发现行为的功能 ……………………………………………………………… 046

十六、改善破坏性行为的步骤 ……………………………………………………… 047

十七、治疗拒绝参与的儿童 ………………………………………………………… 047

十八、发展执行功能 ………………………………………………………………… 048

**第 3 章　选择复杂的治疗目标** …………………………………………………… 053

准则 1：选三元素而非二元素辅音组合 …………………………………………… 054

准则 2：选更复杂的治疗目标 ……………………………………………………… 055

准则 3：选 1～2 个治疗目标建立内部控制点 …………………………………… 058

准则 4：选辅音组合治疗目标处理音节结构的音系历程 ………………………… 059

准则 5：治疗目标放在长句复杂句中，改善多音节单词 ………………………… 060

准则 6：选择发音差异最大辅音组合治疗目标 …………………………………… 061

准则 7：以辅音组合为目标治疗单个语音错误 …………………………………… 062

准则 8：明智地纳入"please" …………………………………………………… 062

**第 4 章　为治疗目标选择语言环境** ……………………………………………… 065

一、起始和泛化阶段语音环境 ……………………………………………………… 065

二、为治疗目标选择语法环境 ……………………………………………………… 066

三、治疗结构性音系历程问题的儿童 ……………………………………………… 067

**第 5 章　开展富有教育意义的活动** ……………………………………………… 071

一、对儿童进行整体治疗 …………………………………………………………… 071

二、在不同发展领域开展活动 ……………………………………………………… 072

三、为儿童提供适合年龄的活动 …………………………………………………… 072

四、分配一个职业 ……………………………………………………………………… 072

五、使用三维教具进行学习 …………………………………………………………… 072

六、艺术 ………………………………………………………………………………… 072

七、工程类 ……………………………………………………………………………… 073

八、数学 ………………………………………………………………………………… 075

九、运动 ………………………………………………………………………………… 075

十、科学活动 …………………………………………………………………………… 076

十一、针对小脑的治疗方法 …………………………………………………………… 076

十二、针对小脑前后叶进行行为干预 ………………………………………………… 077

第 6 章　动态提供和正确减少多种提示 ……………………………………………… 081

一、最近发展区 ………………………………………………………………………… 082

二、结合非言语运动学习的原则 ……………………………………………………… 082

三、神经支架 …………………………………………………………………………… 082

四、七大准则 …………………………………………………………………………… 082

第 7 章　治疗学龄前 ASD 和神经发育异常儿童的运动性言语障碍 ……………… 091

一、背景 ………………………………………………………………………………… 091

二、学龄前 ASD 儿童运动性言语障碍的治疗 ……………………………………… 091

三、ASD 儿童普遍存在的神经系统发育偏离 ………………………………………… 092

四、ASD 儿童的镜像神经元缺陷 ……………………………………………………… 092

五、小脑的功能和结构差异 …………………………………………………………… 092

六、治疗小脑以综合治疗儿童 ………………………………………………………… 094

七、身体 – 口腔连接 …………………………………………………………………… 095

八、将运动纳入治疗以增加语言输出 ………………………………………………… 095

九、通过增加目标和语境复杂性来促进神经发育 …………………………………… 096

十、治疗无口语和少口语的 ASD 儿童 ……………………………………………… 096

十一、回应式沟通技巧治疗口语少且性格敏感的儿童 ……………………………… 097

十二、治疗非一致性语音的性格敏感儿童 …………………………………………… 098

十三、对性格稳定的儿童采取直接诱发言语 ………………………………………… 098

十四、治疗由肌无力或瘫痪引起的神经性言语障碍 ………………………………… 099

十五、为辅音有限的儿童选择最大差异的辅音组合 ………………………………… 099

十六、将回应式方法和直接诱导法结合 ……………………………………………… 100

十七、关注细节 – 有效评估和治疗语音障碍 ………………………………………… 100

十八、测试中多个非典型音系历程提示神经系统疾病 ……………………………… 101

十九、识别学龄前 ASD 儿童的语音错误 …………………………………………… 101

二十、难以感知并很难发出塞音 ……………………………………………………… 103

二十一、放慢语速提高感知和表达能力 ……………………………………… 104

二十二、听觉处理缺陷儿童易错过单词首音 ……………………………… 104

二十三、辅助沟通系统补充和促进言语发展 ……………………………… 105

二十四、巧妙利用有限时间以激发巨大的改变 …………………………… 106

二十五、通过语言复杂性有效影响多个领域 ……………………………… 107

二十六、尊重儿童的现有能力 ……………………………………………… 108

**第 8 章　来自内部的泛化** ……………………………………………………… 112

一、通过设想的内部控制点实现泛化 ……………………………………… 112

二、在初步评估时建立内部控制点 ………………………………………… 113

三、告知家长干预计划 ……………………………………………………… 114

四、向家长解释循证实践 …………………………………………………… 114

五、从治疗目标开始 ………………………………………………………… 115

六、发展神经自主性以实现泛化 …………………………………………… 116

七、通过髓鞘化形成泛化 …………………………………………………… 116

八、指导照顾者使用提示策略 ……………………………………………… 118

九、分配治疗目标 …………………………………………………………… 118

十、儿童已掌握治疗目标后也不要忽略提示 ……………………………… 119

十一、治疗的最后阶段 ……………………………………………………… 119

十二、持续治疗 ……………………………………………………………… 120

**第 9 章　同时改善语音障碍和读写能力** ……………………………………… 123

一、未来患读写障碍的风险因素 …………………………………………… 123

二、发音错误是否预示日后读写能力的缺陷 ……………………………… 123

三、非典型错误模式 ………………………………………………………… 123

四、多音节词和省略 ………………………………………………………… 124

五、早期读写干预 …………………………………………………………… 124

六、语音感知觉 ……………………………………………………………… 125

七、提高音韵和音位意识技能 ……………………………………………… 127

八、通过词中的位置识别音位 ……………………………………………… 127

九、押韵 ……………………………………………………………………… 127

十、组合 ……………………………………………………………………… 127

十一、删除 …………………………………………………………………… 129

十二、音节计数 ……………………………………………………………… 129

十三、字母文字知识和字母发音觉察 ……………………………………… 129

十四、发展叙事能力 ………………………………………………………… 129

十五、增加语言长度和复杂度 ……………………………………………… 130

十六、学习故事中的要素 ································· 130

**第 10 章　研究实践，打磨技术** ······················· 134

一、研究实践中的控制变量 ··························· 134

二、实验研究中如何进行 A/B 测试 ··················· 135

三、参与者分组 ····································· 135

四、形成一个研究问题 ······························· 137

五、获得知情同意 ··································· 138

六、测试工具的试用 ································· 139

七、如何确保研究保真度 ····························· 139

八、分析数据 ······································· 139

九、反思成功和失败并寻找原因 ······················· 140

十、评估他人的研究 ································· 141

十一、无统计学意义不一定是无意义 ··················· 142

十二、评估描述性研究 ······························· 142

十三、发表偏倚 ····································· 143

十四、神经科学在未来干预中的作用 ··················· 143

**附录** ················································· 146

附录 A ··············································· 146

附录 B ··············································· 150

附录 C ··············································· 156

附录 D ··············································· 159

附录 E ··············································· 160

**索引** ················································· 163

# 第1章 完成一次语音评估
## Completing a Single Session Speech Evaluation

孩子不是有待铸造的物品，而是有待启发的人。

——Jess Lair

## 一、背景

开始来做评估，可能是基于家长、老师或儿科医生的建议。理想的评估情况是观察并记录儿童在家庭或学前班环境中的语音情况，但遗憾的是，由于时间和工作量的要求，不能实现这种自然环境下的观察。需要强调的是，在评估之前，应先对儿童的听力进行检查。

对于在自然环境中缺乏清晰语音和有效沟通能力的 3 岁儿童，我们建议进行构音干预[1, 2]。研究表明，语音障碍（speech sound disorder，SSD）干预时间越早，其功能改善程度越好，因为年龄越小大脑的可塑性越强，习惯性的语音错误越少[3]，所以应尽可能地在早期对语音障碍儿童进行评估和治疗。评估之前，建议首先对儿童进行听力检查；评估时可通过直接观察或通过父母在家庭、娱乐场所和（或）学校环境中录制儿童交流的视频，这些均可为评估提供宝贵的信息。

## 二、一次完整的语音评估

本章的目的在于将研究应用于实践中，我们将回顾临床相关的研究，来展示如何在一次课程中完成所有语音评估内容。此外，在评估学龄前儿童时，将积极运用有证据支持的策略。

在美国私立诊所和临床机构中，保险公司通常会报销一次时长 45 分钟评估项目的费用（包含语音和语言）。同样，在公立学校中，通常也会设立类似的一次项目。

无论怎样的工作环境，这些宝贵的评估都不能因为资金和时间有限而随意被对待，这是一个让你了解儿童典型表现和优势表现的机会。因此，明智的做法是事先准备好测试环境以建立积极的工作关系。

本章中引用的视频片段和互动练习表为整个语音评估过程提供了实践练习，评估过程的每一步骤，我建议都要充分利用这些工具。

此外，在后面章节中，我们将介绍美国言语 – 语言 – 听力协会（American Speech Language-Hearing-Association，ASHA）推荐的语音评估内容，真正实现单次课程完成所有评估[4]。

以下 10 项为一次语音评估的具体内容。

- 获取病史资料。

- 建立依从性。
- 进行单词构音标准化测试。
- 使用补充的辅音组合筛查表。
- 用最大限度提示检查患儿可诱导性发音。
- 采集连续性语音样本。
- 计算辅音正确率 / 声母正确百分比（percent consonants correct，PCC）。
- 计算句子平均长度（mean length of utterance，MLU）。
- 观察口腔结构和构音运动。
- 获得口腔轮替运动（diadochokinetic，DDK）速率。

尽管治疗师可能会选择在最初评估阶段完成口腔功能评估和 DDK 速率，以指导语音评估，但我建议将这部分放在最后，只有学龄前儿童在整个评估过程中受到鼓励，其舒适度得到提高，形成一种积极的工作关系，治疗师才能成功执行更具侵入性和挑战性的任务，即口腔内部检查及获得 DDK 速率。

为了建立依从性，评估应遵从由易到难的顺序，这种基于循证的实施策略被称为需求递减。在需求递减中，较简单的任务会提高依从性。随着动机被激发，更具挑战性的任务可顺利完成[5]。为此，我们通常选择首先完成单词构音标准化测试，对于大多数学龄前儿童来说，这是语音评估中最简单的任务。

本章最后，我们将从症状学方面对语音障碍进行归纳总结，以做出鉴别诊断。语音障碍指的是一组异质性的言语障碍，每种疾病都有潜在的病因、独特的语音错误模式，以及落后于正常生理年龄的语言发育异常或发育滞后，这些会导致构音清晰度、重音、停顿、语调、流畅度、嗓音和音质方面的问题。

以下 5 点可用于鉴别诊断语音障碍。

- 神经性言语障碍（dysarthria）也是一种器质性运动言语障碍，是由于中枢和（或）周围神经系统受损导致的神经运动性言语障碍，表现为言语肌肉组织的运动迟缓、无力、不精确和（或）运动不协调，可能还会涉及呼吸、发音、共鸣和（或）构音缺陷[6]。

- 儿童言语失用症（childhood apraxia of speech，CAS）是一种神经性言语障碍，言语计划和编码言语运动顺序方面的缺陷，这些缺陷导致发音、停顿和韵律错误，而没有明显的肌肉无力[7]。

- 非一致性语音障碍（inconsistent speech sound disorder，ISSD）表现为至少 40% 的单词发音产生不一致的错误。与 CAS 不同的是，ISSD 有完好的韵律和有意识的非言语运动，在有模仿对象和诱发性的言语任务时，ISSD 可得到改善[7, 8]。

- 音系障碍表现为在口语模式中，复杂的发音和单词以一种可预测的方式被简化（如在发音"block"、"plane"和"snake"时被简化为 /bɑk/、/peɪn/ 和 /seɪk/）。

- 构音困难表现为个别发音困难，经常导致歪曲或替代[1]（如向前咬舌将 /s/ 发作 /θ/，将"mouse"发音为 /maʊθ/）。

注意：ASHA 推荐的语音评估内容，即语音感知评估（见第 9 章）。

## 三、获取病史资料

理想的情况是，在评估之前，由主要照顾者填写一份父母报告表。表中的病史与发育史的问题可以帮助我们有效发现患儿是否有其他共存疾病的风险。表格右侧栏的气质量表是预测言语治疗效果是否不良的指征[9]。

此外，有关儿童气质的信息可以帮助治疗师利用报告中填写的儿童动机，来安排任务和测试环境（表 1-1）。当评估患有注意力或行为困难、孤独症谱系障碍（autism spectrum disorder，

表 1-1　父母报告表

| 言语与语言评估：父母报告表 | |
|---|---|
| 家庭信息 | 儿童姓名： |
| 儿童出生日期： | 填表日期： |
| 填表人： | 与儿童的关系： |
| 母亲姓名：<br>地址： | 父亲姓名：<br>地址（如有不同可填写）： |
| 兄弟的姓名和年龄： | 姐妹的姓名和年龄： |
| 家庭联系电话：<br>手机：<br>电子邮箱： | 在家表达的主要语种：<br>第二语种：<br>你的孩子可表达 / 理解的语言： |

| 既往史 | 请勾选 | 若有相关症状，请解释或描述 |
|---|---|---|
| 妊娠 / 分娩期间有问题吗？ | 是□　否□ | |
| 你的孩子曾经接受过全身麻醉吗？ | 是□　否□ | |
| 你的孩子是早产儿或低体重儿吗？ | 是□　否□ | |
| 你的孩子住过院吗？ | 是□　否□ | |
| 你的孩子做过视力检查吗？ | 是□　否□ | |
| 你的孩子什么时候做的听力检查？ | 是□　否□ | |
| 有过精神、躯体或情感障碍的相关诊断吗？ | 是□　否□ | |
| 现在或曾经有耳鼻咽喉相关疾病吗？有放置 PE 管吗？ | 是□　否□ | |
| 你的孩子有过敏或哮喘吗？ | 是□　否□ | |
| 有任何饮食限制吗？你的孩子有喂养困难吗？ | 是□　否□ | |
| 你的孩子有牙齿 / 口腔结构异常吗？ | 是□　否□ | |
| 有家庭成员在言语 – 语言、学习或注意力方面存在问题吗？ | 是□　否□ | |
| 你的孩子的精细运动和粗大运动协调（如画画、使用叉子 /勺子、跑步、走路、跳跃）怎么样？ | 差□<br>一般□<br>良好□ | |
| 你的孩子睡得好吗？ | 是□　否□ | |
| 你的孩子会午睡吗？如果是，请问是什么时候？ | 是□　否□ | |
| 你的孩子在如厕方面（如便秘、没有规律性）有困难吗？ | 差□<br>一般□<br>良好□ | |

（续表）

| 语言 | 言语 |
|---|---|
| • 你对孩子的语言有什么担忧？<br>• 你的孩子什么时候最……<br>　健谈？<br>　安静？<br>• 是谁建议对孩子语言进行评估？<br>• 你的孩子以前接受过语言干预吗？如果有，何时及为什么？<br>　你的孩子在说单词之前经常会有类似于说话的牙牙学语吗？<br>　是□　否□<br>　如果没有，请解释：<br>• 你的孩子是什么时候第一次使用……<br>　单词？月龄：<br>　2～3 个单词的词组？月龄：<br>　句子？月龄：<br>　– 你孩子说的最长一句话有多少个字？大概数量<br>　　请提供一个表达例子（句子）：<br>　– 其他人（如兄弟、姐妹、同学）会对你的孩子提问 / 回答吗？<br>　　是□　否□<br>　　如果是，请解释：<br>　– 你的孩子经常会发起对话吗？<br>　　是□　否□<br>　　如果否，请解释：<br>　– 你的孩子经常回答别人的提问、请求或评论吗？<br>　　是□　否□<br>　　如果否，请解释： | • 你对孩子的说话有什么顾虑？<br>• 你孩子说的话什么时候……<br>　最清楚？<br>　最不清楚？<br>• 是谁建议对孩子的说话进行评估？<br>• 你孩子的说话内容你能听懂多少？约＿＿＿%<br>• 你认为你孩子的说话内容直系亲属能听懂多少？约＿＿＿%<br>• 你认为你孩子的说话内容熟悉孩子的其他人（如保姆、孩子的老师）能听懂多少？约＿＿＿%<br>• 你认为你孩子的说话内容陌生人能听懂多少？约＿＿＿%<br>• 你的孩子通常是什么反应……<br>　当别人听不明白的时候？<br>　当别人纠正他说话的时候？<br>　当别人提供正确的示范的时候？<br>• 其他人（如兄弟、姐妹、同学）会代表你的孩子说话吗？ |

| 气 质 | 请勾出最佳 / 最接近选项 | | |
|---|---|---|---|
| 你的孩子对食物、衣物、照明等微小的变化 / 差异有多敏感？ | 低度 | 中度 | 高度 |
| 你的孩子在一天中的活动量怎么样（睡觉、吃饭、玩耍）？ | 低度 | 中度 | 高度 |
| 你的孩子反应有多强烈（正面和负面）？ | 低度 | 中度 | 高度 |
| 你的孩子能适应干扰、转换或变化吗？ | 容易 | 中等 | 有困难 |
| 你的孩子会对活动障碍或限制感到沮丧吗？ | 不容易沮丧 | 有时 | 容易沮丧 |
| 你的孩子每天饥饿、进食、睡眠和排泄等有规律和可预测吗？ | 规律 | 一般 | 不规律 |
| 当沮丧时，你的孩子容易被转移注意力、平静下来吗？ | 容易被安抚 | 一般 | 很难安抚 |
| 你的孩子在最开始接触陌生环境、陌生人、陌生宠物或物品时，是靠近还是后退？ | 靠近 | 有时靠近，有时后退 | 后退 |

（续表）

| 气 质 | 请勾出最佳 / 最接近选项 | | |
|---|---|---|---|
| 在儿童小组活动中，你的孩子主要是单独玩耍还是与其他儿童一起玩？ | 主要是和其他孩子一起玩 | 有时一起玩，有时单独玩 | 主要是单独玩 |
| 你的孩子在说话时经常使用常用手势进行额外的补充吗？ | 经常 | 有时会 | 几乎不 |
| 你的孩子参与假装游戏吗？ | 经常 | 有时会 | 几乎不 |

什么能激励你的孩子？

我的孩子的长处是：

我的孩子需要改进：

我的孩子有需要老师或治疗师应该了解的家庭背景、宗教或信仰吗？如果有，请解释。

我的孩子目前参加或已经参加过……

    集体活动？_____次，\_\_小时 / 周。你的孩子成功了吗？是的 / 没有

    托班？_____次，\_\_小时 / 周。你的孩子成功了吗？是的 / 没有

    学前班？_____次，\_\_小时 / 周。你的孩子成功了吗？是的 / 没有

我的孩子最喜欢……

| 书： | 活动： | 电视节目 / 电影： | 歌曲： | 玩具： |
|---|---|---|---|---|
| | | | | |

ASD）的儿童时，表 1-1 中有关儿童动机的信息对建立积极的合作关系至关重要 [10, 11]。研究表明言语 - 语言治疗不仅可以提高言语 - 语言技能，还可以改善行为及所有沟通领域 [12, 13]。

回顾表 1-1 中的父母报告表，你可以补充哪些项目让这个表更有用？如果你当时不能确定，之后也可以用经验和研究逐渐让表格更趋于完善。多年来，我们反复多次修改该表格，当然也会一直持续修改。关于这本书中所有的表格，你都可以在自己的工作中继续改进。

## 四、对儿童的第一印象

在开始评估之前，首先观察儿童的动作。儿童的身体动作有时会反映出患有语音障碍儿童的口腔运动 [14, 15]。

检查儿童从车里出来或在大厅里的步态，如是否被脚绊倒，是否行动缓慢、笨拙，以及用脚尖走路，是否走路时双腿伸直、呈宽基底步态，是否为了弥补协调性差或弱的肌肉组织过度屈曲膝关节，是否为了增加本体感觉反馈（即身体的空间觉）拖着脚或脚趾向内或向外 [16, 17]。

观察到这些不成熟的动作，提示儿童尚未实现运动功能的分化。分化是指从不成熟的动作发展到精确、流畅、控制良好、有意识、复杂协调的动作。在你的评估报告中，简洁地记下这些运动观察，以便干预小组（如儿童的学前班老师）参与进来。

当然还要考虑转诊作业治疗或物理治疗。有交流障碍的儿童出现精细和粗大运动障碍的风险明显更高。研究表明，在言语或语言障碍的儿童中，有 40%～90% 同时有精细和（或）粗大运动障碍 [18]。

此外，有肢体运动协调困难的儿童，更容易出

现口腔运动协调困难，主要表现在发复杂音时出现困难，如辅音组合、塞擦音、滑音、多音节词和双元音[19, 20]。对这些儿童来说，要特别注意在标准化测试和连续语句中的发音歪曲和元音央化错误，因为通常不会在单字层面对元音进行标准化测试[21]。

在看到儿童的第一眼时，也要进行行为观察。儿童是紧抓着带养人不放，在停车场里乱跑，还是自信而顺从地走在带养人身边？如果儿童看起来气质是敏感型，请事先决定让带养人陪同儿童。

如果儿童看起来很自信，我更愿意让儿童单独来做言语－语言测试，这样儿童就不会因为测试项目难度增加而躲避到带养人那里。这种逃避行为往往发生在儿童快要达到极限时，即在完成评估前在一些项目中连续回答错误才能停止测试。

我们要注意儿童的气质，是善于交际还是有情绪化，是否表现出对挫折的低容忍度或看起来很焦虑，不愿意或拒绝进入房间或参与活动，可能是儿童试图掩盖发展不好的行为（当然在这种情况下，可能是其言语能力）[22]。

如果评估一个具有情绪化的儿童，我们采用优先顺序来建立依从性。优先顺序是指首先测试最可能获得奖励的项目，让儿童积极地参与评估。然后，即使奖励逐渐消失，主动参与动机仍然存在，测试依然能顺利进行下去[23]。

最后，观察儿童是否处于"他自己的世界"中，而没有注意到带养人或其他人，以及儿童对这些问题和发出的指令是否无反应。这种行为可能提示社交互动困难，需要更强的物质奖励来完成测试。

找出儿童寻找感觉或回避感觉的行为。儿童是否存在拍打双手、过度发声、绷紧四肢、盯着角落出神、哼唱或捂住耳朵等行为？这些行为可能有两种截然不同的目的，一种是增加对环境刺激的关注，另一种则是分散注意力减少对环境的关注。

如果儿童出现感觉失调，要准备好拿出最吸引他的玩具，以建立完成标准化测试和全面评估所需的调节能力和注意力。感觉功能障碍的记录在评估报告中很重要，它通常作为言语治疗反应不良的预后指标[9]。

- 对于那些敏感型气质或感觉失调的儿童，首先要给予其最高奖励玩具，作为坐下和参与的回报，以建立必要的参与规则。只有在你确信儿童会遵循的情况下，才给其一些优先的指示，如"拿一个好玩的玩具！你听得很好！你完成了每一个指令！你想要什么颜色的？太棒了！你回答了所有的问题[24, 25]。"

- 在奖励活动中主动参与建立后，逐渐弱化测试刺激图片，从一开始放几张图片到慢慢地放更多的图片，同时保持儿童的积极参与性。

- 我们发现，如果每次都提供可预测、重复的回应，ASD 儿童会很好地回答，如为每一张标记的图片加上一句"叮叮叮！"的声音。有趣的是，关于机器人与人类互动的研究表明，机器人的反应越简单和重复，ASD 儿童的舒适度和兴趣就越高[26]。

- 早期建立积极动机并保持顺从性，即使测试非常有挑战性，也可以让儿童完成 1.5 小时的正式测试。

- 如果儿童表现出有注意力问题，你可能需要加快测试节奏和给予奖励来维持注意力。对于这些儿童来说，空闲的手会清扫桌子[27]。相反，如果儿童面临找词困难，需要给他们更多时间，以便找到单词并保持参与性。

- 如果你感到儿童即将丧失评估兴趣，可以尝试一些更简单或他更喜欢的任务来保持兴趣。你应在这个转折点出现之前（而非之后），去尝试改变任务或改变奖励方式，或者增加奖励比例来维持孩子的兴趣[28]。

## 五、用一级强化物建立积极参与的动机

在与儿童见面进行评估时，我们的目标是迅速建立一种积极、亲近的合作关系。根据父母的报告选择各种奖励玩具[29]，玩具放置于评估员可以拿到而儿童够不到的地方，并放在一个不透明

的容器里，以防止儿童从视觉上分散对手头任务的注意力[5]。

在测试过程中，儿童很快就会变得专注、自我调节、努力、回应和顺从，这些行为使他感觉良好，以玩具作为主要强化物，按一定原则分发，可迅速建立依从性。这些奖励可以被称为一级强化物，对不需要学习或提前学习的反应进行强化。一级强化物满足生理需要，如吃饭和睡觉。对于儿童来说，他们还可以参与非常喜欢的活动，从而得到玩具和愉快的感官体验，如挠痒痒[30]。

在测试中，具有时效性的一级强化物是那些可以快速处理掉或快速启动和停用的强化物。快速的一次性一级强化物包括拼图、形状认知玩具、存钱罐、堆叠箱、八音盒、贴纸、磁铁拾取器和将物品放入容器中的类似玩具。快速启动轮替的玩具包括丢球、弹珠、汽车坡道、汽车射击游戏、陀螺、发条玩具和泡泡。

这些奖励物可以通过一个连续强化方案实施，在这个计划表中，每个期望的行为都会得到奖励；也可以按照间歇强化的方案实施，只有其中的一些反应得到奖励，而不是每个反应都会得到奖励。

> 注意：不相关、实质的奖励仅在测试期间进行。而在治疗期间，建议只使用自然产生的、基于活动的奖励和有针对性的鼓励。

根据每个儿童的具体情况，玩具奖励发放的频率可以是基于一致依据的 1：1 发放，也可以是基于依据的间断发放。在建立依从性的初期，宁可强化饱和（即提供尽量多的奖励），这比强化不足（即对期望的行为提供的奖励太少）更可取[31]。

请注意，在图 1-1 中，实习生 Alyssa 正在对一名患有儿童言语失用症的学龄前儿童进行初步评估。通过在测试时让儿童把鱼扔进水里，作为与测试无关、快速发放的奖励，她和孩子很快建

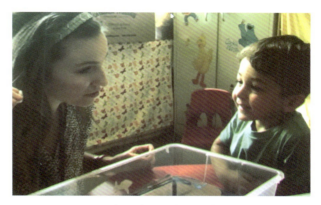

▲ 图 1-1　Alyssa 在语音评估初期选择优先活动，建立 CAS 儿童的依从性

立了依从性和积极参与的合作关系。从父母报告表里（表 1-1），Alyssa 知道这个孩子喜欢钓鱼。从图中可以看出，儿童的参与度很高，甚至他完成了根据需求说出单词的艰巨任务，尽管这项任务对患 CAS 的儿童有相当的难度。

## 六、用二级强化物建立积极参与的动机

除一级强化物外，可不断予以充满热情的正向口头鼓励作为二级强化物[5]，二级强化物与一级强化物（如玩具奖励）相配合共同显效。作为二级强化物的口头鼓励与儿童获得玩具奖励时的积极体验匹配起来。

作为二级强化物，有针对性的鼓励可与获得玩具奖励的积极感受相关联，逐渐成为条件强化物。因此，有针对性的鼓励将成为新的条件强化物，可以随时被单独使用。即使儿童对一级强化物（如获得玩具奖励或参与可引发动机的活动）失去兴趣，二级强化的功能仍然存在。

研究表明，有针对性鼓励的形式对儿童行为进行反馈，可在任何时候，激发学龄前儿童的最佳表现[32]。从一开始，儿童就会认为配合是一件感觉良好的事，并且将正向积极的体验与治疗师相联系。这种联系有时被称为治疗师与强化物的配对。

有针对性鼓励的反馈将作为二级强化物，回应儿童对活动的参与并强调儿童的亲社会行为，如"你注意力集中了！""你回答了所有的问题！""你跟从了每一个指示！""你表现得非常努力！"

请记住，选择合适的词语通常具有强大的魔力。著名的语言学家 William Labov 说过："语言是思想的载体。"我更愿意把标准化测试称为"图片游戏"，而不是"测试"。例如，对儿童说"我们来玩图片游戏"，儿童一般不会感觉他"不得不"完成该测试，而是他总"能够去"参与测试、治疗和小组活动 [33]。

从测试开始，有针对性的鼓励应该始终基于儿童的努力（如"哇！你几乎完成了这整个图片游戏！"），而不是笼统的表扬（如"做得好！"）。研究表明，笼统的表扬会导致儿童不愿意参与新的任务（如测试）。

相反，基于努力、有针对性的鼓励，会促使人坚持完成新的具有挑战性任务 [34]。应该及时并频繁给予口头鼓励。在清晰度测试中，如果儿童将一张图片命名错误，你可以说："这个也叫_____，你能说出这个词吗？"在测试过程中，为鼓励儿童最大限度地参与，应始终关注其付出的努力，而不是回答的准确性。

通过注意儿童所付出努力的细节，鼓励其注意你有针对性的反馈，如"你把这一大本画册全部完成了！你是付出了一点努力（展示小肌肉），还是像超级英雄那样地努力（展示大肌肉）？"向他们提供具体的反馈，真正关注儿童付出的努力和具体行动。归根结底，最重要的是儿童的看法，而不是你的看法。当儿童意识到"球是由他自己控制"时，内在动机就会发展，个人的努力和行动决定成败。

## 七、进行单词构音标准化测试

在为学龄前儿童选择标准化测试时，要注意现在广泛使用的单词语音评估中存在很大的差异性，这些差异来自于使用的常模及测试项目的音节结构（CVC、CVCV）、多音节词、辅音组合、发音在词中的位置 [35]。

对于学龄前儿童来说，选择一个能够灵敏地检测出这个群体固有的语音错误的测试工具非常重要。我们寻找一个含以下单词类型的标准化测试 [2]。

• 多音节单词（如包含 3 个或 3 个以上音节的单词）。

• 在词中不同位置（首字、中间、末尾）稍晚发展的十个音（s、z、θ、ð、ʃ、ʒ、tʃ、dʒ、l、ɹ）（译者注：原书疑有误已修改）。

• 复杂的三元素和二元素辅音组合。

最近的研究回顾了 12 个广泛使用的标准化评估，大多数评估缺乏二元素和三元素的辅音组合 [21]。在二元素辅音组合中，一个单词中有两个连续的辅音音素（如 play、fry、sweep、three）；在三元素辅音组合中，一个单词中有三个连续的辅音音素（如 scrape、spray、splash）。我们反复的研究清楚地表明，辅音组合（尤其是三元素辅音组合）是不同学龄前儿童群体的最有效治疗目标，评估三元素辅音组合的价值被低估。

在标准化测试中，测试内容各异，测试内部的重测信度低。我们最近研究了两种常用的单词构音标准化测试，在接受测试的 20 名学龄前儿童中，有 8 名儿童在一项测试中获得了 85 分以上的标准分数；在同一周内，这 8 名孩子在另一个测试中得分低于 85 分。

如果采用 85 分标准分作为获得服务资格的决定因素，那么这个决定就会像抛硬币一样随机。因此，临床判断必须是决定因素，尤其是注意儿童语言错误的质量而不是数量。

在进行构音标准化测试时，使用国际音标（international phonetic alphabet，IPA）记录儿的错误（图 1-2）。IPA 是一套用来记录发音、声调和单词的标音系统，通过使用一套通用的语言符号，使我们能够在全球范围内进行沟通交流。

只有了解儿童的错误发音，才能制订出针对性的干预策略，将相反的提示整合到这些错误中。此外，认识儿童错误发音能够帮助我们探究音系历程，即言语中一种可预测的简化发音方式。

例如，我记录下儿童发 /t/ 音来替代 /k/、/d/ 替代 /g/，以及 /n/ 替代 /ŋ/，然后发现孩子表现出来的音系历程是软腭音前置化。

这个发现也是可以帮助我们给出与此类型错误发音相反的提示语，如教孩子"张大嘴发音"来防止前置化，这是第 6 章中介绍相反提示语的一个例子。

### 1. 仿说词汇

在测试 ASD 或 ISSD 儿童时，标明模仿的刺激词（如用"i"注释），以表明该词是儿童直接模仿发音的。我们最近的研究表明，一个直接的口语示范可能会提高测试表现。在研究 12 名患有 ASD 的学龄前儿童时，我们发现，在提供一个直接的口语示范模仿时，这 11 名儿童的表现都比单独命名图片时要好得多[36]。

在测试有回声式语言的儿童时，必须非常小心。这时儿童模仿你的发音，甚至声调。在此情况下，后续测试可能会发现，儿童不再出现回声式语言后，其语言能力出现退化。相反，有更多自发语言的儿童会较之前取得进步。

此外，在测试 ISSD 儿童时，模仿语音可能比自发语音更清晰，所以模仿提示可能会提高测试成绩。因此，模仿语音应在测试期间和报告结果中注明。

### 2. 歪曲

有时语音会以略微歪曲的方式产生，但不是被替代，如儿童会把"ring"发成"rwing"，不是"wing"，而是介于两者之间，"ring"或其被称为"发音歪曲"[37]。

变音符号是一些用来标记说话者发音变化或歪曲的音标标记，将表示从完全错误发音到部分错误发音过程的质变。治疗是致力于实现完全准确的发音。变音符号可以使我们看到错误发音的变化方向，即是在倒退还是正在走向准确的发音？

后期发展的音素 /l/、/ɹ/ 和 /s/ 可以在学龄前儿童中达到 100% 准确的发音。因此，能观察到发音质量进步的测量手段对治疗决策是有用的。

这种使用变音符号来精确地捕捉发音的产生方式，被称为严式音标。在 IPA 中，严式音标显示在括号之间而不是斜杠（如前咬舌音 bus 被转录为 [bʌs̪]）。以下 IPA 变音符号应该很有用，因为这些歪曲的发音在学龄前儿童中很常见。

- /s/ 和 /z/ 的齿间音、前置化或咬舌音：舌头前伸放在门牙之间，同时发出齿龈塞擦音，即一种较高音调的嘶嘶声。根据这种错误方式，/s/ 和 /z/ 被转录的时候，直接在下面加了一个齿间音，即 [s̪] 和 [z̪]。

- /s/ 和 /z/ 的咬舌边音：气流从舌的一侧流出，发出泥沙声。根据这种在气流从旁边漏出的错误方式，/s/ 和 /z/ 被转录的时候在右上角加一个小 /l/ 标记，即 [sˡ] 和 [zˡ]。

- /l/ 和 /ɹ/ 的圆唇化：这种圆唇错误方式，/l/ 和 /ɹ/ 被转录的时候在右上角加一个小 /w/ 标记，即 [lʷ] 和 [ɹʷ]。

## 八、可诱导性的动态评估

在进行了标准化构音评估后，治疗师可进行动态评估，当给儿童提供最大限度提示后，观察儿童能做到什么地步。这时，治疗师引导儿童把错误语音发正确的能力，取决于治疗师的经验和技术水平。各种发音和发音组合的提示语见第 6 章。

可诱导性测试通常被定义为儿童照着一个语音模型立刻模仿出这种发音的能力。研究表明，

**辅音（肺部气流音）**

| | 双唇 | 唇齿 | 齿 | 齿龈 | 龈后 | 卷舌 | 硬腭 | 软腭 | 小舌 | 咽 | 声门 |
|---|---|---|---|---|---|---|---|---|---|---|---|
| 塞音 | p b | | | t d | | ʈ ɖ | c ɟ | k ɡ | q ɢ | | ʔ |
| 鼻音 | m | ɱ | | n | | ɳ | ɲ | ŋ | ɴ | | |
| 颤音 | ʙ | | | r | | | | | ʀ | | |
| 闪音 | | ⱱ | | ɾ | | ɽ | | | | | |
| 擦音 | ɸ β | f v | θ ð | s z | ʃ ʒ | ʂ ʐ | ç ʝ | x ɣ | χ ʁ | ħ ʕ | h ɦ |
| 边擦音 | | | | ɬ ɮ | | | | | | | |
| 通音 | | ʋ | | ɹ | | ɻ | j | ɰ | | | |
| 边通音 | | | | l | | ɭ | ʎ | ʟ | | | |

同一格内，左侧为清音，右侧为浊音。灰色区域表示不可能发音。

**辅音（非肺部气流音）**

| 搭嘴音 | 内爆音 | 挤喉音 |
|---|---|---|
| ʘ 双唇 | ɓ 双唇 | ' 例: |
| ǀ 齿 | ɗ 齿／齿龈 | p' 双唇 |
| ǃ 齿龈(后) | ʄ 硬腭 | t' 齿／齿龈 |
| ǂ 硬腭 | ɠ 软腭 | k' 软腭 |
| ǁ 齿龈边 | ʛ 小舌 | s' 齿龈擦 |

**其他符号**

ʍ 唇-软腭清擦音　　　　ɕ ʑ 齿龈-硬腭擦音

w 唇-软腭浊擦音　　　　ɺ 齿龈浊边闪音

ɥ 唇-硬腭浊擦音　　　　ɧ ʃ 与 x 同时发音

ʜ 会厌清擦音　　　必要时，塞音和双重发
ʢ 会厌浊擦音　　　音可通过两个音标及附于
ʡ 会厌塞音　　　　其上的连音线来表示。　　t͡s　k͡p

**变音记号**　某些变音记号可置于有降部的音标之上，如ŋ̊

| 清化 | n̥ d̥ | 气声 | b̤ a̤ | 齿化 | t̪ d̪ |
|---|---|---|---|---|---|
| 浊化 | s̬ t̬ | 嘎裂声 | b̰ a̰ | 舌尖化 | t̺ d̺ |
| 送气 | tʰ dʰ | 舌唇化 | | 舌面化 | t̻ d̻ |
| 更圆唇 | ɔ̹ | 唇化 | tʷ dʷ | 鼻化 | ẽ |
| 更展唇 | ɔ̜ | 硬颚化 | tʲ dʲ | 鼻化除阻 | dⁿ |
| 更前 | u̟ | 软腭化 | tˠ dˠ | 边音除阻 | dˡ |
| 更后 | e̠ | 咽化 | tˤ dˤ | 无可听除阻 | d̚ |
| 更央 | ë | 软腭化或咽化 | ɫ | | |
| 更中更央 | ě | 更高 | e̝ ( ɹ̝ =齿龈浊擦音) | | |
| 成音节 | n̩ | 更低 | e̞ ( β̞ =双唇浊通音) | | |
| 不成音节 | e̯ | 舌根更前 | e̟ | | |
| 儿化 | ɚ ˞ | 舌根更后 | e̠ | | |

**元音**

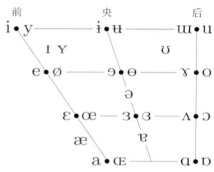

符号成对出现时，右侧代表圆唇音。

**超音段成分**

| ˈ | 重音 | |
|---|---|---|
| ˌ | 次重音 | ˌfoʊnəˈtɪʃən |
| ː | 长 | eː |
| ˑ | 半长 | eˑ |
| ˘ | 超短 | ĕ |
| | | 次要(音步)韵律群 |
| ‖ | 主要(语调)韵律群 |
| . | 音节间断 | ɹi.ækt |
| ‿ | 连读(无间断) |

**语调和音调**

| 固定音调 | | | 升降音调 | | |
|---|---|---|---|---|---|
| ő | 或 ̋ | 超高 | ̌e | 或 ̌ | 升 |
| é | ́ | 高 | ê | ̂ | 降 |
| ē | ̄ | 中 | e᷄ | ᷄ | 高升 |
| è | ̀ | 低 | e᷅ | ᷅ | 低升 |
| ȅ | ̏ | 超低 | e᷈ | ᷈ | 升降 |
| ↓ | 音调降阶 | | ↗ | 语调上升 | |
| ↑ | 音调升阶 | | ↘ | 语调下降 | |

▲ 图 1-2　国际音标

引自 CC BY-SA 3.0, via Wikimedia Commons

**从单词清晰度测试中可获得哪些关于语言和读写能力发展的信息**

- 单词语音测试的表现可以为我们提供一些关于学龄前儿童单词搜索技能或词汇表达的信息，儿童在给一些图片命名时遇到困难，可能表明他们需要在这个领域进行进一步测试。
- 在单词语音测试过程中，出现的言语错误本身就表明同时出现语言障碍的可能性很大。例如，对于患有语音障碍的儿童，发音和音节在单词水平的省略或删除，更加表明有同时出现语言障碍的风险[38, 39]。
- 非典型言语错误的高发生率也可能是语言系统较弱的早期指标，非典型的言语错误是非发展性的错误，因为它们不遵循典型语音发展的普遍规则。
- 非典型言语错误的常见例子（包括用软腭音代替齿龈音、用摩擦音代替塞音、用流音代替摩擦音）等。在这些情况下，儿童没有按照发展规律去用更容易的发音代替更难发音。
- 合并言语 – 语言障碍的儿童会面临更大读写困难的风险。例如，多音节单词发音困难的学龄前儿童与学前阶段的音韵意识技能较差有关[39]。
- 音韵意识指的是儿童识别和操纵语音中发音和音节能力的一种广泛技能。研究表明，学前阶段非典型语音错误发生率高的儿童在 4 年后的学龄期阶段，其音韵意识任务上表现更差[40]。非典型过程的详细列表见第 7 章。

如果一个儿童能够正确地模仿一种发音，他的语音能力则可以自然发展，无须干预。相反，一个儿童若不能准确地模仿发音，则需要通过治疗帮助他发展语音能力[41]。

在动态评估中，治疗师在给予最大限度地提示后，评估儿童的可诱导性。儿童能正确发出曾经发错音的能力，既依赖于治疗师有效促进其正确发音的能力，也依赖于儿童自己在治疗师帮助下发出目标语音的能力。可诱导性的评估结果能提供关于选择治疗目标的重要信息（见第 3 章）。

## 九、补充性辅音组合检查

在可诱导性测试中，评估儿童的辅音组合发音至关重要。无论语音障碍的严重程度和普遍性如何，复杂辅音组合都是学龄前儿童的一个恰当和有效的治疗目标，辅音组合将引起儿童的音系系统和清晰度方面产生巨大变化[42]。

因此，我研发了辅音组合筛查表（见附录A），它可以测试学龄前儿童模仿二元素和三元素辅音组合的能力，以及他们在治疗师的最大限度帮助下发出辅音组合的能力。在此测试中，需使用有循证依据的动态时间触觉提示（dynamic、

tactile、temporal、cueing，DTTC）策略[43, 44]。

DTTC 根据儿童每时每刻的表现提供提示，以确保其发音的准确性，它是一个动态消退的过程。触觉提示指的是由儿童或治疗师对口腔结构（如脸颊、下巴、嘴唇）提供外部的触摸提示，以帮助儿童完成正确的动作。

在 DTTC 中，提示从多到少。例如，在最初阶段，治疗师使用缓慢的语速与儿童齐声说话，以给予儿童最大的支持，随着儿童发音能力的提高，逐渐加快语速，随着儿童发音准确性的提高，在直接模仿、延迟模仿和最后自发语音过程中，治疗师逐渐减弱或减少齐声语音提示。提示程度动态变化、可增可减，并在儿童发音过程中适时提供，使儿童发音的准确性维持在 80% 及以上的水平[45]。

时间提示是指在空间中夸张地使用身体和嘴的动作来视觉化展示言语运动。在时间提示下，儿童可以更容易地感知准确的发音、嗓音、音量、重音和韵律，并正确发音[16]。治疗师和儿童可以使用手指、手、甚至四肢等摆出的手势，以及夸张的口唇动作让提示更加明显。

在这种方式下，连续音（气流有轻微中断）会得到时间提示，并且这种时间提示的动作幅度

更大、持续时间更长。此外，爆破音（气流有阻塞）时间提示的运动幅度更小、持续时间更短。

请看视频 1-1：Taylor 和患有唐氏综合征的学龄前儿童 Addy。视频中，Taylor 使用的是我在为期半天培训中教给她的提示方法，以及她为这位患儿创造的一些个性化提示（见第 6 章）。

在 DTTC 下，有语音障碍的学龄前儿童，无论其语音障碍的病因是什么，都能够准确地产生一些二元素和三元素辅音组合。无论这个语音障碍儿童是否同时患有孤独症、唐氏综合征，还是神经性言语障碍，辅音组合于他们都是非常有效和合适的起点干预目标，所有提示都要按照从多到少的层次结构进行[5]。

辅音组合检查（见附录 A）提供了有关儿童辅音组合的发音和可诱导性的信息，它可以用于干预目标的选择。在此动态评估中，首先要求儿童在看到每一幅图片时重复单词。

对于儿童不能准确重复的单词，则使用最大限度 DTTC，让儿童与评估者一样，用缓慢而夸张的讲话方式，重新说出该单词。在以最大限度提示重新引出单词时，不再展示图片，这样儿童就可以像白纸那样重新来练习新的语音运动模式。此外，儿童可以更多地注意到成人嘴的动作，以及给予的触觉和时间提示。

辅音组合筛查包含了 36 个位于单词开始位置的独特二元素和三元素英语辅音组合，可以帮助目标选择。研究表明，位于单词起始位置的辅音发展程度高于单词中间位置和末尾位置[46]。

此外，对 267 名母语为英语的学龄前语音障碍儿童研究表明，在词的起始位置模仿辅音组合的发音比在中间位置和末尾位置模仿辅音组合的发音，更符合儿童的自发言语规律[47]。

因为本研究仅包含 6 个英语辅音组合，所以需要进一步研究来评估单词起始位置各种辅音组合产生的一致性[47]。

考虑到现实中时间的限制，在单词发音测试中，直接模仿测试（如"说 X"）只需要自发命名测试（如"这是什么？"）1/3 的时间[47]。

观看视频 1-2 中实习生 Taylor 和 Jenna 完成辅音组合检查的视频短片，用 IPA 的形式在检查表上用宽式音标和严式音标（酌情）记录答案（可以把你的转录和我们在附录 B 中的转录进行比较）。

在模仿下完成辅音组合检查后，Taylor 合上书，并最大限度提示 DTTC 完成可诱导性评估。在最大限度提示下进行可诱导性评估时，移除图片对儿童来说，可能会形成一个空白的时期，在这个时期内，儿童错误单词的重新发音可以不受之前产生的（错误的）认知干扰。

不准确的发音得 0 分，轻度歪曲得 0.5 分，准确发音得 1 分。对于轻度的歪曲，我建议使用之前提到过 IPA 中变音符号，如圆唇化 [lʷ] 和 [ɹʷ]、齿间音 [s̪] 和 [z̪]、咬舌边音 [sˡ] 和 [zˡ]。这些轻微的歪曲被评分为 0.5 分，这表明它们将是预防学龄前儿童因大量重复不准确运动模式而形成习惯的适当治疗目标。

最后，使用附录 A 中的"总结计分表"总结在最大限度提示下的发音情况。辅音组合检查会为你提供信息，以选择儿童具有挑战性的干预目标，这些都是儿童能达到的最大治疗效果[48]。在第 3 章中，你将参考这个总结计分表来选择复杂的辅音组合目标，以最大限度地提高儿童语音清晰度。

## 十、音系历程识别

音系历程是简化的发音模式，这些简化的模

式可能会影响音节结构，如删除单词中的首尾辅音和弱音节。它们会影响音的类别，如产生在更复杂擦音上的音系历程，是受阻的气流被塞音所替代，从而造成气流完全停止。音系历程在本质上也有同化特征，发音受到相邻发音或音节的影响（如把"doggy"的 /ˈdɔgi/ 说成 /ˈgɔgi/ ）。

表 1-2 是学龄前儿童表现出的音系历程及其抑制的常见年龄。在表中加粗的字体是我个人认为的最常见音系历程。

表 1-3 是 Sampson 在最近的标准化构音评估中的错误发音。在 Sampson 的语音替代和省略中，你能识别出哪些音系历程？

为了进一步练习，根据 Landley（表 1-4）和 Kamdyn（表 1-5）在最近的单词发音标准化评估中犯的一系列错误来识别音系历程（已知音系历程见附录 B）。

错误在本质上也可能是由同化产生的，因为发音会受到周围发音的影响。例如，在 s 的辅音组合发音中，儿童可能会完美地发出 /sneɪk/（"snake"）。然而，由于合并，儿童可能会把"spoon"说成 /fun/，这是来自相邻发音特征的合并。在这里，/s/ 的摩擦性质和 /p/ 的唇部位置结合在一起形成了唇齿摩擦 /f/。

此外，一个语境影响构音的例子是辅音同

**表 1-2 音系历程：具体描述和典型抑制年龄 [a, b, c]**

| 音系历程 | 描 述 | 示例<br>正确➜不正确<br>正字法<br>国际音标 | 典型抑制年龄（岁） |
|---|---|---|---|
| 去鼻音化 | 把鼻音变成非鼻音 | no→dough<br>noʊ→doʊ | 2.5 |
| 首辅音删除 | 省略了第一个辅音 | cat→at<br>kæt→æt | 3 |
| 尾辅音删除 | 省略了最后一个辅音 | dog→dah<br>dɔg→dɔ | 3 |
| 后置化 | 用软腭音 /k/ 和 /g/ 替代舌前音 | bite→bike<br>baɪt→baɪk<br>bus→bug<br>bʌs→bʌg | 3 |
| 前置化 | 用舌前音替代 /k/ 和 /g/ | key→tea<br>ki→ti<br>game→tame<br>geɪm→teɪm | 3 |
| 辅音同化 | 改变一个发音，使其具有单词中另一个发音的特征 | dog→gog<br>dɔg→gɔg | 3 |
| 重复 | 音节的重复 | water→wawa<br>ˈwɔtər→ˈwɔwə | 3 |
| 塞擦音化 | 用塞擦音代替非塞擦音 | shoe→choo<br>ʃu→tʃu | 3 |

（续表）

| 音系历程 | 描　述 | 示例<br>正确➡不正确<br>正字法<br>国际音标 | 典型抑制年龄（岁） |
|---|---|---|---|
| 弱音节删除 | 省略了弱音节 | banana→nana bə<br>ˈnænə→nænə | 3 |
| 清辅音与浊辅音误用 | 浊辅音发成清辅音，清辅音发成浊辅音 | gate→kate<br>geɪt→keɪt | 3.5 |
| 塞音化 | 擦音或塞擦音被替代为塞音：早期发展的音比后期发展的音更早被抑制 | van→ban<br>væn→bæn<br>cheese→tease<br>tʃiz→diz<br>them→dem<br>ðɛm→dɛm | 3—5 |
| 去塞擦音化 | 用塞音或擦音替代塞擦音 | chip→tip<br>tʃɪp→tɪp<br>jam→dam<br>dʒæm→dæm | 4 |
| 却腭化音 | 在单词末尾用非腭音代替腭音 | fish→fis<br>fɪʃ→fɪs | 4 |
| 齿龈化 | 用齿龈音代替非齿龈音 | fan→tan<br>fæn→tæn | 4 |
| 辅音组合简化（部分） | 部分辅音组合被省略 | tweet→teet<br>twit→tit<br>snake→nake<br>sneɪk→neɪk | 4.5 |
| 合并 | 两个相邻的发音替代为一个具有共同特征的发音 | spoon→foon<br>spun→fun | 4.5 |
| 滑音化 | 滑音 /w/ 或 /j/ 替代为流音 /l/ 或 /r/ | lamp→wamp<br>læmp→wæmp<br>ring→wing<br>rɪŋ→wɪŋ<br>want→yant<br>wɑnt→jɑnt | 6 |
| 增音 | 在两个辅音之间加一个音，典型的是一个非中央元音（"uh"） | blue→buh-lue<br>blu→bʌlu | 8 |

a. Bleile KM.Manual of Articulation and Phonological Disorders:Infancy through Adulthood.San Diego, CA:Singular Pub.Group; 1995.

b. Hegde MN.Hegdes Pocket Guide to Assessment in Speech-Language Pathology.San Diego:Singular Publishing Group;2001.

c. Peña-Brooks Adriana, Hegde MN.Assessment and Treatment of Articulation and Phonological Disorders in Children:A Dual-Level Text.Austin, TX:PRO-ED; 2007.

表 1–3　Sampson 标准化语音测试错误
发音的音系历程

| 刺激项目的 IPA 正字法拼写 | Sampson 的 IPA 正字法拼写 | 音系历程 |
|---|---|---|
| teeth /tiθ/ | teas /tis/ | |
| rake /ɹeɪk/ | wake /weɪk/ | |
| fish /fɪʃ/ | fiss /fɪs/ | |
| seal /si/l/ | see-awe /siɑ/ | |
| zoo /zu/ | sue /su/ | |
| cheese /tʃiz/ | tease /tis/ | |
| leaf /lif/ | yeaf /jif/ | |
| thumb /θʌm/ | fumb /fʌm/ | |
| bathe /beɪð/ | bave /beɪv/ | |
| clown /klaʊn/ | cown /kaʊn/ | |
| snake /sneɪk/ | nake /neɪk/ | |
| thermometer /θərˈmɑmətə/ | mometer /mɑmətə/ | |

注：/θ，ð/ 发音的变化受音系语境的影响

表 1–4　Landley 标准化语音测试错误发音的
音系历程

| 刺激项目的 IPA 正字法拼写 | Landley 的 IPA 正字法拼写 | 音系历程 |
|---|---|---|
| gate /geɪt/ | date /deɪt/ | |
| king /kɪŋ/ | teen /tin/ | |
| ring /ɹɪŋ/ | ween /win/ | |
| van /væn/ | ban /bæn/ | |
| jar /dʒɑr/ | daw /dɔ/ | |
| watch /wɑtʃ/ | watt /wɑt/ | |
| them /ðɛm/ | dem /dɛm/ | |
| bridge /bɹɪdʒ/ | bwidge /bwɪdʒ/ | |
| grasshopper /ˈgɹæsˌhɑpɚ/ | dwasshooper /ˈdwæsˌhɑpɚ/ | |
| fish /fɪʃ/ | fis /fɪs/ | |
| jar /dʒɑr/ | daw /dɔ/ | |
| rake /ɹeɪk/ | wate /weɪt/ | |

化，即两个辅音在 CVC 音节中变成一样。辅音同化可以是与前面的音同化，即左边辅音影响右边辅音（如"dog"变成 /dɔd/）；也可以是与后面音同化，即右边辅音影响左边辅音（如"dog"变成 /gɔg/）。该定义的音系历程见表 1–2。

识别音系历程很重要，因为这些模式将有效地推动治疗，从而改善整个类别发音，而不是采取零敲碎打的方法针对个别发音。在表 1–2 中字

体加粗内容表示治疗一个类别中多个错误发音的最大治疗覆盖面。

## 十一、连续性语音样本

研究表明，连续性语音的表现可能与单独的单词发音表现有显著差异[49]。在学龄前儿童中，同单个单词测试相比，常见的音系历程中辅音组

**表1-5　Kamdyn 标准化语音测试错误发音的音系历程**

| 刺激项目的 IPA 正字法拼写 | Kamdyn 的 IPA 正字法拼写 | 音系历程 |
|---|---|---|
| pig<br>/pɪg/ | pid<br>/pɪd/ | |
| swing<br>/swɪŋ/ | fwin<br>/fwin/ | |
| knife<br>/naɪf/ | nice<br>/naɪs/ | |
| fish<br>/fɪʃ/ | fis<br>/fɪs/ | |
| seal<br>/sil/ | seaw<br>/siɑw/ | |
| sheep<br>/ʃip/ | seep<br>/sip/ | |
| cheese<br>/tʃiz/ | sheeze<br>/ʃiz/ | |
| weaf<br>/wif/ | leaf<br>/lif/ | |
| lemonade<br>/ˈlɛmə'neɪd/ | nemonade<br>/ˈnɛmə'neɪd/ | |
| computer<br>/kəm'pjutɚ/ | puter<br>/'pjutɚ/ | |
| snake<br>/sneɪk/ | sate<br>/seɪt/ | |
| them<br>/ðɛm/ | vem<br>/vɛm/ | |
| thermometer<br>/θɚ'mɑmətɚ/ | mometer<br>/'mɑmətɚ/ | |

注：/θ, ð/ 发音的变化受音系语境的影响

合简化和尾辅音省略在连续性言语中更可能出现。相反，插音历程即在辅音组合中插入一个元音（通常是央元音 /ə/），在单个单词测试中更易经常发生[50]。

在记录一个语音样本时，需要首先对语音样本进行标注。对样本进行标注是指将自发语音样本转录为正字法（即传统的拼写）。接下来，用 IPA 辅音和元音对样本进行广泛而系统的转录。最后，用严式音标标注错误的发音，以展现歪曲是如何产生的。

常见的用来表示韵律错误的严式音标包括重音符号，如主重音在音节前面标注 [']、次重音在音节下面标注 [ˌ]，以及送气音用 [ʰ] 表示、单词内的停顿用 [.] 表示、延长音用 [ː] 表示。

## 十二、辅音正确率

PCC 通过转录 100 个连续的单词来评估，通过测量辅音正确发音的百分比，来判定会话的可理解度。

在评估这项能力时，儿童往往更加健谈，这是由于标准化语音测试中有一些积极的体验，评估人员通过玩具奖励增加测评的舒适度，并且积极鼓励受试者执行测试任务的行为。

此外，根据语言样本中呈现的优劣势，自发语言样本为选择适合的语言测试提供了一些方向。

为了鼓励受试者更多的口语表达，以下回应性语言诱导技术可能有用[51, 52]。

· 多对儿童的关注点或感兴趣的事物进行评论，而不是直接提出问题。

· 热情地重复儿童的话，或者在结尾处用问句的形式提高语调。

· 通过热情地重复儿童的话，并加上"告诉我更多"来推动儿童的表达。

· 谈论你家里流行的玩具、卡通或电影，为儿童提供一个真实的目标来分享他们家里的新信息。

这些回应性的语言策略创造了一个积极的情感领域，这是一个促进积极情绪、情感和态度的学习环境，这种积极的情感领域创造了一个观察儿童典型和最佳交流水平的环境。

为建立一个积极的情感领域，儿童的信任和舒适度也可以通过限制提问来提高。我发现，以大声自言自语方式问"什么、谁、哪里、为什么"类型的问题，通过儿童偶然的反应可以有效地衡量孩子的理解能力。

例如，"我想知道这是怎么回事？我想知道她为什么没有鞋子？我想知道我什么时候才能收到更多的礼物？我想知道这将走向何方？我想知道这是什么？我想知道我们的车比这些多吗？（是 / 不是）我想知道这是干什么的？"

请参阅视频 1–3 中的 Landley，看看实习生 Maisoun 如何与 Landley 实现这种自我谈话的技巧。这样一来，不用正式提出任何问题，Maisoun 就能有效地衡量 Landley 理解这类型问题的能力。

## 十三、计算辅音正确率

首先参考表 1–6，采用其准则来确定是否需要计算辅音音素，以及算出的辅音音素是否正确。

### 计算 PCC 的步骤[53]

- 首先使用正字法在自发言语样本中转录写约 100 个连续单词，（若适用）接着使用 IPA 法（表 1–7）将单词转录成宽式和严式音标。
- 数 100 个连续的辅音音素（影响意义的言语声），不要数元音，请参考表 1–6 的准则。
- 数清正确的辅音音素的数量，并用它除以辅音音素的总数。
- 正确的辅音音素数量/辅音音素总数＝_____％ 辅音正确率

了解 Landley 语音中的注释和 IPA 转录，也可以观看视频 1–3 来练习转录 100 个连续单词（表 1–7）。采用表 1–6 给出的标准来确定哪些辅

音需要计数，以及该辅音的正确性。计算 Landley 的 PCC 时，请参考下面给出的严格准则。最后可将你的发现与我们在附录 B 中的呈现进行比较。

Shiriberg 和 Kwiatkowski 提出 PCC 是一种客观、有效、连续性语音测量的方法，可用于确定语音障碍的严重程度[54]。Shiriberg 等后来考察 PCC 的可靠性，指出它是一种有效可靠的测量方法，尤其是对 3—6 岁学龄前儿童[53]。Shiriberg 和 Kwiatkowski 提出了以下 PCC 准则，用于表示语音障碍的严重程度[54]。

- 85%～100% PCC 为轻度。
- 65%～85% PCC 为轻至中度。
- 50%～65% PCC 为中至重度。
- 低于 50% PCC 为重度。

## 十四、计算言语可理解度

如果儿童的言语非常难以理解，导致无法对单个辅音进行转录，则要在总单词中数出可理解的单词。尽量写 100 个以上单词，将完全不能理解的单词标记为"X"，将可理解的单词数除以说出的单词总数（总数包括不可理解和可理解的）。这种对连续语句可理解度的计算被称为言语可理解度（percentage of intelligible word，PIW）[54]。

可理解的单词数 / 总的单词数 ＝_____％ 言语可理解度

研究表明，对于 4 岁及以上的儿童，当 PIW 低于 66% 时，应考虑干预[55]。尽管由于连续语句难以理解而无法广义或狭义地进行转录，但这种基础的注释转录将提供自然状态下连续性语句可理解度的基线数据。

## 十五、连续语音的定性判断

从相关的连续语句样本中，对儿童的音量、

表 1-6　辅音正确率的计算准则

| 完全不计入 | 视为错误的辅音 | 视为正确的辅音 |
| --- | --- | --- |
| 所有的元音（包括卷舌音 "er" 和 "ɜr"） | 删除或省略 | 方言变体（如在非裔英语用 "baf" 表示 "bath"） |
| 音节的重复（如 "po-pony"：只发 1 个 /p/） | 歪曲、替代或不正确的浊化 | 非正式的言语（如 "wanna" 表示 "want to"） |
| 单词中重复 3 次的辅音 | 把一个辅音添加到另一个目标辅音中的辅音中去（如 "pigt"） | 音位变体（如 "tweny" 表示 "twenty"） |

引自 Brown R.A First Language: The Early Stages. Cambridge, MA: Harvard University Press; 1973.

表 1-7　用 Landley 的连续性言语样本分析辅音正确率（49 月龄）

**正字法（无言语错误）**

Do you think piggies go outside?Here's one.And I wonder where these go.I think their farmer washed them off but not this little piggy.I think needs to put them in here.I think they're gonna go know in here.I think the ladder you.They can go in here.Maybe this should go in here.Um sometimes.Um sometimes the farmer feeds this in a minute. I think cow should go up here.And this cow should go in here.I don't know where he should go.Yeah.But he needs to be in the farm.And where should the mouse go?He's gotta find a ways to sleep.（112 个单词）

**IPA 中的发音（无言语错误）**

/du ju θɪŋk ˈpɪgiz goʊ ˈaʊtˈsaɪd? hɪrz wʌn. ænd aɪ ˈwʌndər wɛr ðiz goʊ.aɪ θɪŋk ðer ˈfɑrmər waʃt ðem ɔf bʌt nɑt ðɪs ˈlɪtəl ˈpɪgi.aɪθɪŋknidztupʊtðɛmɪnhir.aɪθɪŋkðer ˈgɑnəgoʊɪnhir.aɪθɪŋkðə ˈlædərjunoʊ.ðeɪkæŋgoʊɪnhir. ˈmeɪbiðɪsʃʊdgoʊɪnhir.ʌm səmˈtaɪmz.ʌm səm

ˈtaɪmz ðə ˈfɑrmər fidz ðɪs ɪn əˈmɪnət.aɪθɪŋk kaʊ ʃʊd goʊ ʌp hir.ænd ðɪskaʊʃʊd goʊ ɪnhir.aɪdoʊnt noʊwɛr hiʃʊd goʊ.jæ.bʌθi nidz tu bi ɪn ðə fɑrm.ænd wɛr ʃʊd ðə maʊs goʊ?Hiz ˈgɑtə faɪnd ə weɪz tu slip./

音调、流畅性、声音嘶哑、声带的紧绷度、语速、鼻音、重音及用来表示语用意图的语调（如提问时提高语调、陈述时降低语调、澄清时强调重音）进行定性分析。

在已知和未知背景的情况下，根据可理解言语的百分比，对可理解度进行主观感知评分。例如，"该评估者认为在已知语境下该儿童有 50% 的可理解度，在未知语境下有 30% 的可理解度"。

同时注意父母报告表中，父母的可理解度和父母感觉陌生人对儿童言语的可理解度。家长的感知情况见父母报告表（表 1-1）。研究表明，父母、语言病理学家和不熟悉的成年人都可能会对孩子的可理解度做出不同的评价[56]。

通过收听已知背景下的连续语句样本，你感知到的 Landley 的可理解度是多少（视频 1-3）？

**选择辅音正确率还是修订后的辅音正确率**

- 修订后的辅音正确率（percent consonant correct-revised，PCC-R）保留了辅音正确率的内容。除此之外，在修订后的辅音正确率中，歪曲的辅音也视为正确[53]。
- 正确辅音音素 + 歪曲辅音音素 / 总辅音音素 =＿＿＿%PCC-R
- 我更喜欢使用 PCC，而不是 PCC-R。我选择 PCC 是因为我的目标是防止学龄前儿童辅音组合中经常出现的 /s/、/z/、/l/ 和 /ɹ/ 歪曲习惯化。因此，PCC 更适合测量歪曲发音的变化。
- PCC-R 可能被认为是用来衡量清晰度很差的儿童语音改善情况更灵敏的测量方法。这种儿童可能会产生多种省略、替代或添加的错误形式，将对可理解度产生比常见歪曲更负面的影响。随着语音进步，该儿童错误会演变成歪曲，从而对可理解度产生积极影响。在这种情况下，PCC 不太可能检测到整体可理解度的改善，因为所有错误都被给予相同的权重。

与她的 PCC 测量值有区别吗？如果有差异，怎么解释？

## 十六、计算句子平均长度

句子分割和计算 MLU 时，请参考表 1–8。观看视频 1–4 Sampson 的完整视频并与 Maisoun 一起完成转录，然后计算 Sampson 的 MLU。表 1–9 中为你提供了注释转录。参考附录 B，将你的 MLU 计算结果与我们的进行比较。最后，参考表 1–10，将 Sampson 的 MLU 与有语言障碍和无语言障碍的儿童进行比较。

## 十七、观察静止及言语状态下口腔结构与运动

口腔功能评估应放在最后完成，因为对于儿童来说，不熟悉的大人要检查他的口腔，就像是去看牙医，具有一定侵入性。按理进行此评估时治疗师和儿童应该建立了良好的关系。

请参考表 1–11，并同时观看视频 1–5，视频中 Torey 模拟了常规的口腔功能评估。

在常规的语音评估中，我通常不会常规地评估非言语运动，如让儿童按要求噘起嘴唇和微笑，鼓起脸颊和憋气，伸舌头和缩舌头，或者按要求横向和垂直移动舌头，因为根本没有足够的时间。语音障碍专家普遍认为，在言语状态和静止状态下的粗略观察就能为评估提供语言目标下（包括音质、力量和运动等）足够的信息，我的看法与上述观点一致[16, 57]。

然而，并非所有的非言语运动评估都可以被忽略，也有例外的情况，如对儿童言语失用症和非一致性语音障碍进行鉴别诊断时，让儿童按要求做非言语运动其实是有用的。CAS 儿童比 ISSD 儿童更有可能难以按要求完成非言语运动（如吐舌头、嘴唇撅起 / 收回、嘴唇吹气）[58]。

在评估学龄前儿童的非言语运动时，CAS 专家 Edythe Strand 建议让儿童参与自然奖励的活动，自然而然地做一些有益的口腔活动，如引导

**表 1–8　句子分割和句子平均长度计算指南**

**句子分割**

1. 把语音样本分割成句子。简单句、命令、并列复合句和主从复合句都算作一个句子。

2. 有多个带有 "and" 的连句应该分开，这样只有首个 "and" 用来构成一个复合句，其余的句子分开时去掉 "and"。例如，"I have horses and I have cows and I have goats and I have dogs" 被转录为 /I have horses and I have cows/I have goats/I have dogs/。

3. 一个句子的结束是通过停顿超过 2 秒，上升或下降的语调表示一个问题或陈述，或中断或放弃一个想法。

**计算 MLU**

1. 输入 50 个完全可理解的连续句子（一行一个），完全按照儿童说的进行标准化拼写。

2. 省略如 "呃" 和重复的词（除非在强调的时候重复的词才被计算在内）。

3. 将以下单词计算为一个词素：复合词（如 birthday），专有名称（如 Big Bird），仪式化重复（如 bye-bye），带昵称结尾的词（如 doggy），缩写 can't 和 don't，助动词（如 is、are、had、were 等），不规则的过去式（如 went、came、gone）。

4. 作为一个附加的束缚词素：缩略动词（如 he's、aren't、they're=2 个词素），过度概括的过去式动词（如 goed、comed、costed=2 个语素），包含以下词素的单词（复数形式、所有格形式、第三人称现在时动词、过去时、动词 +ing=2 个语素）。

5. 将样本中的词素总数相加，再除以句子总数。

引自 Paul R, Norbury C, Gosse C.Language Disorders from Infancy through Adolescence: Listening, Speaking, Reading, Writing, and Communicating.St.Louis, MO: Elsevier; 2018.

**表 1-9 Sampson 的连续性言语样本：标注了所有话语的转录**

1. Why

2. Yeah

3. Swimming pool

4. Yeah（去掉：模仿的）

5. I want to do this one

6. I don't know

7. yeah（去掉：之前说过）

8. why（去掉：之前说过）

9. Oopsies！

10. From the house maybe

11. What are these

12. I don't know（去掉：之前说过）

13. yeah（去掉：之前说过）

14. Look what is this

15. I don't know（去掉：之前说过）

16. Oh，what is this piece（去掉"oh"：填充词）

17. To wash your hands

18. yeah（去掉：之前说过）

19. This is a bathroom

20. There's the bathroom（去掉：模仿的）

21. I don't know（去掉：之前说过）

22. I need to go poop

23. Maybe he's too big

24. Nope maybe not

25. Maybe this person

26. Maybe（去掉：之前说过）

27. Awe no

28. yeah（去掉：之前说过）

29. What is this

30. yeah（去掉：之前说过）

31. I don't know（去掉：之前说过）

32. Maybe it's in the house with big bad wolf

33. Maybe（去掉：之前说过）

34. I don't know maybe to the bathroom

35. yeah（去掉：之前说过）

36. I need to go I need to go potty（去掉重复短语：I need to go）

37. Oopsies

38. There she goes

39. I don't know（去掉：之前说过）

40. Maybe this one

41. yeah（去掉：之前说过）

42. Big toys（去掉：模仿的）

43. I never saw big toys before

44. No

45. None

46. yeah（去掉：之前说过）

47. What is this（去掉：之前说过）

48. I don't know（去掉：之前说过）

49. Snake

50. Maybe（去掉：之前说过）

51. Maybe they're so scary

52. Maybe（去掉：之前说过）

53. What is this（去掉：之前说过）

54. Bubber ducky（去掉：模仿的）

55. yeah（去掉：之前说过）

56. yeah（去掉：之前说过）

57. I don't know maybe in the bathtub

58. what's this

59. I don't know-maybe a sink

60. Yeah maybe

61. I don't know（去掉：之前说过）

62. One sink that goes down here

63. And where's the bathroom

64. This is the bathroom

65. I'm putting this sink right right here（去掉：词语重复 right）

66. What's this X（去掉：不理解的词）

67. Maybe（去掉：之前说过）

68. Somnebody's on it

69. I'm just pretending

70. I'm just pretending somebody's under it

71. why not

72. no

73. How do you do this

74. I'm doing this

75. There we go（去掉：模仿的）

76. Here's some melon

77. Want this——num-num-num

78. No（去掉：之前说过）

79. Watermelon（去掉：模仿的）

80. Watch me spin this

81. Yeah-yeah（去掉：之前说过）

82. Yeah（去掉：之前说过）

83. Lamp look

84. Maybe it goes on here

85. This is very X（去掉：难以理解的词）

86. Maybe it wiggles

87. Maybe it goes together（去掉：模仿的）

88. And then this

89. I don't know（去掉：之前说过）

90. Why（去掉：之前说过）

（续表）

| | |
|---|---|
| 91. Baby' going to sleep（去掉：模仿的）<br>92. Bye（去掉：模仿的）<br>93. Maybe I can play with this next time<br>利用文字处理软件对 Sampson 的 MLU 进行分析：<br>• 在单词间通过空格来表示一个限定词素。此外，去掉同一词素的单词之间的空格，如专有名词和重叠词（如 MicheyMouse、nightnight） | • 确保去掉语料编号（否则它们将计入总字数）<br>• 在微软 Word 或 Google Docs 上，选择"工具"→"字数统计"<br>• 将"字数"除以语料数量<br>• 请参阅了解基于典型 MLU 的表 1-3 |

表 1-10　特定语言障碍儿童和无语言障碍儿童平均句子长度的平均值和标准差

| 年龄范围* | 特定语言障碍儿童的 MLU | | | | 无语言障碍儿童的 MLU | | | |
|---|---|---|---|---|---|---|---|---|
| | *n* | *X* | *-SD* | *+SD* | *n* | *X* | *-SD* | *+SD* |
| 2; 6—2; 11 | 6 | 2.59 | 2.20 | 2.98 | 17 | 3.23 | 2.52 | 3.94 |
| 3; 0—3; 5 | 15 | 3.07 | 2.59 | 3.55 | 29 | 3.81 | 3.12 | 4.50 |
| 3; 6—3; 11 | 24 | 3.36 | 2.56 | 4.16 | 38 | 4.09 | 3.42 | 4.76 |
| 4; 0—4; 5 | 54 | 3.64 | 2.84 | 4.44 | 49 | 4.57 | 3.81 | 5.33 |
| 4; 6—4; 11 | 72 | 3.95 | 3.25 | 4.65 | 74 | 4.75 | 3.96 | 5.36 |
| 5; 0—5; 5 | 84 | 4.09 | 3.39 | 4.79 | 78 | 4.88 | 4.16 | 5.60 |
| 5; 6—5; 11 | 97 | 4.34 | 3.67 | 5.01 | 77 | 4.96 | 4.26 | 5.66 |
| 6; 0—6; 5 | 108 | 4.38 | 3.63 | 5.13 | 70 | 5.07 | 4.32 | 5.82 |
| 6; 6—6; 11 | 94 | 4.63 | 3.84 | 5.42 | 63 | 5.22 | 4.51 | 5.93 |

MLU. 平均句子长度；*n*. 样本数；*X*. 平均值；*SD*. 标准差
*. 以"x；y"形式表示年龄，即 x 岁 y 月龄
引自 Rice ML, Smolik F, Perpich D, Thompson T, Rytting N, Blossom M.Mean length of utterance levels in 6-month intervals for children 3 to 9 years with and without language impairments. Journal of Speech, Language, and Hearing Research.2010; 53(2):333-349.

孩子亲吻洋娃娃和吹泡泡[16]。如果儿童在有意识的非言语口腔动作上表现出很大的困难，则被称为非言语口腔失用症，CAS 患儿更容易出现非言语口腔失用症[16]。

观察口腔的外部和内部都很重要。请参考表 1-11 对学龄前儿童的口腔结构和言语进行观察。通过我们的研究，表中的内容不断地被完善，同时也提升了我们的诊断能力。在过去数年里，随着我们对 CAS、ISSD、神经性言语障碍、音系障碍和构音障碍相关研究的不断深入，疾病鉴别诊断关键特征逐渐明晰，多次对表格进行了修订。

请参阅视频 1-6 和视频 1-7 Kamdyn 和 Sampson 的影像片段。有关静止状态和言语状态下应注意哪些症状，请参考表 1-11。

## 十八、获得口腔轮替运动速率

口腔轮替运动速率 [ 也称为 DDK 速率或交替运动率（alternating motion rate，AMR）] 用于评估嘴唇、下颌和舌头的运动协调性。它测量一

## 表 1-11 学龄前儿童口腔结构及言语的观察

名字： 出生日期： 评估日期： 评估人员：

观察学龄前儿童口腔静止及言语状态的情况，如果发现异常请具体描述。

**身体运动评估**

步态异常：是____否____描述：
粗大运动异常：是____否____描述：
精细运动异常：是____否____描述：

**面部评估：神经性言语障碍指标**

对称：是____否____描述：
张口呼吸：是____否____描述：
吐舌：是____否____描述：
面部增大／肿胀：是____否____描述：
嘴角向下倾斜／休息时皱眉：是____否____描述：
不自主的面肌痉挛／做鬼脸／抽搐：是____否____描述：

**连续性语音评估：音系障碍指标**

个别发展性的发音错误（掌握早期发音）：是____否____描述：
音系历程（早期过程被抑制）：是____否____描述：
出现一致性错误（如前置化、塞音化、尾辅音省略）是____否____描述：
出现一致性相邻发音简化模式：是____否____描述：

**连续性语音评估：儿童言语失用症指标**

非一致性：相同的单词有时能说清楚，有时又不能：是____否____描述：
非一致性：能清晰地自发语言，但被要求时难以做到（如要求回答或模仿时）：是____否____描述：
非一致性元音／辅音发音：是____否____描述：
字词或短语重音发音错误（音节、短语重音错误）：是____否____描述：
使用更简单的、央化的形式替代元音，如"uh"：是____否____描述：
调换一个词中两个辅音的位置（音位转换）：是____否____描述：
言语中出现不一致的生硬的停顿：是____否____描述：
说话时，有唇形或口形变化，却没有声音发出：是____否____描述：
在完整发音和音节前延长或中断发音（如把"dog"发成"dah…og"，rain…bow）：是____否____描述：
构音器官和声音不协调（如在唇和下颌运动前发声）：是____否____描述：____
多音节词发音困难：是____否____描述：____

**连续性语音评估：非一致性语音障碍指标**

模仿或引出的语音比自发语音更为准确：是____否____描述：
3 次同一个词的发音不同程度超过 40%：是____否____描述：

**连续性语音评估：神经性言语障碍指标**

下颌运动受限（紧缩）：是____否____描述：
下颌垂直运动过度或说话时横向运动：是____否____描述：
喉部发音时紧张／困难：是____否____描述：
耳语：是____否____描述：

（续表）

鼻音过重（有声）：是＿＿否＿＿描述：

鼻音过重（像是感冒阻塞的声音）：是＿＿否＿＿描述：

语速慢：是＿＿否＿＿描述：

单调音高：是＿＿否＿＿描述：

嗓音：

呼吸声：是＿＿否＿＿粗糙声：是＿＿否＿＿

鼻音：是＿＿否＿＿紧张：是＿＿否＿＿描述：

韵律因肌肉无力受影响：是＿＿否＿＿痉挛／强直：是＿＿否＿＿描述：

语音错误大部分是歪曲且具有一致性：是＿＿否＿＿描述：

## 语畅障碍

典型的不流利：

犹豫／卡顿：是＿＿否＿＿出现填充词"um"：是＿＿否＿＿

整词重复：是＿＿否＿＿短语重复：是＿＿否＿＿

口吃／结巴：

部分词汇重复（如 ye-ye-yellow）：是＿＿否＿＿

延长发音（如 s……stop）：是＿＿否＿＿受阻（说话费力）：是＿＿否＿＿

注意："典型不流利"有很高的比率时提示语畅或语言障碍

## 牙齿

奶嘴牙（牙齿中心有开口，通常为长时间使用安抚奶嘴所致）：是＿＿否＿＿

颞下颌关节紊乱：是＿＿否＿＿描述：

咬合（门牙）正常＿＿覆𬌗＿＿反𬌗＿＿反咬合＿＿

缺齿：

## 口腔

舌头异常（急动／痉挛／扭动／震颤／大小异常）：是＿＿否＿＿描述：

舌系带：短／正常　　描述：

硬腭和软腭高度：正常＿＿高＿＿低＿＿

上腭宽度：正常＿＿窄＿＿宽＿＿

硬腭或软腭裂：是＿＿否＿＿黏膜下裂（皮下黑斑）：是＿＿否＿＿

咽部评估：颜色：正常／异常＿＿＿扁桃体肿大：是＿＿否＿＿

口腔瘘管（赘生物／多余组织）：是＿＿否＿＿描述：

在结构或运动中发现的其他异常：＿＿

---

**临床挑战：Kamdyn 和 Sampson 的口腔运动有何不同？**

- 把 Kamdyn 的口腔本体感觉（即感知到她的下颌、唇和舌在空间中的运动）和自主口腔运动与 Sampson 的相比，你能得出什么结论？
- 有趣的是，Kamdyn 在走路时还会将脚趾稍微向内，导致脚的阻力增加，这种脚内扣的步态提供了额外的阻力，从而增加她身体在空间中的本体感受。
- Kamdyn 自然地采用"W"坐姿（膝盖弯曲坐在底部，脚像"W"一样位于臀部之外），这进一步表明了她在空间中平衡身体时的本体感觉障碍。她盘腿坐着时会摔倒（双腿交叉，脚踝置于底下）。用"W"式加宽底部坐姿更有利于本体感知差的平衡。
- Kamdyn 的步态和坐姿困难发生在没有已知的周围或中枢神经系统损伤的情况下，那么根据你以前的经验和知识，何种治疗性言语策略可以提高 Kamdyn 对下颌、唇、颊和舌运动的本体感知。

个人发出一系列连续、相互交替发音的准确性和快速性。

/pʌ-tʌ-kʌ/ 被习惯性地用于评估 DDK 速率。

我个人认为，很少有 3 岁的构音错误儿童能保持足够的注意力、依从性和耐性，且与不熟悉的成年人一起完成 /pʌ-tʌ-kʌ/DDK 评估。幸运的是，研究学龄前人群的研究人员发现 "pattycake"（/pætikeɪk/）和 /pʌ-tʌ-kʌ/ 有着相似的可靠性，他们用这种等效的方法测量同一种能力，得到了相似的结果 [59, 60]。

然而，有例外的情况，对于患有 CAS 的儿童，/pʌ-tʌ-kʌ/ 的准确性和一致性方面可能比 "pattycake"（/pætikeɪk/）更差。研究表明，与新词相比，他们更有可能正确地说出熟悉的词，这是因为他们在熟悉的词上有多次运动编码和计划地进行练习，而这些正是运动协调任务的基础 [61]。

## 十九、使用口腔轮替运动速率进行鉴别诊断

获得 DDK 速率很重要，因为它为鉴别诊断 CAS、ISDD、神经性言语障碍、音系障碍、构音困难提供重要线索。

患有 CAS 的儿童在发 /pʌ-tʌ-kʌ/ 时，往往表现出较差的准确性和不一致性，然而与神经性言语障碍儿童相比，他们的速率更有可能接近正常范围。神经性言语障碍一般表现为语速缓慢，伴有持续的错误，通常导致发音含糊不清和不精准。然而，在 CAS 和神经性言语障碍中，语音发展越晚，DDK 速率越慢 [62]。最后，构音困难可以发展为清晰的语音。

与神经性言语障碍、CAS 和 ISSD 不同，患有音系障碍的儿童通常会产生同样的错误，这些错误可以被描述为音系历程，这些都是简化的说话模式，通常影响的是整个发音方式，这些错误可能是替代和省略，相比之下，构音困难的儿童

可能表现为正常的速度和一致的输出，如果在单词 "pattycake" 中的单个发音出现错误，他们很可能表现为对单个发音具有高度一致性的轻微歪曲或替代 [64]。

随着发展和进步，DDK 在一致性和准确性方面可能会发生变化，反映出自发言语的改善 [59]。同样，语音障碍会同时存在，也会随着时间的推移而改善。儿童最初的 CAS 诊断可能会演变为音系障碍，这些错误始终以音系历程的形式出现。同样，音系障碍可能只剩下一些少数残余的错误发音，继续演变为构音困难。诊断术语应随时间的推移而变化，以更好地反映其演变状态下的语音障碍 [65]。

## 二十、进行口腔轮替运动评估

关于如何进行 DDK 评估的指导，请参考表 1–12。在实践练习时，请完成 Sampson 和 Kamdyn 的学前儿童动态评估表格（视频 1–8 和视频 1–9）。

用 IPA 将儿童发出的每一个 "pattycake"（/pætikeɪk/）抄写下来，记录 /pætikeɪk/20 次要多长时间，评估 DDK 包括每秒发音数量、准确度百分比、可变性百分比和一致性百分比，请参照表 1–8 中的指南。

比较 Sampson 和 Kamdyn 的 DDK 在速度、准确性和一致性方面的表现有什么不同？根据他们的 DDK 表现，你能得出什么结论？请将你的发现与附录 B 中的发现进行比较。

## 二十一、语音进步指标

DDK 速率可以与 Robbins 和 Klee 在 1987 年提出的典型发育儿童 DDK 速率进行比较。他们发现典型发育的 3—5 岁儿童发出 "pattycake" 的速度约为每秒 1.5 次（变化范围为每秒 1.4～1.8 次）。因此，一个典型发育的学龄前儿童平均速

**表 1-12　学龄前儿童的口腔轮替运动评估表**

儿童姓名：_____日期：_____出生日期：_____检查者：_____

告诉孩子："我们要玩一个 pattycake 游戏，在这个游戏中我们用最快的速度说出'pattycake'这个词 20 次，让我们先试 5 次，开始。"吸气，然后对孩子说 5 次"pattycake"。"好了，现在你要自己做 20 个 pattycake，越快越好。准备好了吗？深呼吸。"孩子每说一次"pattycake"，你就竖起一根手指。"在每个'pattycake'写上孩子的发音"（为了准确你可能需要录音）。记录说 20 次 pattycake 需要多长时间。

pæ-ti-keɪk pæ-ti-keɪk pæ-ti-keɪk pæ-ti-keɪk pæ-ti-keɪk

pæ-ti-keɪk pæ-ti-keɪk pæ-ti-keɪk pæ-ti-keɪk pæ-ti-keɪk

pæ-ti-keɪk pæ-ti-keɪk pæ-ti-keɪk pæ-ti-keɪk pæ-ti-keɪk

pæ-ti-keɪk pæ-ti-keɪk pæ-ti-keɪk pæ-ti-keɪk pæ-ti-keɪk

为了确定准确性，将正确总数 ÷20=_____% 准确性

$\dfrac{总的正确数}{20}$ =_____% 准确性

发 20 次"pattycake"的秒数 =_____（30 秒为平均时间）[a]

若要确定每秒速率，请将总秒数 ÷20：_____每秒速度

$\dfrac{总秒数}{20}$ =_____每秒 DDK 速率（1.4～1.8 被认为是 3—5 岁的正常范围内）[a]

为了测量一致性，首先将"pattycake"不同的不准确的发音的总数除以 20 来确定可变性：

$\dfrac{Pattycake 不同的错误的发音的数量}{20}$ =_____% 可变性

然后从 100% 中减去可变性的 % 就得到一致性的 %：

100% 可变性的 %=_____% 一致性

观察舌头、嘴唇、脸颊、下颌的运动：

a. Robbins J, Klee T, Clinical assessment of oropharyngeal motor development in young children.Journal of Specch and Hearing Disorders.1987; 52(3): 271.

率约是 30 秒内发出 20 个 pattycakes，关键是他们的研究结果显示，典型发育学龄前儿童的 DDK 速率在学龄前阶段并没有增加[66]。

Williams 和 Stackhouse 发现，尽管典型发育学龄前儿童的实际年龄已经成熟，3—5 岁速率没有增加，这支持了 Robbins 和 Klee 的研究结果[59]。总之，这些发现表明，在学龄前儿童中，DDK 表现的准确性和一致性可能比速度更快、更好地体现语音的进步。

## 二十二、语音障碍鉴别诊断

### 1. 儿童言语失用症

CAS 是儿童时期神经性运动言语障碍，主要与难以计划和编码动作序列有关。CAS 的典型特征是难以产生多音节单词、不一致性语音错误、韵律障碍、不恰当插入停顿及协同发音中断。

当单词和言语复杂性增加，动作计划和技能变得繁重时，经常发生中断[64]，这些中断可以表现为延长和错位停顿、不适当重音、替代、省略、增加、重复、音 / 音节调换，以及辅音和元音的简化。

CAS 自发言语比被要求说出的言语更清晰[58]。呼吸、发声、共鸣和构音的组合活动不协调可导致韵律障碍，这些韵律障碍表现为不恰当的语速、节奏、重音、停顿和（或）音调变化[67]。

患有 CAS 的儿童也经常表现出探索行为。这些行为表现为可以观察到的困难，常伴随着沉

默或嘟哝声。儿童可能会开口说话，但无法协调呼吸和发声。在探索行为中，发声是可以实现的。然而，也可能是由于没有下颌、颊部、唇部和舌部的运动，而无法形成言语[16]。

最近研究表明，有两种症状同时存在，即准确度差的 DDK 和难以产生多音节词，是 CAS 诊断的可靠指标[64]。

### 2. 儿童言语失用症器质性表现

患有 CAS 的儿童可能有潜在神经损伤。最近大量的研究表明，患有 CAS 的儿童更有可能在非言语口腔运动、大运动、精细运动、言语加工和表达性语言发展方面同时出现障碍[14, 15, 68, 69, 70]。

此外，最近发现染色体异常可能与 CAS 有关[71]。功能磁共振成像（functional magnetic resonance imaging，fMRI）研究表明，在一个与 CAS 有关染色体突变的家庭中，同时患有口腔和言语发展性言语失用症的成年家庭成员小脑灰质比未患失用症家庭成员少 20%，这与报道的因小脑萎缩导致共济失调灰质减少的成人表现出类似症状[72]。

### 3. 非一致性语音障碍

ISSD 与 CAS 在口语生成准确性上表现出相似的不一致性。与 CAS 相比，ISSD 患儿更有可能表现出适当的韵律、流畅性、正常语速和口腔轮替运动[8]。此外，还有一个区别是 CAS 患儿的 DKK 率和说话速度比 ISSD 患儿稍慢[63]。

患有 ISSD 的儿童也更有可能用不相关的音素替代单词中的音素，而患有 CAS 的儿童更有可能使用音位调换。这是发音的转换，或者单词中音节的转换（如 "cab" 变成了 "back"：/kæb/ → /bæk/，"baby" 变成了 "beebay"：/beɪbi/ → /bibeɪ/ )[73]。

最后，ISSD 儿童在模仿发音的过程中会有所改善。反之，CAS 儿童在仿说时会比原来更差[63]。

### 4. 神经性言语障碍

与 CAS 和 ISSD 中表现出不一致的症状相反，神经性言语障碍亦称为器质性运动性言语障碍，通常存在一致的言语缺陷，语音往往含混不清。此外，与 CAS 不同的是，神经性言语障碍儿童在自发言语和特定情景中所呈现出的语音错误通常保持一致[74]。

与音质不受影响的 CAS 不同，神经性言语障碍儿童的音质往往受到负面影响，其音质可能表现为音量微不可察或无变化、喉音化、声嘶、气息声或粗糙声。不同的神经性言语障碍类型，嗓音和音质受到的负面影响也不同，如弛缓型、痉挛型、瘫痪型和共济失调型[75]。

此外，与 CAS 不同，由于肌肉无力和（或）失调，神经性言语障碍儿童往往在进行吞咽和咀嚼等非言语口腔运动时存在困难。神经性言语障碍儿童在语言理解和语言表达能力方面存在的差异往往比言语失用症儿童更小[74]。

当语句变长及所说句子成分变复杂时，可能出现说话中断，这可能是因为肌肉运动需求的增加导致了肌肉疲劳。CAS 说话中断的发生主要与言语计划和编码需求增加有关，但神经性言语障碍是由言语执行时肌肉需求度增加导致的。

共济失调型神经性言语障碍表现为不协调的肌肉运动。它是由小脑受损造成的，小脑在言语计划、编码和执行中起着重要的作用。因此，它和 CAS 有着相似的语音特征，表现为不能准确地发出复杂的连音运动。

不过，儿童共济失调型神经性言语障碍可以和 CAS 相区分，因为共济失调型神经性言语障碍儿童更可能表现出全身性的运动协调障碍，可能是步基变宽或出现意向性震颤。

意向性震颤是一种不随意、节律性的肌肉收缩，表现为一个或多个身体部位的颤动，常见于肢体（如手部）。此外，共济失调可导致不均衡的呼吸模式，偶尔出现屏气和呼气。与 CAS 相比，共济失调儿童在言语连贯性方面表现出更一致性的错误[16]。

### 5. 音系障碍

不同于 CAS 和 ISSD，音系障碍表现出一致的错误发音模式。这些错误的发音模式被称为音系历程，它们是规则化的发音方式，简化了音节复杂性和发音。

不像 CAS 音系障碍在速度、节奏和重音方面的表现水平通常与其年龄相符。音系障碍儿童往往有更佳的元音表现，而 CAS 往往将元音央化或中和为非中央元音 /ə/ [74]。

与神经性言语障碍不同，音系障碍儿童不会表现出明显的肌肉无力、不协调、言语肌麻痹，或者神经性言语障碍所固有的随意或不随意咀嚼和吞咽类非言语运动困难。

重度音系障碍儿童的语言理解能力更有可能强于语言表达能力。但是，神经性言语障碍儿童更可能表现为语言理解和表达的全面迟缓 [74]。对于音系障碍儿童而言，音系历程中的发音和音节的省略相较于替代来说，预示更弱的语言技能指标 [38, 39]。

### 6. 构音困难

构音困难是指不能准确发出特定的语音。构音困难表现为个别语音被歪曲或替代。例如，圆唇音化的 [lʷ] 和 [ɹʷ] 或齿间音化的 [s] 和 [z] 是构音困难儿童歪曲语音的常见例子。

## 二十三、诊断语音障碍的报告结果

作为一名言语 – 语言病理学家，我们有责任用我们目前有限的知识和工具来鉴别诊断语音障碍。表 1–13 中列出了用于语音障碍鉴别诊断中的典型不足 / 缺陷。

如果初评不能确定诊断，我们可以在报告中这样写，"儿童目前符合神经性言语障碍 / 儿童言语失用症 / 非一致性语音障碍 / 音系障碍 / 构音困难的相关问题"，并从症状学的角度列出支持和否定这些症状的证据。

语音障碍也可以共存。运动性言语障碍专家 Edythe Strand 阐述了这个领域的复杂性，她强调伴随性障碍对言语产生负面影响的"贡献"水平。例如，一个音系障碍儿童在连续性语音中有 80% 以上的时间，在 CV、CVC 和 CVCV 等结构单词中表现出可预测的音系历程。然而，儿童会在发辅音 – 元音 – 辅音 – 元音（CVCVCV）这样的多音节词时产生非一致性障碍（如说"butterfly"[bʌ.bʌ.bʌ][tʌ.tʌ.tʌ][ʌ.ʌ.ʌ]），在音节间出现不恰当停顿。我可报告："儿童主要表现为音系障碍伴轻度儿童言语失用症，为发多音节词时出现不准确、不一致及不恰当停顿。"

## 二十四、评估处于语前期和语言表达程度极低的儿童

2017 年，Broome 及同事在美国言语 – 语言病理学期刊 *American Journal of Speech Language Pathology* 上发表了语前期孤独症儿童各种指南的回顾性研究 [76]。指南中建议完成口腔运动功能检查，以观察口腔外部和内部的结构，但这些建议更适用于所有语前期或语言表达程度极低的儿童。

此外，还应该从一个连续性语音样本中收集以下信息，如类成人咿呀语、发出的元音和辅音、音节结构（如辅音 – 元音 CV，元音 – 辅音 VC，辅音 – 元音 – 辅 – 元音 CVCV）、重音模式（如类成人咿呀语的语调和咿呀学语音节的重音）、模仿或产生声音的能力、发音的一致性和核心词汇的产生等。

对于语前期的儿童，还要完成一个动态评估，用辅助与替代沟通系统（alternative, augmentative communication，AAC）设备来评估儿童新技能的学习能力。我选择契合每个儿童优势的 AAC。首先从父母报告表中选出最高优先选项（表 1–1）。然后，我的提示由从多到少的层级结构

## 功能性语音障碍中的肌张力和肌力不足表现

- 我曾与一些患有功能性语音障碍（音系障碍和构音困难）的儿童合作，他们在最初的评估中表现为肌肉张力（休息时肌肉收缩）和肌肉力量（有目的地收缩肌肉以实现流体运动）的减弱。

- 一些学龄前儿童还没有开始产生更复杂语音，如双元音、滑音、流音、塞擦音、辅音组合、多音节单词或长句。

- 可以观察到这些儿童存在口腔运动无力。对肌张力和肌力都较弱的学龄前儿童可观察到常见问题（包括口呼吸、流口水、脸颊圆润和嘴角向下），也常常观察到过度的下颌运动以弥补在发声时唇和舌的无力。

- 请注意视频 1-10 中实习生 Jessica 和 Patty。Patty 是一名 3 岁的儿童，患有严重的音系障碍，休息时张嘴、嘴角向下，并且脸颊松弛。

- 在 36 个月时，展示了 Patty 一个小辅音清单 /k/、/g/ 和央元音 /ʌ/。她的音系历程是后置化和元音央化。元音央化是元音产生过程中的运动减少，导致元音发音集中。我们决定把她的治疗目标定为请求词 "swap"（/swɒp/），并在 3 次 45 分钟的训练之后很快扩展为 "swap it to me"（见第 3 章）。

- 在视频 1-10 中，注意在发 "swap"（/swɒp/）的过程中，从收缩嘴唇到微笑发 /s/ 和撅起嘴唇发 /w/ 时的困难。

- 视频 1-10 清楚地说明了肌张力和肌力的关系。如果肌张力低，肌肉不能处在最适初长度和位置，那么也就削弱了运动时所需的肌力。

- 为了提高 Patty 的言语能力，本研究从简单句到复合句中选取了辅音组合作为干预目标。

- 我们的经验是，将复杂辅音组合作为治疗目标时，功能性语音障碍儿童的肌张力和肌力会迅速改善。这些辅音组合嵌入到长度和复杂性增加的表达中，也是进一步激发变化的运动挑战。

- 当父母看到流涎现象随着肌张力和肌力的增加而消失时，他们通常会感到非常欣慰。

- 在录制视频 1-10 和视频 1-11 期间，Patty 作为我的患者，接受了为期一学年的言语-语言治疗，这是专门设立在公立学校的治疗服务。在这一学年，她参加了每周 1 次的小组课，每周进行 30 分钟的言语-语言治疗。她还参加了 5 次 45 分钟的一对一课程，这是韦恩州立大学研究生提供暑期强化项目的一部分。在我的直接监管下，学生们遵循循证实践。

- 在我们的实践中，对于复杂治疗目标的严重音系障碍儿童来说，像 Patty 这样在 12 个月的时间里取得显著成绩者并非特例，而是典型或具有代表性的。

- 请注意 12 个月后视频 1-11 中实习生 MaryLyn 和 Patty，Patty 在肌张力和肌力方面都有显著的改善，讲话的准确性、速度、话语长度和流畅性都有所提高。

- Patty 的新目标要求在句子长度和句法复杂性上有所增加，"Can you dream it to me please? I am a cool girl because I have sparkle teeth."（你能想象一下吗？我是个很酷的女孩，因为我的牙齿闪闪发光）。

### 表 1-13　基于速度、准确性、可变性、一致性计算 DDK

① 用总秒数除以 20 得到每秒发音速度：

$$\frac{\text{说 20 次 pattycake 的总秒数}}{20} = \underline{\qquad} \text{每秒发音速度}$$

② 用总的 pattycakes 正确发音次数除以 20 得到准确度：

$$\frac{\text{pattycake 正确发音的总次数}}{20} = \underline{\qquad} \% \text{ 准确性}$$

③ 用 pattycake 不同的不准确的发音的总数除以 20 来确定可变性：

$$\frac{\text{Pattycake 不同的错误的发音的数量}}{20} = \underline{\qquad} \% \text{ 可变性}$$

④ 然后从 100% 中减去可变性的 % 就得到一致性的 %：
100% - 可变性的 %= \underline{\qquad} % 一致性

开始，在这个层级结构中，通常在最初阶段手把手地教儿童使用沟通符号针对最喜欢的物品提出需求。

我使用反向链接原则逐渐减弱我的提示。在反向链接中，当正确率始终保持 80% 时，去掉最后一个支持性提示。首先，儿童独立完成最后一步。接下来，提示逐渐减弱，让儿童独立完成倒数第二步。然后，倒数第三步的提示逐渐减弱，以此类推。

反向链接的好处是，在"支架式"的提示下，儿童能够准确地完成复杂的运动过程。通过反复练习，在成人的提示逐渐去掉过程中，儿童发展出独立的言语计划、编码和执行的能力。

儿童对 AAC 设备的反应和所需的提示程度应该在言语评估报告中体现。在这个吸引人、结构化、来回的情境中，还要记录儿童的游戏行为、自我调节能力、注意力、对口头指示的反应、眼神交流、注视人脸、动作模仿、视线的协调，以及手势符号或声音。此外，还需注意儿童对环境中感觉刺激（如触觉、听觉、视觉）的适应水平和异常反应。

## 二十五、ASD 儿童评估

ASD 的儿童更有可能伴语音障碍[77, 78]。因此，评估和治疗这些儿童语音障碍很重要。

在我的工作中，我成功地提高了他们的言语清晰度，同时增加了他们的句子长度和复杂性。

最近的研究指出，ASD 患者的小脑存在弥漫性结构和功能异常[79]。小脑仅占大脑重量的 10% 左右据估计，它含有脑结构 75% 的神经细胞。小脑还通过约 2 亿条苔状纤维几乎与大脑的每个区域相连[80]。

小脑在各个发育领域的感知和产出都发挥着关键作用，如粗大运动、精细运动、眼动、言语 – 语言、情感、行为、触觉、视觉、听觉、平衡、本体感觉，以及执行功能[79]。

当神经可塑性处于高水平时，以小脑为靶点的复杂治疗可以激发最佳的神经元连接。

改善小脑内的神经元连接可以让处在语言前阶段或只有极低语言能力的 ASD 儿童言语 – 语言和社交获得巨大的改善。

第 7 章将介绍对小脑特定区复合靶点的聚焦刺激的综合治疗技术。

## 二十六、评估有口语的 ASD 儿童

如前所述，在评估学龄前孤独症儿童语音能力时，方法和本章中提到的评估典型发育的儿童类似。

一定要标记是模仿还是自发性语音，如前所述，我发现一些患有 ASD 的学龄前儿童具有回声式语言，他们可以通过模仿来使语调和发音更清晰，在自主言语时就会有困难。

自主言语障碍产生的部分原因可能是儿童还没有理解词汇意义，虽然能模仿，但是不能完全理解它的含义和表达情境等[73]。最后，建议在标准化测试中为 ASD 儿童提供有形的强化，因为他们不太可能因为社交性的奖励而积极配合参与[81, 82]。

## 二十七、评估会多种语言的儿童

在评估多语种语言的儿童时，建议你与口译人员及儿童的父母一起。在这里，IPA 中的转录将真正派上用场。询问父母儿童说错了什么词，并按照儿童说错的方式再说一遍错误的词。尽你所能，转录经父母复述的这些儿童说错的词。同时，用 IPA 转录父母描述的每个单词的准确发音，以帮助确定儿童发音中的歪曲、替代、音系历程或省略的问题。

你可能听不到非英语语言中有意义的音素差异，这些差异可能是基于声音的长度、送气、声调或重音。你的耳朵很可能听不到任何区别。根据目标的选择，你的任务是发现儿童的母语和英语中均会发生的音系历程或错误。

例如，儿童可能在两种语言中都存在省略最后的辅音、前置软腭音、擦音塞音化、辅音组合简化。通过抑制英语中的这些音系历程可获得积极的效果，这种效果可能会影响到儿童的母语，称之为针对非目标语音的泛化现象。然而，目前跨语言的泛化研究基础仍然有限[83, 84, 85]。

以下的音系历程在多种语言中都很明显，包括重复、弱音节省略、首 / 尾辅音省略、浊辅音

误用、辅音同化、前置化、后置化、塞音化、辅音组合简化和滑音化[73]。

更多信息可见 McLeod 和 Verdon 发表于美国言语 – 语言病理学杂志（2017 年）的文章"为不说同一种语言的多语种儿童进行言语评估"[Speech Assessment for Multilingual Children Who Do Not Speak the Same Language(s)]，该文章综述了评估多语种语言儿童言语的最佳实践方法[86]。

在这一章中，我们讨论了 ASHA 推荐的言语评估的各个内容：①采集病史；②建立依从性；③进行单词发音标准化评估；④进行辅音组合补充检查；⑤以最大限度地提示检查可诱导性；⑥采集连续性语音样本；⑦计算辅音正确率；⑧计算句子平均长度；⑨观察口腔肌肉结构和言语运动；⑩获得 DDK 速率。

此外，我们还回顾了关于 CAS、神经性言语障碍、ISSD、严重音系障碍和构音困难的鉴别诊断。最后，我们谈到了评估 ASD、多语种、低水平语言和语言前儿童时需考虑的问题。

本书的目的是为读者提供语音障碍评估和治疗中的有效循证实践。我希望这一章充分涵盖了基础知识，让读者可以在时间和资金均有限的情况下进行一次彻底的、有效的言语评估。

## 参考文献

[1] American Speech Language Hearing Association. Speech Sound Disorders Practice Portal Website. https://www.asha. org/PRPSpecificTopic.aspx?folderid=8589935321. Accessed October 14, 2018

[2] Bernthal JE, Bankson NW, Flipsen P. Articulation and Phonological Disorders: Speech Sound Disorders in Children. 7th ed. Boston: Pearson; 2017

[3] Jacoby GP, Lee L, Kummer AW, Levin L, Creaghead NA. The number of individual treatment units necessary to facilitate functional communication improvements in the speech and language of young children. Am J Speech Lang Pathol. 2002; 11(4):370-380

[4] American Speech Language Hearing Association. Ad Hoc Committee on Apraxia of Speech in Children.Website. http://www.asha.org/TR2007-00278/. Published 2007. Accessed October 14, 2018

[5] Duker PC, Didden R, Sigafoos J. One-to-One Training: Instructional Procedures for Learners with Developmental Disabilities. Austin, TX: Pro-Ed; 2004

[6] Institute of Medicine. Disability in America: Toward a National Agenda for Prevention. Washington, DC: The National Academies Press. https://doi.org/10.17226/1579. Published 1991. Accessed October 14, 2018

[7] Bowen C. Terminology, classification, description, measurement, assessment and targets. In: Bowen C, ed. Children's Speech Sound Disorders. 2nd ed. Hoboken, NJ: Wiley Blackwell; 2015

[8] Dodd B. Differential diagnosis of pediatric speech sound disorder. Curr Dev Disord Rep. 2014; 1(3):189-196

[9] Tung L-C, Lin C-K, Hsieh C-L, Chen CC, Huang CT, Wang CH. Sensory integration dysfunction affects efficacy of speech therapy on children with functional articulation disorders. Neuropsychiatr Dis Treat. 2013; 9:87-92

[10] Gopin CB, Berwid O, Marks DJ, Mlodnicka A, Halperin JM. ADHD preschoolers with and without ODD: do they act differently depending on degree of task engagement/reward? J Atten Disord. 2013; 17(7):608-619

[11] Baker MJ, Koegel RL, Koegel LK. Increasing the social behavior of young children with autism using their obsessive behaviors. Res Pract Persons Severe Disabl. 1998; 23(4):300-308

[12] Law J, Garrett Z, Nye C. Speech and language therapy interventions for children with primary speech and language delay or disorder. Cochrane Database Syst Rev. 2003(3): CD004110

[13] Donaldson AL, Stahmer AC, Team collaboration. Team collaboration: the use of behavior principles for serving students with ASD. Lang Speech Hear Serv Sch. 2014; 45(4):261-276

[14] Nip IS, Green JR, Marx DB. The co-emergence of cognition, language, and speech motor control in early development: a longitudinal correlation study. J Commun Disord. 2011; 44(2):149-160

[15] Nijland L, Terband H, Maassen B. Cognitive functions in childhood apraxia of speech. J Speech Lang Hear Res. 2015; 58(3):550-565

[16] Strand EA. Diagnosis and management of CAS: Dynamic Temporal and Tactile Cueing. Video presentation hosted by

University of Texas at Dallas, Callier Center, sponsored by Once Upon A Time Foundation. 2007. Website: https://www. utdallas. edu/calliercenter/events/CAS/. Accessed October 14, 2018

[17] Missiuna C, Gaines BR, Pollock N. Recognizing and referring children at risk for developmental coordination disorder: role of the speech-language pathologist. J Speech Lang Pathol Audiol. 2002; 26(4):172-179

[18] Hill EL. Non-specific nature of specific language impairment: a review of the literature with regard to concomitant motor impairments. Int J Lang Commun Disord. 2001; 36(2):149-171

[19] And AB, Dodd B. Do all speech-disordered children have motor deficits? Clin Linguist Phon. 1996; 10(2):77-101

[20] Carr CW, Moreno-De-Luca D, Parker C, et al. Chiari I malformation, delayed gross motor skills, severe speech delay, and epileptiform discharges in a child with FOXP1 haploinsufficiency. Eur J Hum Genet. 2010; 18(11):1216-1220

[21] Macrae T. Stimulus characteristics of single-word tests of children's speech sound production. Lang Speech Hear Serv Sch. 2017; 48(4):219-233

[22] Minahan J. The Behavior Code Companion: Strategies, Tools, and Interventions for Supporting Students with Anxiety-Related or Oppositional Behaviors. Cambridge, MA: Harvard Education Press; 2014

[23] Morgan PL. Increasing task engagement using preference or choice-making. Remedial Spec Educ. 2006; 27(3):176-187

[24] Matheson AS, Shriver MD. Training teachers to give effective commands: effects on student compliance and academic behaviors. School Psych Rev. 2005; 34(2):209-212

[25] Hester PP, Hendrickson JM, Gable RA. Forty years later—the value of praise, ignoring, and rules for preschoolers at risk for behavior disorders. Educ Treat Child. 2009; 32(4):513-535

[26] Kozima H, Nakagawa C, Yasuda Y. Interactive robots for communication-care: a case-study in autism therapy. ROMAN 2005 IEEE International Workshop on Robot and Human Interactive Communication. 2005.

[27] Zanolli K, Daggett J, Pestine H. The influence of the pace of teacher attention on preschool children's engagement. Behav Modif. 1995; 19(3):339-356

[28] Koegel LK, Koegel BL, Koegel RL, Vernon TW. Pivotal response treatment. In: Luiselli JK, ed. Children and Youth with Autism Spectrum Disorder (ASD): Recent Advancements and Innovations in Assessment, Education, and Intervention. New York, NY: Oxford University Press; 2014:134-144.

[29] Fisher WW, Piazza CC, Bowman LG, Amari A, Owens JC, Amari A. Integrating caregiver report with systematic choice assessment to enhance reinforcer identification. Am J Ment Retard. 1996; 101(1):15-25

[30] Mason SA, McGee GG, Farmer-Dougan V, Risley TR. A practical strategy for ongoing reinforcer assessment. J Appl Behav Anal. 1989; 22(2):171-179

[31] Gable RA, Hester PH, Rock ML, Hughes KG. Back to basics. Intervention Sch Clin. 2009; 44(4):195-205

[32] Sullivan KJ, Kantak SS, Burtner PA. Motor learning in children: feedback effects on skill acquisition. Phys Ther. 2008; 88(6):720-732

[33] Cimpian A, Arce H-MC, Markman EM, Dweck CS. Subtle linguistic cues affect children's motivation. Psychol Sci. 2007; 18(4):314-316

[34] Corpus JH, Lepper MR. The effects of person versus performance praise on children's motivation: gender and age as moderating factors. Educ Psychol. 2007; 27(4):487-508

[35] Flipsen P, Jr, Ogiela DA. Psychometric characteristics of single-word tests of children's speech sound production. Lang Speech Hear Serv Sch. 2015; 46(2):166-178

[36] Vess K, Szczembara R. Testing speech of preschoolers with autism spectrum disorder: impact of imitated versus spontaneous productions. Poster presented at: Annual American Speech, Language and Hearing Association Convention; November, 2019; Ft. Lauderdale, FL

[37] Bleile KM. The Late Eight. 3rd ed. San Diego, CA: Plural Publishing; 2018

[38] Macrae T, Tyler AA. Speech abilities in preschool children with speech sound disorder with and without co-occurring language impairment. Lang Speech Hear Serv Sch. 2014; 45 (4):302-313

[39] Masso S, Baker E, McLeod S, Wang C. Polysyllable speech accuracy and predictors of later literacy development in preschool children with speech sound disorders. J Speech Lang Hear Res. 2017; 60(7):1877-1890

[40] Preston JL, Hull M, Edwards ML. Preschool speech error patterns predict articulation and phonological awareness outcomes in children with histories of speech sound disorders. Am J Speech Lang Pathol. 2013; 22(2):173-184

[41] Miccio AW, Elbert M, Forrest K. The relationship between stimulability and phonological acquisition in children with normally developing and disordered phonologies. Am J Speech Lang Pathol. 1999; 8(4):347-363

[42] Storkel HL. Implementing evidence-based practice: selecting treatment words to boost phonological learning. Lang Speech Hear Serv Sch. 2018; 49(3):482-496

[43] Strand EA, Stoeckel R, Baas B. Treatment of severe childhood apraxia of speech: a treatment efficacy study. J Med Speech-Lang Pathol. 2006; 14(4):297-307

[44] Murray E, McCabe P, Ballard KJ. A systematic review of treatment outcomes for children with childhood apraxia of speech. Am J Speech Lang Pathol. 2014; 23(3):486-504

[45] Rosenbek JC, Lemme ML, Ahern MB, Harris EH, Wertz RT. A treatment for apraxia of speech in adults. J Speech Hear Disord. 1973; 38(4):462-472

[46] McLeod S, van Doorn J, Reed VA. Normal acquisition of consonant clusters. Am J Speech Lang Pathol. 2001; 10(2):99-110

[47] McLeod S, Masso S. Screening Children's Speech: The Impact of Imitated Elicitation and Word Position. Lang Speech Hear Serv Sch. 2019; 50(1):71-82

[48] Storkel HL. The complexity approach to phonological treatment:

how to select treatment targets. Lang Speech Hear Serv Sch. 2018; 49(3):463-481

[49] Ertmer DJ. Relationships between speech intelligibility and word articulation scores in children with hearing loss. J Speech Lang Hear Res. 2010; 53(5):1075-1086

[50] McLeod S, Hand L, Rosenthal JB, Hayes B. The effect of sampling condition on children's productions of consonant clusters. J Speech Hear Res. 1994; 37(4):868-882

[51] Girolametto L, Weitzman E. Responsiveness of child care providers in interactions with toddlers and preschoolers. Lang Speech Hear Serv Sch. 2002; 33(4):268-281

[52] Haebig E, McDuffie A, Ellis Weismer S. The contribution of two categories of parent verbal responsiveness to later language for toddlers and preschoolers on the autism spectrum. Am J Speech Lang Pathol. 2013; 22(1):57-70

[53] Shriberg LD, Austin D, Lewis BA, McSweeny JL, Wilson DL. The percentage of consonants correct (PCC) metric: extensions and reliability data. J Speech Lang Hear Res. 1997; 40(4):708-722

[54] Shriberg LD, Kwiatkowski J. Phonological disorders III: a procedure for assessing severity of involvement. J Speech Hear Disord. 1982; 47(3):256-270

[55] Gordon-Brannan M, Hodson BW. Intelligibility/severity measurements of prekindergarten children's speech. Am J Speech Lang Pathol. 2000; 9(2):141-150

[56] Flipsen P, Jr. Speaker-listener familiarity: parents as judges of delayed speech intelligibility. J Commun Disord. 1995; 28(1):3-19

[57] Bleile K. Evaluating articulation and phonological disorders when the clock is running. Am J Speech Lang Pathol. 2002; 11(3):243-249

[58] Dodd B. Differential Diagnosis and Treatment of Speech Disordered Children. 3rd ed. Hoboken, NJ: Wiley; 2013

[59] Williams P, Stackhouse J. Diadochokinetic skills: normal and atypical performance in children aged 3-5 years. Int J Lang Commun Disord. 1998; 33 Suppl:481-486

[60] Zamani P, Rezai H, Garmatani NT. Meaningful words and non-words repetitive articulatory rate (oral diadochokinesis) in Persian speaking children. J Psycholinguist Res. 2017; 46(4):897-904

[61] Case J, Grigos MI. Articulatory control in childhood apraxia of speech in a novel word-learning task. J Speech Lang Hear Res. 2016; 59(6):1253-1268

[62] Ziegler W. Task-related factors in oral motor control: speech and oral diadochokinesis in dysarthria and apraxia of speech. Brain Lang. 2002; 80(3):556-575

[63] Dodd B, Holm A, Crosbie S, McIntosh B. Core vocabulary intervention. In: Williams AL, McLeod S, McCauley RJ, eds. Interventions for Speech Sound Disorders in Children. Baltimore, MD: Paul H. Brookes: 2010:117-136

[64] Murray E, McCabe P, Heard R, Ballard KJ. Differential diagnosis of children with suspected childhood apraxia of speech. J Speech Lang Hear Res. 2015; 58(1):43-60

[65] Strand EA, McCauley RJ. Differential diagnosis of severe speech impairment in young children. ASHA Lead. 2008; 13(10):10-13

[66] Robbins J, Klee T. Clinical assessment of oropharyngeal motor development in young children. J Speech Hear Disord. 1987; 52(3):271-277

[67] ASHA Ad Hoc Apraxia Committee American Speech- Language Hearing Association. Childhood Apraxia of Speech. https://www.asha.org/practice-portal/clinical-topics/childhood-apraxia-of-speech/. Published 2007. Accessed October 14, 2018

[68] Shriberg LD, Strand EA, Fourakis M, et al. A diagnostic marker to discriminate childhood apraxia of speech from speech delay: III. theoretical coherence of the pause marker with speech processing deficits in childhood apraxia of speech. J Speech Lang Hear Res. 2017; 60(4):S1135-S1152

[69] Watkins KE, Vargha-Khadem F, Ashburner J, et al. MRI analysis of an inherited speech and language disorder: structural brain abnormalities. Brain. 2002; 125(Pt 3):465-478

[70] Highman C, Leitão S, Hennessey N, Piek J. Prelinguistic communication development in children with childhood apraxia of speech: a retrospective analysis. Int J Speech Lang Pathol. 2012; 14(1):35-47

[71] Argyropoulos GPD, Watkins KE, Belton-Pagnamenta E, et al. Neocerebellar Crus I abnormalities associated with a speech and language disorder due to a mutation in FOXP2. Cerebellum. 2019; 18(3):309-319

[72] Dayan M, Olivito G, Molinari M, Cercignani M, Bozzali M, Leggio M. Impact of cerebellar atrophy on cortical gray matter and cerebellar peduncles as assessed by voxel-based morphometry and high angular resolution diffusion imaging. Funct Neurol. 2016; 31(4):239-248

[73] McLeod S, Baker E. Children's Speech: An Evidence-Based Approach to Assessment and Intervention. Boston, MA: Pearson; 2017

[74] Stoeckel R. 2014. Childhood apraxia of speech: from research to practice. Paper presented at presentation at Minnesota Speech Language Hearing Association Annual Conference; April 11, 2014; Rochester, MN

[75] Duffy JR. Motor Speech Disorders: Substrates, Differential Diagnosis, and Management. 3rd ed. St. Louis, MO: Mosby; 2013

[76] Broome K, McCabe P, Docking K, Doble M. A systematic review of speech assessments for children with autism spectrum disorder: recommendations for best practice. Am J Speech Lang Pathol. 2017; 26(3):1011-1029

[77] Shriberg LD, Paul R, Black LM, van Santen JP. The hypothesis of apraxia of speech in children with autism spectrum disorder. J Autism Dev Disord. 2011; 41(4):405-426

[78] Tierney C, Mayes S, Lohs SR, Black A, Gisin E, Veglia M. How valid is the checklist for autism spectrum disorder when a child has apraxia of speech? J Dev Behav Pediatr. 2015; 36(8):569-574

[79] Salman MS, Tsai P. The role of the pediatric cerebellum in

motor functions, cognition, and behavior: a clinical perspective. Neuroimaging Clin N Am. 2016; 26(3):317-329

[80] Poretti A, Huisman TA. The pediatric cerebellum. Neuroimaging Clin N Am. 2016; 26(3):xiii-xiv

[81] Koegel LK, Koegel RL, Smith A. Variables related to differences in standardized test outcomes for children with autism. J Autism Dev Disord. 1997; 27(3):233-243

[82] Lord C, McGee JP. Educating Children with Autism. Washington DC: National Academy Press; 2001

[83] Gildersleeve-Neumann CE, Kester ES, Davis BL, Peña ED. English speech sound development in preschool-aged children from bilingual English-Spanish environments. Lang Speech Hear Serv Sch. 2008; 39(3):314-328

[84] Gierut JA, Morrisette ML, Ziemer SM. Nonwords and generalization in children with phonological disorders. Am J Speech Lang Pathol. 2010; 19(2):167-177

[85] van der Merwe A, Steyn M. Model-driven treatment of childhood apraxia of speech: positive effects of the speech motor learning approach. AmJ Speech Lang Pathol. 2018; 27(1):37-51

[86] McLeod S, Verdon S, International Expert Panel on Multilingual Children's Speech. Tutorial: Speech assessment for multilingual children who do not speak the same language(s) as the speech-language pathologist. Am J Speech Lang Pathol. 2017; 26(3):691-708

# 第 2 章 建立良好关系为成功打下基础

Setting the Stage for Success: Establishing a Positive Working Relationship

孩子今天在辅助下能做到的事，明天就能独自完成。

——Lev Vygotsky

## 一、常见沟通障碍的研究回顾

到了二年级，语音障碍儿童在学业、行为及社交适应能力等方面更容易受到老师的负面评价[1]。估计有 34% 的语音障碍儿童后续会伴有语言障碍[2]。

语音障碍伴有语言障碍的学龄前儿童未来堪忧。与正常发育的同龄人相比，有语音障碍伴接受性语言障碍的学龄前儿童，更容易得到负面评价，并且障碍程度越严重，得到的负面评价也越多[3]。

家长和老师认为有语音障碍伴语言障碍的学龄前儿童，完成特定任务的能力较差，社交技能不足，耐受挫败的能力低。同时，这类儿童常缺乏自信，在教室中表现得更依赖他人或被同伴孤立[4]。

还有一个普遍性的现象，伴有语言障碍的儿童与正常同龄人相比，存在更多的行为问题。

此外，同时存在语音障碍伴发语言障碍的儿童更有可能出现注意力缺陷障碍[5]。最近的一项

Meta 分析显示，在学龄期有注意力缺陷的儿童课堂中出现破坏性行为的风险更高，也更容易逃避完成任务[6]。

近期的 Meta 分析还提示这些问题行为会随着年龄的增长而增加[7]。成年后，他们会出现持续性社交困难，心理疾病患病率增高，且失业风险增加。接受性语言障碍的程度越重，结局越糟糕[8, 9, 10]。

Law 及其同事为了解接受性语言障碍的长期预后，进行了长达 29 年的随访研究，该研究比较了特定语言障碍（SLI）、非特定语言障碍（N-SLI）和典型发展语言（TL）的人群。从入学开始跟踪直到成年，考察了他们 34 岁时的读写能力、心理健康和就业情况。结果显示，在 5 岁时语言词汇理解测试中显著落后的儿童，在 34 岁完成自我效能感（相信自己有能力实现目标的信念）测试时，分数可能更低。事实上，这些成年人的外部控制点对远期结局的影响反而不大[10]。

## 二、运动与感知觉差异

目前，业界普遍认为，患有语音障碍合并语言障碍的儿童在社交、情绪和注意力方面存在困

难的风险都有所升高。

与正常同龄儿童相比，持续性语音障碍[11]及伴有语言障碍的儿童，其精细和粗大运动发育迟缓的风险也有所升高[12-19]。

如果有精细及粗大运动的损害，Meta 分析研究结果提示，言语 – 语言病理学家可间接对精细和粗大运动技能的发展产生积极影响，这可以通过语言治疗过程和家庭实践项目中提供以任务导向性活动来实现[20]。

任务导向性活动是一些包含因果关系、有价值、为实现一定目标的活动，其中包括粗大运动训练中的投篮、精细运动训练中的投硬币进小猪存钱罐等，可参考硕士研究生 Christina 在视频2–1 中呈现的任务导向性精细和粗大运动活动的示范。

> **创造性挑战**
>
> 您能分别设计五个让人感兴趣的精细和粗大运动活动吗？这些活动要以任务为导向，能直接体现出因果关系？
>
> 要保证活动适合不同病因和能力的学龄前儿童，与发育水平相称并能用于言语 – 语言治疗中。

最近的研究表明，言语 – 语言障碍可能在以下领域存在感觉统合障碍：①前庭觉，维持平衡和空间感；②本体觉，感知身体位置、运动和平衡；③触觉，通过触摸感觉压力、振动、运动、疼痛及温度[21]。

有研究显示，与感知觉完整的儿童相比，语言障碍合并感知觉障碍的儿童在言语清晰度训练中的效能更低[22]。

## 三、务实的交流障碍对策

Law 及同事在 2004 年发表的 Meta 分析中指出，言语 – 语言治疗不仅仅能提高言语清晰度和语言表达能力，同时对于行为也有积极的影响[23]。

发展亲社会沟通行为的重要性怎么强调都不为过。有沟通障碍的儿童更有可能在校园内外出现语用困难。在现实生活中面临参与活动[24]、遵从指令[25]及回答问题等方面的困难[26]。

研究表明，面对困难或逆境时的坚持，能帮助儿童战胜沟通障碍所带来的挑战[27]。

综合以上提到的挑战，患有沟通障碍的儿童可能要比正常发育的同龄人在课堂上付出更多的努力。因此，言语 – 语言病理学家应该通过有针对性的鼓励来肯定儿童的努力和付出。

发育心理学家 Carol Dweck 指出，强调儿童的努力可以促进发展性思维，而不是固化思维。她将儿童固化思维模式定义为儿童认为自己的能力、智力及天赋是固定不变的，就像他眼睛的颜色一样。相反，具有发展性思维模式的儿童会认为，他们的天赋和能力能够通过努力和坚持得到提升[28]。

## 四、鼓励与表扬的作用

帮助儿童发展成长思维的一个有力工具是持续提供有针对性的鼓励。我们用语言鼓励儿童的努力（如"你真的很努力！"），面对特定的行为（如"你模仿出了蛇的发音！"）进行有针对性地强调。

相反，一成不变的表扬会让儿童建立固化的思维模式，表扬是对工作的评价（如"做得好！"）或对儿童的评价（如"你真的太聪明了！"）。研究表明，受到表扬的儿童不太会去尝试新的活动，而受到有针对性鼓励的儿童更可能去尝试新的活动[29]。

受到表扬的儿童更有可能发展出固化的思维模式。研究表明，固化的思维模式将会对他们的学习投入程度和学业表现产生负面的影响[30-32]。

## 五、感觉加工缺陷

对于有感觉加工缺陷倾向的儿童，对其强调"控制好你的双手"能防止其冲动地抓东西和随便触碰同龄儿童，这就为儿童提供了一个更有益于学习的环境。

替代行为是指一个可被接受的行为替代不被接受的行为。让儿童采取"无法同时进行"的替代行为，如十指交叉，可有效地避免在集体活动中去触碰同龄人。

## 六、帮助儿童建立内部控制点

本章提出的干预策略，建议结合三种循证方法，以最优化的方式帮助儿童提升社交能力，同时帮助儿童发展内部控制点（locus of control）。locus 在拉丁语的意思是"地点"。按照字面翻译，locus of control 的意思就是控制点。建立了内部控制点的儿童，会在充满变化和挑战的环境中，把自己当作一个产生改变的积极有效动因。

治疗的最终目标是帮助儿童建立一个强大的内部控制点，让儿童相信成功是基于自己的努力。与之相反，建立较强外部控制点的儿童，会认为失败或成功是自己无法掌控的。

实际上，内部因素和外部因素都影响儿童的学习和实现目标的能力。然而，具有强大内部控制点的儿童能更好地应对生活的各种挑战。这些挑战可能是神经方面，如共患注意力缺陷、阅读障碍或运动障碍；也可能是环境方面的，如照顾者的忽视、老师教学能力不佳，或者是生活贫困。

## 七、基于循证实践的行为优化

近期，对患有注意力障碍学龄期儿童进行一项 Meta 分析，对 33 种教室环境中实施的行为干预方法进行评估，通过分析 Gaastra 及同事发现在教师评定和直接观察中，以下三类干预最有效[10, 33]。

• 针对前因的干预：操纵前因条件的干预，如改善环境、调整任务、改变教学方法，以预防或减少问题行为。

• 以后果为导向的干预：通过强化、计划性忽略，或者惩戒，来增加期望的行为，同时减少问题行为。

• 自我管理的干预：旨在培养儿童自控和解决问题的能力，从而能独立执行目标导向的行为。

我们将在具体治疗场景中单独使用一种或综合使用多种方法来帮助儿童建立良好的关系，增加儿童亲社会沟通行为。

### （一）亲社会交流规则的前因干预

在评估和治疗开始时，治疗师要富有激情地对于儿童的亲社会行为进行有针对性且具体的口头鼓励。

我们认为有 5 个关键点决定了干预能否成功，它们分别是积极的关注、参与回答每个问题、遵循每个指令、努力刻苦训练、自我控制。治疗师可以在说话的同时结合手势或动作，来对这些规则提供视觉提示。

这些积极主动的行为不仅为治疗中建立良好关系打下基础，还能够及时地鼓励儿童在当下和以后的学校生活中产生更多亲社会行为。

在团体治疗过程中，我们教授儿童亲社会规则时，一般情况下会要求他们自己口头陈述规则，并辅以身体姿势进行表达。当儿童积极参与时，他们会学得更好[25, 33]。

将规则和手势配对不仅能帮助儿童积极学习规则，还可以将手势作为一种视觉提示来促使儿童遵守规则，手势亦称为预矫正提示。

预矫正提示可以在儿童即将产生不当行为前，提醒儿童遵守规则。例如，如果我知道一个儿童很难"管住自己的双手"，我们就会采用合唱演练这样的练习模式，提出进行"双手交叉"的动作，并说出提示："我们现在应该怎么做？"儿童就会做出手指交叉的手势，意思是"不要乱摸"。

图片同样可以像手势一样作为视觉提示。不过我个人认为很难随时随地拿出 5 张合适的图片来使用，但手势不同，它随时随地都能用。

当然，如果你能够在治疗或团体中很好地组织和协调，把塑封的图片叠好挂在脖子上或放在一个触手可及的地方，以便随时取用，这也是可以的。考虑到超过 1/3 的语音障碍儿童会同时存在语言障碍，这种方式更便于使用 [2]。

这 5 条社交规则与有趣的手势相结合，并作为一个检查清单在不同的环境中积极应用。

可以观看视频 2-2 中实习生 Maisoun 和 Sampson 如何通过手势来示范亲社会规则。她们使用了完形填空的方式，省略最后的单词，让儿童独立完成填补，以增加学习积极性 [34]。

在视频 2-3，是言语夏令营的最后一天，一个小组演示了亲社会行为（见上文）。他们的毕业证书也进一步强调了这些规则（附录 D）。

在一个约 20 名学龄前儿童组成的言语 - 语言训练小组中，我们每周会定期复习这些规则。在回顾这些规则后，我们奖励"遵循了每个指令"的团队，向儿童身上吹泡泡，鼓励儿童通过非口语（即手势）和口语形式来参与复习所有规则。

在团体中，叫儿童名字的同时给一个手势提示，能促使儿童进行自我反思和自我纠正。单独使用手势提示，能够减少对于团体其他成员的影响，因为手势不会产生声音干扰。

儿童和我一起向家长示范这些规则。后来家长反应，他们的确成功在自然环境中利用该类手势鼓励儿童进行了亲社会行为，如逛商店。

最后，很重要的一点是，在规范和指示儿童行为的时候，要积极正向引导期待出现的行为。

例如，不要使用命令"不要跑""不可以跑"，而是说"慢慢走"。对于学龄前儿童，正向引导具体的行为可以防止他们因为没注意听指令，而出现不可接受的行为 [35]。

> **创造性挑战**
>
> 你能分别设计 3～5 个针对学龄前沟通障碍儿童的亲社会规则吗？
>
> 你会为每一条规则匹配哪种具有吸引力的手势？
>
> 用图片来展示期望的行为（而非不希望的行为）会是什么样子？
>
> 你怎么设计毕业证书可以让它能进一步强调规则？

## （二）奖励亲社会行为

在每次言语治疗课程结束时，儿童都会得到一份"礼物"，该"礼物"就是和照顾者共同完成家庭练习活动。很简单的一个例子，就是一个由橡皮泥小球做成的蜘蛛，蜘蛛身体是由一个橡皮泥捏成的小球，八个吸管道当作腿，两个扣子当作眼睛。

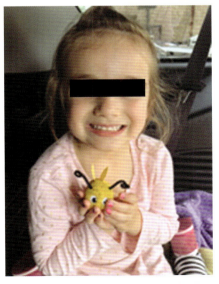

▲ 图 2-1 完成家庭精细活动制作"礼物"进行语音练习

在制作礼物过程中，对于每个身体部位的制作，都会给儿童设置一个目标短语，如 "Can you scrape or drop it to me please？"（你能把它刮下来/抠下来扔给我吗？）。这些目标短语是写在一张卡片上的，可以供照顾者参考，让儿童能够在制作每一个身体部分时都能准确地说出目标短语。

图 2-1 呈现了 Jenna 通过向妈妈说出目标短语，并完成了大黄蜂制作的照片。Jenna 被要求在拿到大黄蜂身体的一部分时都说 "Can you scrape it to me please because I'm a cool girl?"（因为我是个酷女孩，你能把它给我吗？）。在说出目标句子的过程中，她离治疗目标更近了——抑制 /k/ 和 /g/ 舌前置化，辅音组合减少，/l/ 和 /r/ 的滑音化。

除了要加强儿童的亲社会学习行为，这些家庭活动（如礼物制作）也为照顾者提供了实践指导，提要求是一种用来实现治疗目标的口语行为。在家庭实践活动中，儿童通过发号施令或提出要求，就能得到父母提供的自然强化物。

1982 年，Hart 和 Risely 随机将教学分为 4 个步骤：①布置儿童感兴趣的教学环境，环境中包含儿童感兴趣的物品（或活动）；②耐心等待儿童对活动或物品产生兴趣并发起交流；③要求儿童能说出更精准或更高级的语言和言语；④当儿童发起沟通时，给他提供强化物或促进交互活动，使其能够进一步沟通交流[36]。掌握经充分研究的这一过程，能赋予照顾者和治疗师更多的能力，加速孩子在自然环境的沟通进展[37-47]。

在自然环境中，给照顾者提供的随机教学有助于促进儿童言语-语言进步[48]，治疗师指导照顾者要求儿童自行提出要求以得到玩具、食物、饮料和活动。儿童在自然环境下，不同的日常活动和场景与不同的人互动，使用目标词句进行回应交流，从而使其用口语提要求的能力得到泛化。

在治疗过程中，为了建立良好的合作关系，我们鼓励照顾者参与选择自然强化物。从家长填写的儿童兴趣清单（表 2-1）中可以看出，他们在为儿童制订个性化的活动中发挥了关键作用。

照顾者在家庭训练作业中能够加快儿童进步[49]。

对学龄前儿童研究显示，后续进行持续强化训练（设置目标行为和奖励的比例为 1∶1）是巩固教学阶段疗效最有效的方法。

然而，也可以根据每位孩子不同的情况进行泛化阶段间歇性强化训练。在泛化阶段，我们要求儿童在不同的环境中、与不同的人、在不同的活动中都能准确地完成目标任务，并且准确率超过 80%[50]。

## 八、实践活动满足案例的不同需求

通常在一学年中，我需要处理约 50 名学龄前儿童的病例。研究表明，这是公立学校中的言语-语言病理学家的常态，但不幸的是，大多数言语-语言病理学家抱怨病例数量太大难以完成[51]。

对我而言，一个典型的学龄前病例往往原因多样化，他们当中有孤独症谱系障碍、全面发育障碍、接受性语言障碍、语音障碍和表达性语言障碍。不管是什么障碍，我每周都会给这部分孩子提供与发育相符的、能促进精细运动发育的、能动手实践的活动（如礼物制作），让他们练习个性化的交流目标。

这些实践活动以过程为导向，并不是以结果为导向，以过程为导向的活动是开放式的，儿童可以在活动中自由地完成他们喜欢的任何东西，重点是在探索中进行学习。

这些活动不是以制作东西为目的，重点是发挥儿童的想象，并根据成人制作的东西来重新创造一个作品。例如，在儿童提要求后，把蜘蛛身上的零件（如吸管和纽扣）用来制作带蜡烛的生日蛋糕或一轮灿烂的太阳。

表 2-1 兴趣清单

热爱学习：是什么让学习令人难忘且意义非凡？

在提高沟通技巧方面，我们将尽量给孩子提供个性化的学习经验。你的投入和参与能够帮助孩子创造一个适合他的学习体验。请提供你的意见，以便我们为孩子提供更好、更丰富的学习体验。

1. 你的孩子最喜欢什么玩具？

2. 你的孩子最喜欢什么书？

3. 你的孩子最喜欢什么电视节目？

4. 你的孩子最喜欢什么电影？

5. 你的孩子最喜欢什么歌曲？

6. 你的孩子最喜欢什么活动或运动？

7. 你的孩子最喜欢什么地方？

家长或社区志愿者可以制作橡皮泥并通过捐赠工艺品来减轻家庭的经济负担。项目活动要尽量简单，可让每个儿童进行 8～12 个可重复实践的活动。关于每周活动的示例见图 2-2 和图 2-3。考虑到患有沟通障碍的儿童发生精细运动发育迟缓的风险增高，这些精细运动训练活动项目的匹配应适合孩子的发育水平。

沟通障碍的儿童存在感觉处理障碍风险也较高，这些活动正好为儿童提供了更多接触不同质地物品的机会。形式多样的家庭练习项目也增加了孤独症谱系障碍儿童的游戏参与度[52]。

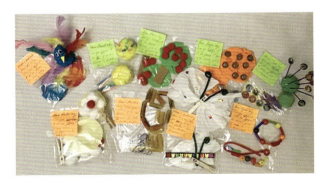

▲ 图 2-2 每周开展的以家庭为核心，照顾者主导，以过程为导向的游戏活动干预实例

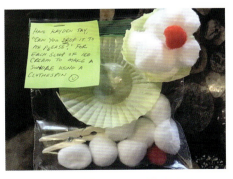

▲ 图 2-3 用衣夹制作圣代，并对患儿说："Can you drop（give）it to me please？"（你能都给我吗？）

此外，还可开发一个可借阅的移动玩具库，可以轮流送到家，促进粗大运动和精细运动的训练，就像视频 2-1 中 Christina 使用的可借阅玩具库一样。当儿童每周返还一个玩具时，他就会收到一个新玩具。一些患有语音障碍的儿童也存在粗大运动障碍[15]，这些活动提供了更多有效激发言语和大肌肉运动发展的机会。例如，让儿童用目标短语来参加一些轮流的活动，如投环游戏、击打靶心、豆袋投掷、高尔夫球、保龄球、钓鱼和粘粘球等游戏。

需要注意的是，儿童并不总是能得到"礼物"（如以任务为导向的家庭作业练习）。在每次治疗结束时，我们都会复习这 5 条规则。如果儿童没有按照"遵守每个指令"规则而拒绝参加某个活动，那他就不能得到任何礼物，并明确告诉他是什么原因没有得到礼物。

在每次治疗结束时，需要浏览检查清单来复习治疗过程，鼓励儿童进行自我监督，这是一种自我管理策略，儿童会思考自己的行为是否恰当，然后选择一个恰当的替代行为[53]。浏览检查清单时，儿童会诚实地承认没有遵守的行为规则，从而进行自我监督。

当儿童认为其行为不恰当时，在下一次行动时，他会计划遵循规则，并努力争取得到"礼物"，这个过程促进了成长性思维的发展。研究表明，自我监督是学龄前儿童强化任务为导向行为的有效策略[54, 55]。根据我的经验，通常只要儿

童有过一次没有收到"礼物"的情况，就会被不遵守规则的行为威慑住，这种令人印象深刻的后果在一个学年里可能只会发生一次。

没有收到礼物是一种负性结果。负性结果往往令人不愉快，但它能降低相应行为发生的可能性。在出现需要取消特权的案例中，坚持行为干预原则，避免在治疗结束时儿童又收到礼物，其可减少问题行为的发生。我们还可以使用其他策略来减少问题行为，如忽视不希望出现的行为，儿童发脾气时，可能会因不遵守规则或拒绝服从指令而出现一系列情绪问题和身体不适；或者转移儿童注意力以减少不良后果，如破坏性行为发生时，转移孩子注意力让他及时离开，避免伤害其他孩子。

负性结果在逻辑上与儿童的行为有直接因果联系，它可以作为一种有效手段来减少问题行为，包括让儿童捡起从桶里扔出来的玩具、处理因使用错误而损坏的玩具、捡起扔出去的东西，以及清理倒在地板上的饮料。

积极行为干预支持者 Robert Horner 认为，让儿童了解不遵守规则造成的负性结果是必要的，它有 4 个重要功能：①防止问题行为升级；②防止问题行为得到奖励；③防止问题行为干扰教学；④让儿童知道哪些行为是不恰当的[56]。

如果儿童有很多行为需要改进（如注意力缺乏、不服管教、对问题／指令不作反应、冲动地抓东西／触碰他人），就要把焦点集中到对儿童的实际沟通能力最有影响的某一种行为问题上。

例如，"不要乱摸"可能是一个好的切入点，有些有触摸需求（感官寻求）的儿童可能会不断触碰需要回避触摸（感官回避）的儿童，沟通障碍学龄前儿童出现感觉障碍的风险增加，这种触摸他人的行为可能会对学习过程造成相当大的破坏性影响[21]。

有效行为干预应着重于对不良行为进行预防[57, 58]。为防止不服管教的行为，建议治疗师

选择参与度高的活动，持续而快速地提供自然反馈；应通过非口语的方式（如竖起大拇指）和口语方式对任务行为进行认可，忽略非任务的行为。保持注意力集中，加快训练节奏确保孩子练习的密度。

奖励活动不是无条件提供的，而是基于遵从管教和目标行为明确产生时才有。治疗师还需确保不会意外奖励儿童的负性行为，如参与活动时注意力不集中、逃避自己不想参与的目标任务、互动性不足，以及不认真参与活动[59]。

## 九、避免无聊时非期待行为出现

研究表明，对于感官驱动行为（如声音控制或注视某一点）、注意力不集中及缺乏内驱动力的行为，可以在儿童无聊前采用快节奏活动或改变活动，使其保持注意力集中并完成任务[60]。

视频 2-4 中实习生 Alicia 让 Ronnie 参与一个制作迷彩双筒望远镜的精细运动活动。为了帮助 Ronnie 制订目标，Alicia 使用完形填空的方法（如"准备好，放_____"）来索要羽毛，从而抓住 Ronnie 的注意力和使其参与活动，一定要仔细看视频中 Alicia 是如何改变活动来维持 Ronnie 注意力集中的。

## 十、通过代币系统来增加任务行为

在视频 2-5 中，你会看到实习生 Taylor 对 Maria 使用了代币系统。代币系统是一种行为矫正的形式，旨在用代币增加可取的行为和减少不可取的行为。代币是代表货币的符号，如邮票、贴纸、标记、扑克筹码、假钱、图画卡和票等，都很容易支付。在儿童出现被期待的行为时，可以马上奖励他，在之后兑换给他一个想要的东西或是一种想拥有的特权[61]。

我们对 Maria 的社交沟通目标就是提高她对任务的专注力。通常情况下，Maria 想要在 1~2 分钟内就快速移动到下一个站点（如活动站），但实际上每个站点任务完成需要约 6 分钟。为了让 Maria 完成任务的专注时间延长，Taylor 为完成清单上的每个活动提供了一个贴纸，当所有的活动都完成后，Maria 才可以获得前往下一个站点的权力。

我们还希望提高 Maria 在粗大运动活动中的非言语沟通能力。我们注意到 Maria 的运动模仿能力较差，她的学龄前老师也注意到了这一点。Maria 的老师报告说，她在瑜伽、音乐运动和手指游戏歌曲《小蜘蛛爬水管》中很少使用手势动作，这提示她的非言语粗大运动活动不足，手势及言语结合能力低，沟通效能不足。

我们发现最有效的代币符号就是儿童最喜欢的电视或电影角色图片，并且这些图片很容易从网上下载并打印出来。当儿童收集到所有流行的电视节目或电影角色时，也就赢得了奖品或特权。代币系统的另一个例子是将儿童最喜欢的图标图片剪成一个简单的拼图，儿童可以收集每一块拼图来拼接。在这里，代币系统既可用作一种奖励成为一级强化物，也作为次要的强化物，成为完成目标行为的兑换奖励或获得特权的货币。

### 创造性挑战

思考一个学龄前儿童有哪些棘手的问题行为。用相应的手势和图片正向且简单地说明恰当的替代行为。根据儿童对代币和奖励（之后获得的奖品或特权）的独特兴趣，创造一个代币系统。

在 Alicia 和 Taylor 的视频（视频 2-4 和视频 2-5）中，让治疗师完成循证证据支持的 Likert 实践行为量表（表 2-2）。Likert 实践行为量表是一种心理量表，通过一系列陈述，评估受试者的同意程度（"非常同意""同意""不一定""不同意""非常不同意"），从而衡量受试者的态度、价值观和意见。将量表与治疗视频结合使用，以发现你的强项和弱项。完成 Likert 实践行为量表，可以简单直观地检查优势领域和劣势领域。根据评估结果来设想你该如何改进实践。

我建议，在每次任务中还要与家长一起观看治疗过程的视频，完成这个量表可以客观分析你的治疗实践，我们发现最有益的问题始终是"我们怎样才能做得更好？"因此，我相信表 2-2 中的"改进建议"对你而言是最有价值的。

## 十一、自我调节干预

随着时间的推移，儿童的行为控制点会从成年人转移到自己身上。教授规则是使用"由多到少"的提示层级结构。在该提示层级结构中，初始阶段提供的是最高支持级别的提示，防止出错。随着时间的推移，提示会逐渐减弱，同时保持言语 80% 的准确度，直至最终完全不给予提示。

当第一次学习亲社会规则时，治疗师会通过手势给儿童提供最大限度地支持，给儿童直接明确的口语指示，告诉他们应该做什么和说什么。治疗师会和儿童一起说、一起行动，并在视觉上模仿儿童的行为，给儿童做示范。治疗师会给儿童提供最大限度地支持（支架），使儿童能够在最近发展区内学习[62]。最近发展区是指儿童现有水平与在成人帮助下可发展或达到水平的差异。

Vygotsky 将这种帮助称为"支架"，这是确保儿童成功的提示。"支架"指的是在儿童现有认知的基础上，给他提供支持以帮助其达到最高水平。在治疗中，随着时间的推移，治疗师逐渐减少"支架"辅助，以确保儿童积极参与口语表达

和手势运用，并用最少的提示保障最低 80% 的准确度。

"支架"逐渐减少直至取消的过程就是让控制主体从成人（外部）转移到儿童（内部），这种转移过程对儿童内部控制点发展至关重要，内部控制点即儿童自我效能感和对个人成功的控制[62, 63]。

## 十二、建造自己的"埃菲尔铁塔"

我把发展内部控制点的过程比作建造"埃菲尔铁塔"。最好的治疗始于对儿童能力的高期望。从大处着眼，跳出思维定势，就如 Gustave Eiffel 建造世界上最高建筑时设想的初始受"埃及金字塔"启发一样。

我们也要像 Gustave Eiffel 那样高效思考。他知道风是这座塔最大的威胁，所以他把有限的铁资源主要用于地基，这也是埃菲尔铁塔能够承受史上报道最高风速 5 倍的原因。

时间就是你的资源，但时间非常有限。像 Gustave Eiffel 一样，需明智地利用时间来建立并发展内部控制点，用以构建坚实的基础，坚实的基础可以帮助儿童抵御"风"。"风"代表沟通障碍儿童要不断克服持续的外部力量。

就像建造埃菲尔铁塔时，Gustave 通过关注工作细节使得资源的利用更加有效。他采取在三角形上构建纵横交错的有孔镂空铁杆，并将铁杆插入相应的孔洞来减轻重量。两种策略联合使用结果是，塔高增加的同时，每一磅重量都能得到最佳利用。仔细看看现代的桥，都可看到这些细节。

就像建造埃菲尔铁塔，治疗的细节决定成败，必需采用高效循证策略来产生最佳收益、减少时间消耗，年龄越小神经可塑性越强，有限时间内产生的价值越高。因此，绝对不在无效治疗策略上浪费时间，如使用听觉轰炸（儿童被迫反

表 2-2 治疗师基于循证实践的应用行为

| 治疗和儿童 | | | | | |
|---|---|---|---|---|---|
| 请说明你对下列陈述的同意程度<br>治疗师…… | 强烈反对 | 不同意 | 中立的 | 同 意 | 非常同意 |
| 1. 确保在说话前获得孩子的注意 | 1 | 2 | 3 | 4 | 5 |
| 2. 用积极的语言陈述任务（如"你要做"而不是"你必须做"） | 1 | 2 | 3 | 4 | 5 |
| 3. 提出儿童能够回答的问题，必要时模仿儿童的反应 | 1 | 2 | 3 | 4 | 5 |
| 4. 对所有问题和指示都有 100% 的回应率（即全部回应） | 1 | 2 | 3 | 4 | 5 |
| 5. 用面部表情和手势来表达热情和（或）温暖 | 1 | 2 | 3 | 4 | 5 |
| 6. 奖品放在治疗师可触及的范围内，而非儿童可触及的范围内 | 1 | 2 | 3 | 4 | 5 |
| 7. 以足够快的速度，以保持注意力并确保产生结果的频率 | 1 | 2 | 3 | 4 | 5 |
| 8. 提供足够的提示，以确保 80% 的准确性 | 1 | 2 | 3 | 4 | 5 |
| 9. 提供关于目标语言行为的具体反馈 | 1 | 2 | 3 | 4 | 5 |
| 10. 对目标亲社会行为和努力提供具体的反馈 | 1 | 2 | 3 | 4 | 5 |
| 11. 提供有针对性的鼓励而不是表扬 | 1 | 2 | 3 | 4 | 5 |
| 12. 用手势展示亲社会行为规则或执行过程 | 1 | 2 | 3 | 4 | 5 |

优势：

劣势：

改进建议：

复听准确发出的声音进行"听觉轰炸"，从而被动地参与治疗）。

1887 年，建造埃菲尔铁塔时，工程师们批评它不能抵挡风，会被风吹倒。1889 年，在它达到最高的时候，支架被小心翼翼地拆除了。在接下来的 40 年，这座塔经受住了风吹雨打，成为当时世界上最高的建筑。时至今日，其高效的建筑建构和艺术美感仍获得世人称赞，成为世界上参观人数较多的古迹之一。

在将控制点转移给儿童的过程中，需要在确保 80% 成功率的前提下，小心翼翼地拆除"支架"。当儿童成为他自己的老师时，他们就能更好地抵御生活中的"风吹雨打"，迎接未来的挑

战。正是在克服这些挑战的过程中，有沟通障碍的儿童将发展和展示出他们的特殊天赋。

作为一名治疗师，我受到了 Gustave Eiffel 的启发。我认为拥有高期望起点，在我们实践领域之外寻求创新，坚持只采用最有效的循证策略，并参与创新实践，尤其是把努力集中在建立坚实的基础上。

图 2-4 是 1889 年埃菲尔铁塔达到最高时的照片，在施工过程中，工人们用支架和横梁支撑其高度。后来，即使工人和横梁消失了，整个建筑仍然优美地屹立着。同样，儿童在撤除辅助和"支架"后，也会像图 2-5 一样独自发挥着光芒。

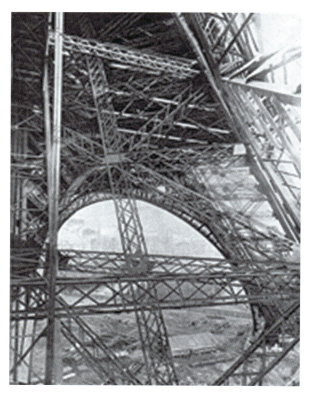

▲ 图 2-4　1889 年埃菲尔铁塔的高脚手架

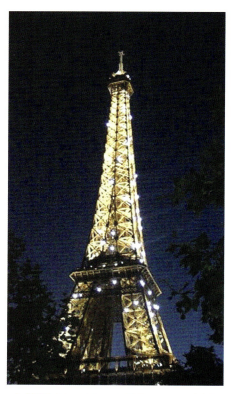

▲ 图 2-5　埃菲尔铁塔现在的宏伟景象

参考研究生 Christina 给 John 治疗时的两个视频片段（视频 2-6 和视频 2-7）。在第一个片段中，John 在第一次治疗时接受了最大限度提示。在第二个片段中（4 次治疗后），他担任了自己的老师，在没有辅助情况下独立提示自己。

此外，对于学龄前儿童以 /t/ 和 /d/ 作为 /k/ 和 /g/ 发音的前置音，我们在治疗初始阶段奖励类似于声门停止音 /h/ 的近似音。随着年龄增长和语言能力的发展，会产生越来越多无限逼近的目标发音。

## 十三、建立积极的自我形象和人际关系

1997 年的《残疾人修正法案》（Amendment of the Individuals with Disabilities Act，IDEA）规定，对任何"有行为受限阻碍学习或其他技能习得"的儿童，应积极实施行为干预和社会支持（以前称为 PBS，现在称为 PBIS）[64]。以下为 PBIS 干预的关键组成部分[65]。

• 提供正向反馈：80% 的时间由成人向儿童提供积极的反馈（如有针对性的鼓励），负面反馈（如纠正、重新修正）不超过 20%。

• 鼓励亲社会行为：明确用积极的术语进行亲社会规则教学、排练和实践（如"走路"而不是"不要跑步"），使用一致的语言和视觉支持（如张贴海报作为学校规则的视觉提醒）。

• 对亲社会行为给予及时和前后一致的反馈：亲社会行为的反馈应清晰明确，如具体描述该行为（如"我看到你在分享！"）。

• 在不同场景和人员中使用相同的语言来强化规则（如在操场、教室和走廊上"管好自己的手"）。

• 使用一个代币系统，在该系统中，学生可以得到代币，以兑换物品或获得特权（由学校自行决定采用）。

目前，PBIS 在小学和学前阶段有大量研究。研究表明，它在改善儿童自我调节、注意力、社交情感、亲社会行为，甚至可能在提高数学成绩方面都有效[66-69]。

研究表明，在情绪调节差和解决问题能力较弱的儿童身上往往会发生同伴排斥，因此对发育障碍儿童发展自我调节和促进亲社会行为，对减少同伴排斥具有至关重要的作用[70]。此外，研究表明，入托前改善自我调节能力与较高的读写能力、词汇量和数学技能的提高直接相关，也提高了孩子入托后的适应能力[71]。

PBIS 建议学校内普遍采用 3～5 条强调安全、尊重和责任的规则[65]。PBIS 研究者和课程设计者 Elizabeth Steed，将 PBIS 的概念与孩子年龄结合，打造适于学龄前儿童的 PBIS 原则[58]：①倾听他人；②做一个好伙伴；③具有团队精神。建议全校均执行上述规则。

> **创造性挑战**
>
> 使用 Steed 推荐的学前规则来创建一个行为矩阵。用积极、适合的语言简单陈述每一个流程的规则。对于额外的挑战，使用视觉支持（包括用图片演示）以期待目标行为的出现。

在实施了 PBIS 的学校中，教师的报告显示压力、疲惫感有减少，自我效能水平有提高[72]。对小学教师的直接观察研究也发现，PBIS 课堂上老师给予学生的鼓励更多，学生出现干扰课堂的行为更少。相反，没有给予学生积极鼓励或给予学生较多负面反馈的教师则面临更多课堂中的行为紊乱[73]。

此外，PBIS 研究报道的学校员工组织健康率更高[74]，《组织健康调查》的著者 Wayne Hoy 将组织健康的学校称为"机构、管理人员和教师和谐相处的学校"。学校有满足功能需求的强大动力，可以成功应对有破坏力的外部力量，并将其精力专注在教书育人的使命中[75]。

PBIS 强调在建立亲社会行为时坚持 80% 的时间对学生进行积极鼓励。与之相类似，我在言语 - 语言治疗中，坚持无错误学习达到 80% 训练时间的原则，确保儿童在至少 80% 的时间里是无错误学习，并且给予儿童的提示逐渐减少[59]。80% 的成功率可以促进儿童树立积极的自我形象、建立积极的关系并有内驱动力，对有发展障碍儿童的教育有效[76]。

请注意，在与儿童互动中，鼓励性语言输入比例为 80% 或更高，指令性语言比例为 20% 或更少。如果你需要找到一种方法，在儿童还没有明显亲社会行为的情况下，需要把鼓励增加到 80%，抓到儿童中性行为作为"好"的表现进行积极的鼓励。例如，当儿童站着不动时说"非常好，你管住了你的手"。

另一个场景是对儿童已经开始做的行为提供口语指示，如"我需要你坐下来"（当儿童已经有意识试图坐的时候）[77, 78]，正向行为干预策略师把这些称为"向导"，即抓住稍纵即逝的瞬间，为被动的孩子创造积极社交互动机会[65]。

提示还可以在自然强化活动背景下给予儿童，自然强化活动直接奖励儿童行为，因为儿童有兴趣参与。将口语提示与这些奖励活动结合，"遵循指令"的行为就会自然形成，并与后续的积极结果相关联。

此外，利用展示亲社会的交流行为，如遵从指示或在自然强化活动中回答问题，可以为积极的学习体验创造更多机会。例如，给一个喜欢篮球的儿童"投篮"指令，可以让他很好地遵守指令，产生回应。问一些个人偏好的问题，如"你想要什么颜色的？"可以让儿童很好地回答问题，产生回应。

## 十四、有效干预问题行为的策略

如前所述，我认为 99.99% 的行为改善是通过强调亲社会规则，并采用有循证依据的策略，从而保持持续动力，并预防偏离治疗目标和出现破坏性行为。

根据儿童心理研究所 Rappaport 和 Minahan 的说法，不恰当的行为通常用来掩盖发育障碍儿童发育不全的技能[79]。如果一个儿童因害怕发音不清晰而感到尴尬，他可能会拒绝在小组或治疗中交谈。

## 十五、发现行为的功能

记录行为发生前的因素（前提）、儿童行为及由此产生的结果。

该方法被称为行为分析方法（ABC）日志，它可以为治疗师提供数据，治疗师通过数据发现儿童的意图，从而为其提供有效改变行为的方法。有关 ABC 日志的示例见表 2-3。

根据 ABC 日志中的数据，治疗师可以确定一个挑战性行为，教一个替代行为来代替其功能，可以先通过完成功能行为评估（FBA）来确定其功能。

功能行为评估（functional behavioral assessment, FBA）是识别发生在问题行为之前或之后，存在在环境中的各种因素、行为或事件。

根据 Neilsen 和 McEvoy 的研究，自 1997 年《残疾人法案》（Disabilities Act）重新授权以来，FBA 的使用明显增加，该法案规定，当残疾儿童表现出问题行为时，应进行 FBA[80]。

教师和治疗师通常使用两种功能性行为评

#### 表 2-3　ABC 日志

| 关注的特定行为 | | | | | |
|---|---|---|---|---|---|
| 日期、时间、活动、地点、人员（老师/同伴） | 前因：行为之前发生了什么？ | 行为：儿童行为及严重程度（如持续时间和频率）怎样？ | 结果：行为之后发生了什么？ | 儿童的回应：儿童对结果做出什么反应？ | 行为的可能功能？ |
| 日期：<br>时间：<br>活动：<br>地点：<br>人员： | | | | | |
| 日期：<br>时间：<br>活动：<br>地点：<br>人员： | | | | | |
| 日期：<br>时间：<br>活动：<br>地点：<br>人员： | | | | | |

估，分别是动机评估量表（Motivation Assessment Scale，MAS）[81] 和行为功能相关问题（Questions About Behavior Function，QABF）[82]。目前，它们都是免费的，可以在互联网上公开访问[83]。

两种评估在结构及效度上有重叠之处，都能评估不良行为的适应能力[39, 83-87]。

此外，研究还表明，评分的可靠性可能存在不足，可靠性指的是评估者判断观察到的行为一致性。在 MAS[88-90] 和 QAFB[83, 91] 的评估中，评估的结果面临有效性和可靠性的挑战。

## 十六、改善破坏性行为的步骤

Minahan 和 Rappaport 的《行为准则：理解和教导问题学生的实用指南》（The Behavior Code：A Practical Guide to Understanding and Teaching the Most Challenging Students）中介绍了 FAIR 的多步骤过程，为问题行为、适应性、互动策略和回应策略创建一个功能假设[92]，以下为 4 个具体组成部分。

• 功能假设：对容易引发不适当行为的前因或环境变量进行管理。

• 适应：通过无错误学习强化被期望的行为，应确保最低限度 80% 的成功率。

• 互动策略：教授一种替代行为，如提出"休息"要求，强化训练可能会带来挫败感需使用一定的提示来确保成功。

• 回应策略：对不恰当行为给予反应，阻止这些行为再次发生，避免给予儿童意外奖励，如给予儿童关注、取消环境 / 任务的要求或给予奖励来安抚儿童。

关于 FAIR 过程更详细的解释及更多关于如何有效干预各种具有挑战性行为 / 心理健康问题儿童的循证文章，目前可在 Childmind.org 上查阅。Childmind.org 是由非营利儿童心理研究所开发的，其使命是教育父母和专业人士，以改变有

心理健康和学习障碍儿童的生活。

## 十七、治疗拒绝参与的儿童

儿童拒绝参与或拒绝说话怎么办？没事，根据我的专业经验，在整整 30 分钟治疗过程中，我只和他坐在一起，什么也不做。重要的是要学会"一事无成"。坐着无所事事，无聊得令人难以置信。我坐在儿童旁边，克制着不去注意他。我会在附近放一个他最喜欢的玩具，除非儿童决定参加，否则他不能得到这个玩具。时间到了，课程就结束了，告知儿童他可以下次玩喜欢的玩具或活动。当一个儿童拒绝参与时，我已经有效地将这种技术应用于一对一的治疗和团体环境中。通常，"一事无成"是一次令人难忘的无聊经历，但这鼓励了未来的参与。

### 何时离开更合适？

遗憾的是，那些被白白浪费时间的儿童很可能是最需要积极互动、关注的，并需要时间来与成年人建立安全关系[93]。与儿童相处的时间越少，越不能建立安全、积极的关系。然而，如果一个儿童在身体上或言语上伤害了另一个儿童或成年人，独处是一个适当的选择，应该持续而迅速地采取这种方式。

### 欺凌

儿童应该有一个没有被嘲笑（被贬低）和欺凌（通过反复、故意的身体接触、言语攻击或心理关系操纵来排斥他人）的安全环境。这对施加者和承受者都很重要，要强调一个明确的、零容忍伤害他人的规则。用有计划地忽视，来回应欺凌并不合适。忽视欺凌会传递出接受这种行为的信号[94]。

欺凌不仅会影响被欺凌儿童的身心健康，还会影响实施欺凌行为的儿童。即使到了成年，负

面影响也会影响受害者和加害者的收入水平及身心健康[95, 96]。

在学前班就要防止因排斥带来的同龄人欺凌。美国卫生与公众服务管理的网站 Stopbullying.gov 建议，要有一个"每个人都能参与"的坚定立场，以帮助创造一个包容性的学习环境[97]。更多信息请参考 Stopbullying.gov。

## 十八、发展执行功能

执行功能可以被定义为面对选择时计划和协调任意行动的能力，必要时进行自我监督和改变行动，并通过把注意力集中在现有任务来抑制分散注意力的能力[98]。

研究表明，执行功能受损会对社交、学业和运动领域产生负面影响[99]。执行功能可以由 3 个主要功能来定义[100]。

· 抑制控制：面对选择时，计划和协调意愿性行为的能力。

· 认知灵活性：在必要时，有自我监督和更新行动的能力。

· 工作记忆：将注意力集中在现有任务上，抑制分散注意力并完成任务的能力。

在学龄前环境中，每个领域的细分会是什么样？假设下雪天课间休息时间，老师给一群年龄 4—5 岁的儿童发布四步口头指令，让他们戴帽子、穿外套、穿靴和戴手套。

抑制控制困难的儿童可能会表现出难以开始着手穿衣。他可能只是坐在小房间里或走神，不知道从哪里或该如何开始。

认知灵活性有困难的儿童可能会戴上帽子和穿上外套，然后因为某个环节出现困难停止后续任务，或者因为遇到困难而变得情绪失控、发脾

气。这个困难可能简单到只是无法独立拉上夹克的拉链。儿童不会主动寻求帮助或先穿靴子，直到有人过来帮忙解决问题。如果教授孩子这些技能：识别问题、提出解决计划和行动起来解决问题，孩子将会受益。

有工作记忆缺陷的儿童可能会戴上帽子和穿上外套，然后就走神了，也可能因中途脱下一只鞋而忘记某个指令，或者由于被另一个儿童的动作分心而停止任务。要特别注意教儿童在完成任务时进行自我监督，这对该儿童有很大的好处。

有执行功能缺陷风险的儿童群体，包括注意力缺陷障碍[101]、孤独症谱系障碍[102]、认知障碍[103]、发育协调障碍[104]、唐氏综合征[105]、语言障碍[106]、低出生体重[107]和 Smith-Magenis 综合征的儿童[108]。

Meta 分析研究表明，在执行功能的这三个领域（抑制控制、认知灵活性和工作记忆），其中一个改善不太可能泛化到其他领域的改善[109]。

为此，我们采用了一种多步骤的方法，从整体上解决了执行功能的三个主要领域。在提高执行功能的过程中，我们使用多感官的提示，从最大到最小的提示层级来教授这些复杂的过程。最后，我们移除"支架"并将控制点转移给儿童，同时确保 80% 的准确率。

在这个过程的学习后，儿童将独立使用执行功能来解决问题、启动目标任务并独立完成跨情境任务。使用可视化检查表对儿童执行功能多个步骤，如计划、启动任务、执行和完成任务、进行自我监督等尤为重要。

在第 5 章中，我们会回顾改善执行功能的有效方法。

在这一章中，我们回顾了沟通障碍的普遍性，以及它们如何经常与注意力、社交、精细运动、粗大运动、感觉和执行功能缺陷同时出现。我们讨论了通过同时治疗多个发育领域来综合治疗儿童。

此外，我们回顾了成年人语言障碍对社会情绪健康产生的负面影响，如较差的就业结果、更消极的自我认知、较差的自我效能和依赖外部控制点[8]。

这促使我们积极工作去改变这些结果。通过强调努力、教授亲社会沟通行为及提供丰富的学习经验来培养内部控制点，为有沟通障碍儿童带来改变。有关教授亲社会行为的进一步解释见 Kelly 的视频 2-8。

重要的是，我们可以聪明地提供"支架"，帮助学龄前儿童在各个发展领域达到最高水平。在早期利用较高的神经可塑性，诱导神经元网络发生最佳的改变。

在建立牢固的基础后，逐步拆除这些"支架"。当儿童"成为老师"时，"支架"可以完全拆除，促进儿童发展必要的自我效能，克服沟通障碍的不利影响。

## 参考文献

[1] Overby M, Carrell T, Bernthal J. Teachers' perceptions of students with speech sound disorders: a quantitative and qualitative analysis. Lang Speech Hear Serv Sch. 2007; 38 (4): 327-341

[2] Eadie P, Morgan A, Ukoumunne OC, Ttofari Eecen K, Wake M, Reilly S. Speech sound disorder at 4 years: prevalence, comorbidities, and predictors in a community cohort of children. Dev Med Child Neurol. 2015; 57(6):578-584

[3] Gertner BL, Rice ML, Hadley PA. Influence of communicative competence on peer preferences in a preschool classroom. J Speech Hear Res. 1994; 37(4):913-923

[4] McCabe PC. Social and behavioral correlates of preschoolers with specific language impairment. Psychol Sch. 2005; 42 (4):373-387

[5] McGrath LM, Hutaff-Lee C, Scott A, Boada R, Shriberg LD, Pennington BF. Children with comorbid speech sound disorder and specific language impairment are at increased risk for attention-deficit/hyperactivity disorder. J Abnorm Child Psychol. 2008; 36(2):151-163

[6] Gaastra GF, Groen Y, Tucha L, Tucha O. The effects of classroom interventions on off-task and disruptive classroom behavior in children with symptoms of attention-deficit/hyperactivity disorder: a meta-analytic review. PLoS One. 2016; 11(2):e0148841

[7] Curtis PR, Frey JR, Watson CD, Hampton LH, Roberts MY. Language disorders and problem behaviors: a meta-analysis. Pediatrics. 2018; 142(2):e20173551

[8] Marton K, Abramoff B, Rosenzweig S. Social cognition and language in children with specific language impairment (SLI). J Commun Disord. 2005; 38(2):143-162

[9] Beitchman J, Wilson B, Johnson C. et al. Fourteen-year fol low-up of speech/language-impaired and control children: psychiatric outcome. J Am Acad Child Adolesc Psychiatry. 2001; 40(1): 75-82

[10] Law J, Rush R, Schoon I, Parsons S. Modeling developmental language difficulties from school entry into adulthood: liter acy, mental health, and employment outcomes. J Speech Lang Hear Res. 2009; 52(6):1401-1416

[11] Redle E, Vannest J, Maloney T, et al. Functional MRI evidence for fine motor praxis dysfunction in children with persistent speech disorders. Brain Res. 2015; 1597:47-56

[12] Cheng H-C, Chen H-Y, Tsai C-L, Chen Y-J, Cherng R-J. Comorbidity of motor and language impairments in preschool children of Taiwan. Res Dev Disabil. 2009; 30(5):1054-1061

[13] Webster RI, Majnemer A, Platt RW, Shevell MI. Motor function at school age in children with a preschool diagnosis of developmental language impairment. J Pediatr 2005;146(1) 80-85

[14] Müürsepp I, Ereline J, Gapeyeva H, Pääsuke M. Motor performance in 5-year-old preschool children with developmental speech and language disorders. Acta Paediatr. 2009; 98(8):1334-1338

[15] Newmeyer AJ, Grether S, Grasha C, et al. Fine motor function and oral-motor imitation skills in preschool-age children with speech-sound disorders. Clin Pediatr (Phila). 2007; 46 (7): 604-611

[16] Hill EL. Non-specific nature of specific language impairment: a review of the literature with regard to concomitant motor impairments. Int J Lang Commun Disord. 2001; 36 (2):149-171

[17] Visscher C, Houwen S, Scherder EJ, Moolenaar B, Hartman E. Motor profile of children with developmental speech and

language disorders. Pediatrics. 2007; 120(1):e158-e163

[18] Iverson JM, Braddock BA. Gesture and motor skill in relation to language in children with language impairment. J Speech Lang Hear Res. 2011; 54(1):72-86

[19] Rechetnikov RP, Maitra K. Motor impairments in children associated with impairments of speech or language: a metaanalytic review of research literature. Am J Occup Ther. 2009; 63(3):255-263

[20] Smits-Engelsman BC, Blank R, van der Kaay AC, et al. Efficacy of interventions to improve motor performance in children with developmental coordination disorder: a combined systematic review and meta-analysis. Dev Med Child Neurol. 2013; 55(3):229-237

[21] Takarae Y, Luna B, Minshew NJ, Sweeney JA. Patterns of visual sensory and sensorimotor abnormalities in autism vary in relation to history of early language delay. J Int Neuropsychol Soc. 2008; 14(6):980-989

[22] Tung LC, Lin CK, Hsieh CL, Chen CC, Huang CT, Wang CH. Sensory integration dysfunction affects efficacy of speech therapy on children with functional articulation disorders. Neuropsychiatr Dis Treat. 2013; 9:87-92

[23] Law J, Garrett Z, Nye C. The efficacy of treatment for children with developmental speech and language delay/disorder: a meta-analysis. J Speech Lang Hear Res. 2004; 47 (4):924-943

[24] McCabe PC, Marshall DJ. Measuring the social competence of preschool children with specific language impairment: correspondence among informant ratings and behavioral observations. Topics Early Child Spec Educ. 2006; 26 (4): 234-246

[25] Gill CB, Klecan-Aker J, Roberts T, Fredenburg KA. Following directions: rehearsal and visualization strategies for children with specific language impairment. Child Lang Teach Ther. 2003; 19(1):85-103

[26] Deevy P, Leonard LB. The comprehension of wh-questions in children with specific language impairment. J Speech Lang Hear Res. 2004; 47(4):802-815

[27] Harrison LJ, McLeod S. Risk and protective factors associated with speech and language impairment in a nationally representative sample of 4- to 5-year-old children. J Speech Lang Hear Res. 2010; 53(2):508-529

[28] Dweck CS. Mindset: The New Psychology of Success. New York, NY: Ballantine Books; 2016

[29] Cimpian A, Arce H-MC, Markman EM, Dweck CS. Subtle linguistic cues affect children's motivation. Psychol Sci. 2007; 18(4):314-316

[30] Gunderson EA, Gripshover SJ, Romero C, Dweck CS, Goldin-Meadow S, Levine SC. Parent praise to 1-3 year-olds predicts children's motivational frameworks 5 years later. Child Dev. 2013; 84(5):1526-1541

[31] Ginsburg GS, Bronstein P. Family factors related to children's intrinsic/extrinsic motivational orientation and academic performance. Child Dev. 1993; 64(5):1461-1474

[32] Dweck CS, Walton GM, Cohen GL. Academic tenacity: mindsets and skills that promote long-term learning. Bill & Melinda Gates Foundation. Website. http://k12education.

gatesfoundation.org/resource/academic-tenacity-mindsetsand-skills-that-promote-long-term-learning/ Published 2014. Accessed August 16, 2018

[33] Feldman K, Denti L. High-access instruction: practical strategies to increase active learning in diverse classrooms. Focus Except Child. 2017; 36(7)

[34] Bellon-Harn ML, Credeur-Pampolina ME, Leboeuf L. Scaffolded-language intervention: speech production outcomes. Comm Disord Q. 2012; 34(2):120-132

[35] Trussell RP. Classroom universals to prevent problem behaviors. Intervention Sch Clin. 2008; 43(3):179-185

[36] Hart BM, Risley TR. How to Use Incidental Teaching for Elaborating Language. Austin, TX: Pro-ed; 1982

[37] Koegel RL, Camarata S, Koegel LK, Ben-Tall A, Smith AE. Increasing speech intelligibility in children with autism. J Autism Dev Disord. 1998; 28(3):241-251

[38] Yoder PJ, Warren SF. Relative treatment effects of two prelinguistic communication interventions on language development in toddlers with developmental delays vary by maternal characteristics. J Speech Lang Hear Res. 2001; 44 (1):224-237

[39] Ganz JB, Simpson RL. Effects on communicative requesting and speech development of the picture exchange communication system in children with characteristics of autism. J Autism Dev Disord. 2004; 34(4):395-409

[40] Camarata S. Naturalistic intervention for speech intelligibility and speech accuracy. In: Williams AL, McLeod S, McCauley RJ, eds. Interventions for Speech Sound Disorders inChildren. Baltimore, MD: Paul H. Brookes; 2010:381-405

[41] Scherer N, Kaiser AP. Enhanced milieu teaching with phonological emphasis: application for children with CLP in treatment of sound disorders in children. In Williams AL, McLeod S, McCauley RJ, eds. Interventions for Speech Sound Disorders in Children. Baltimore, Md: Paul H. Brookes; 2010:427-452

[42] Thiemann-Bourque KS. Instruction using the Picture Exchange Communication Systems (PECS) appears to enhance generalization of communication skills among children with autism in comparison to Responsive Education and Prelinguistic Milieu Teaching (RPMT). Evid Based Commun Assess Interv. 2010; 4(4):192-195

[43] Roberts MY, Kaiser AP. The effectiveness of parent-implemented language interventions: a meta-analysis. Am J Speech Lang Pathol. 2011; 20(3):180-199

[44] Kaiser AP, Roberts MY. Parent-implemented enhanced milieu teaching with preschool children who have intellectual disabilities. J Speech Lang Hear Res. 2013; 56(1):295-309

[45] Dale PS, Hayden DA. Treating speech subsystems in childhood apraxia of speech with tactual input: the PROMPT approach. Am J Speech Lang Pathol. 2013; 22(4):644-661

[46] Bauer SM, Jones EA. Requesting and verbal imitation intervention for infants with Down syndrome: generalization, intelligibility, and problem solving. J Dev Phys Disabil. 2014; 27(1):37-66

[47] Roberts MY, Kaiser AP, Wolfe CE, Bryant JD, Spidalieri AM. Effects of the teach-model-coach-review instructional approach on caregiver use of language support strategies and children's

expressive language skills. J Speech Lang Hear Res. 2014; 57(5):1851-1869

[48] Günther T, Hautvast S. Addition of contingency management to increase home practice in young children with a speech sound disorder. Int J Lang Commun Disord. 2010; 45 (3):345-353

[49] Bowen C, Cupples L. PACT: parents and children together in phonological therapy. Adv Speech Lang Pathol. 2006; 8 (3): 282-292

[50] Kazdin AE. Behavior Modification in Applied Settings. Belmont, CA:Wadsworth/Thomson Learning; 2013

[51] Katz LA, Maag A, Fallon KA, Blenkarn K, Smith MK. What makes a caseload (un)manageable? School-based speechlanguage pathologists speak. Lang Speech Hear Serv Sch. 2010; 41(2): 139-151

[52] Yoder P, Stone WL. A randomized comparison of the effect of two prelinguistic communication interventions on the acquisition of spoken communication in preschoolers with ASD. J Speech Lang Hear Res. 2006; 49(4):698-711

[53] Rafferty LA. Step-by-step: teaching students to self-monitor. Teach Except Child. 2010; 43(2):50-58

[54] Haas-Warner SJ. Effects of self-monitoring on preschoolers' on-task behavior. Top Early Child Spec Educ. 1991; 11 (2):59-73

[55] McFarland L, Saunders R, Allen S. Reflective practice and self-evaluation in learning positive guidance: experiences of early childhood practicum students. Early Child Educ J. 2009; 36(6):505-511

[56] Sailor W, Dunlap G, Sugai G, Horner R. Handbook of Positive Behavior Support. New York: Springer; 2009

[57] Carter DR, Norman RK. Class-wide positive behavior support in preschool: improving teacher implementation through consultation. Early Child Educ J. 2010; 38(4):279-288

[58] Steed EA. Adapting the behavior education program for preschool settings. Beyond Behav. 2011; 20(1):37-41

[59] Duker PC, Didden R, Sigafoos J. One-to-One Training: Instructional Procedures for Learners with Developmental Disabilities. Austin, TX: Pro-Ed; 2004

[60] Roberts-Pennell D, Sigafoos J. Teaching young children with developmental disabilities to request more play using the behaviour chain interruption strategy. J Appl Res Intellect Disabil. 1999; 12(2):100-112

[61] Reitman D, Murphy MA, Hupp SDA, O'Callaghan PM. Behavior change and perceptions of change: evaluating the effectiveness of a token economy. Child Fam Behav Ther. 2004; 26(2):17-36

[62] Vygotsky LS, Cole M. Mind in Society: The Development of Higher Psychological Processes. Cambridge, MA: Harvard University Press; 1978

[63] Bandura A. Self-Efficacy in Changing Societies. 2nd ed. Cambridge, UK: Cambridge University Press; 2010

[64] U.S. Department of Education. Individuals with Disabilities Education Act Amendments of 1997

[65] OSEP Technical Assistance Center on Positive Behavioral Interventions and Supports. Positive Behavioral Interventions & Supports. Website: http://www.pbis.org. Accessed August 19, 2018

[66] Bradshaw CP, Waasdorp TE, Leaf PJ. Effects of school-wide positive behavioral interventions and supports on child behavior problems. Pediatrics. 2012; 130(5):e1136-e1145

[67] Jolstead KA, Caldarella P, Hansen B, Korth BB, Williams L, Kamps D. Implementing positive behavior support in preschools: an exploratory study of CW-FIT Tier 1. J Posit Behav Interv. 2016; 19(1):48-60

[68] Muscott HS, Mann EL, LeBrun MR. Positive behavioral interventions and supports in New Hampshire: effects of largescale implementation of schoolwide positive behavior support on student discipline and academic achievement. J Posit Behav Interv. 2008; 10(3):190-205

[69] Steed EA, Pomerleau T, Muscott H, Rohde L. Program-wide positive behavioral interventions and supports in rural preschools. Rural Spec Educ Q. 2017; 32(1):38-46

[70] Odom SL, Zercher C, Li S, Marquart JM, Sandall S, Brown WH. Social acceptance and rejection of preschool children with disabilities: a mixed-method analysis. J Educ Psychol. 2006; 98(4):807-823

[71] McClelland MM, Cameron CE, Connor CM, Farris CL, Jewkes AM, Morrison FJ. Links between behavioral regulation and preschoolers' literacy, vocabulary, and math skills. Dev Psychol. 2007; 43(4):947-959

[72] Ross SW, Romer N, Horner RH. Teacher well-being and the implementation of school-wide positive behavior interventions and supports. J Posit Behav Interv. 2011; 14(2):118-128

[73] Reinke WM, Herman KC, Stormont M. Classroom-level positive behavior supports in schools implementing SW-PBIS. J Posit Behav Interv. 2012; 15(1):39-50

[74] Bradshaw CP, Koth CW, Thornton LA, Leaf PJ. Altering school climate through school-wide positive behavioral interventions and supports: findings from a group-randomized effectiveness trial. Prev Sci 2009;10(2):100-115

[75] Hoy WK. Educational Administration: Theory, Research, and Practice. 9th ed. New York, NY: McGraw-Hill; 2013

[76] Mueller MM, Palkovic CM, Maynard CS. Errorless learning: review and practical application for teaching children with pervasive developmental disorders. Psychol Sch. 2007; 44 (7):691-700

[77] Walker HM, Ramsey E, Gresham FM. Antisocial Behavior in School: Evidence-Based Practices. Belmont, CA: Thomson/ Wadsworth; 2004

[78] Lewis TJ, Hudson S, Richter M, Johnson N. Scientifically supported practices in emotional and behavioral disorders: a proposed approach and brief review of current practices. Behav Disord. 2004; 29(3):247-259

[79] Rappaport N, Minahan J. Breaking the behavior code: how teachers can read and respond more effectively to disruptive students. Child Mind Institute: Childmind.org. Website: https:// childmind.org/article/breaking-behavior-code. Accessed August 18, 2018

[80] Neilsen SL, McEvoy MA. Functional behavioral assessment in early education settings. J Early Interv. 2004; 26(2):115-131

[81] Durand VM, Crimmins DB. The Motivation Assessment Scale (MAS) Administration Guide. Topeka, Kan.: Monaco &

Associates; 1992

[82] Paclawskyj TR. Questions about Behavioral Function (QABF): A Behavioral Checklist for Functional Assessment of Aberrant Behavior. LSU Historical Dissertations and Thesis. 6855; 1998

[83] Koritsas S, Iacono T. Psychometric comparison of the motivation assessment scale (MAS) and the Questions About Behavioral Function (QABF). J Intellect Disabil Res. 2013; 57 (8):747-757

[84] Bihm EM, Kienlen TL, Ness ME, Poindexter AR. Factor structure of the motivation assessment scale for persons with mental retardation. Psychol Rep 1991;68(3 Pt 2):1235-1238

[85] Matson JL, Bamburg JW, Cherry KE, Paclawskyj TR. A validity study on the Questions about Behavioral Function (QABF) scale: predicting treatment success for self-injury, aggression, and stereotypies. Res Dev Disabil. 1999; 20(2):163-175

[86] Paclawskyj TR, Matson JL, Rush KS, Smalls Y, Vollmer TR. Questions About Behavior Function (QABF): a behavioral checklist for functional assessment of aberrant behavior. Res Dev Disabil. 2000; 21(3):223-229

[87] Paclawskyj TR, Matson JL, Rush KS, Smalls Y, Vollmer TR. Assessment of the convergent validity of the Questions About Behavioral Function scale with analogue functional analysis and the motivation assessment scale. J Intellect Disabil Res. 2001; 45(Pt 6):484-494

[88] Zarcone JR, Rodgers TA, Iwata BA, Rourke DA, Dorsey MF. Reliability analysis of the motivation assessment scale: a failure to replicate. Res Dev Disabil. 1991; 12(4):349-360

[89] Sigafoos J, Kerr M, Roberts D. Interrater reliability of the motivation assessment scale: failure to replicate with aggressive behavior. Res Dev Disabil. 1994; 15(5):333-342

[90] Newton JT, Sturmey P. The motivation assessment scale: inter-rater reliability and internal consistency in a British sample. J Ment Defic Res. 1991; 35(Pt 5):472-474

[91] May ME, Sheng Y, Chitiyo M, Brandt RC, Howe AP. Internal consistency and inter-rater reliability of the Questions About Behavioral Function (QABF) rating scale when used by teachers and paraprofessionals. Educ Treat Child. 2014; 37(2):347-364

[92] Minahan J, Rappaport N. The Behavior Code: A Practical Guide to Understanding and Teaching the Most Challenging Students. Cambridge, MA: Harvard Education Press; 2013

[93] Williford AP, Vick Whittaker JE, Vitiello VE, Downer JT. Children's engagement within the preschool classroom and their development of self-regulation. Early Educ Dev. 2013; 24(2):162-187

[94] Gini G, Pozzoli T, Borghi F, Franzoni L. The role of bystanders in students' perception of bullying and sense of safety. J Sch Psychol. 2008; 46(6):617-638

[95] Vlachou M, Andreou E, Botsoglou K, Didaskalou E. Bully/victim problems among preschool children: a review of current research evidence. Educ Psychol Rev. 2011; 23(3):329-358

[96] Wolke D, Copeland WE, Angold A, Costello EJ. Impact of bullying in childhood on adult health, wealth, crime, and social outcomes. Psychol Sci. 2013; 24(10):1958-1970

[97] U.S. Department of Health and Human Services. Stop Bullying on the Spot. Website: http://www.stopbullying.gov. Accessed August 13, 2018

[98] Miller EK, Wallis JD. Executive function and higher-order cognition: definition and neural substrates. In: Squire LR, ed. Encyclopedia of Neuroscience, Volume 4. Oxford, England: Academic Press; 2009:99-104

[99] McClelland M, Cameron C. Developing together: the role of executive function and motor skills in children's early academic lives. Early Child Res Q. 2019; 46:142-151

[100] MacDonald M, Lipscomb S, McClelland MM, et al. Relations of preschoolers' visual-motor and object manipulation skills with executive function and social behavior. Res Q Exerc Sport. 2016; 87(4):396-407

[101] Sjöwall D, Thorell LB. A critical appraisal of the role of neuropsychological deficits in preschool ADHD. Child Neuropsychol. 2019; 25(1):60-80

[102] Stephens RL, Watson LR, Crais ER, Reznick JS. Infant quantitative risk for autism spectrum disorder predicts executive function in early childhood. Autism Res. 2018; 11 (11):1532-1541

[103] Alloway TP. Working memory and executive function profiles of individuals with borderline intellectual functioning. J Intellect Disabil Res. 2010; 54(5):448-456

[104] Biotteau M, Chaix Y, Blais M, Tallet J, Péran P, Albaret JM. Neural Signature of DCD: a critical review of MRI neuroimaging studies. Front Neurol. 2016; 7:227

[105] Daunhauer LA, Fidler DJ, Hahn L, Will E, Lee NR, Hepburn S. Profiles of everyday executive functioning in young children with down syndrome. Am J Intellect Dev Disabil. 2014; 119 (4):303-318

[106] Yang HC, Gray S. Executive function in preschoolers with primary language impairment. J Speech Lang Hear Res. 2017; 60(2):379-392

[107] Miller SE, DeBoer MD, Scharf RJ. Executive functioning in low birth weight children entering kindergarten. J Perinatol. 2018; 38(1):98-103

[108] Wilde L, Oliver C. Brief report: Contrasting profiles of everyday executive functioning in Smith-Magenis syndrome and Down syndrome. J Autism Dev Disord. 2017; 47(8):2602-2609

[109] Kassai R, Futo J, Demetrovics Z, Takacs ZK. A meta-analysis of the experimental evidence on the near- and far-transfer effects among children's executive function skills. Psychol Bull. 2019; 145(2):165-188

# 第 3 章  选择复杂的治疗目标
## Selecting Complex Treatment Targets

*按照你所想的去做，一定会带来改变。*

*——William Janes*

我们没有时间浪费在低效的训练上。2018年，ASHA 对全美 279 名服务于学龄前儿童言语 – 语言病理学家进行的调查显示，需要更多病理治疗师是急需解决的第二大挑战，而制约治疗师有效治疗的首个原因是处理大量相关文案记录 [1]。

通常在私营机构，保险公司要求 1 个月 4～5次治疗后，标准化言语测试分数要有提升。最近的研究显示，无论严重程度如何，大多数儿童每周仅能接受 30～60 分钟的语言治疗 [2]。

目前，我们实际提供的干预时间和研究支持的有效语音障碍显效所需时间并不匹配。有关资料显示有效治疗时间约是实际干预时间的 2倍。语音干预效能研究主要为每周 2～3 次、每次 30～60 分钟的训练 [3]。目前的 Meta 分析表明，语音治疗效果通常在 8 周后变得明显，而不是 4周或 5 周 [4]。

目前的困难可能是病例太多，限制了直接治疗时间，或者显效需要的训练时间超出了保险支付范围，导致治疗提前停止。无论哪种方式，解决方案都一样，即在有限时间内高效工作。

在过去的 18 年里，我服务公立幼儿园的数量翻了 1 番，从 25 个增加到约 50 个。我必须注意细节，这些基于循证支持的有效细节极大地提升了我的工作效率。

本章将介绍如何选择最复杂的治疗目标并获得最佳收益。我们选择的最复杂治疗目标要同时改善未经治疗的简单和复杂的语音。

我将阐述怎样遵从循证证据准则，选择可诱导儿童发生最佳改变的治疗目标，这些建议是基于 6 周时间内对 82 名学龄前儿童进行 4～5 次、每次 45 分钟治疗基础上提出的。

据我私人执业的同事报告，保险公司普遍期望儿童在 4～5 次、每次 45 分钟治疗时间内取得进步。如果 1 个月内没有可衡量的进展，很容易造成保险流失。

为此，我向他们介绍我是如何实施、调整和应用复杂方法选择治疗目标的。这并不是新方法，而是在过去 20 年里不断被研究并逐渐得以发展的方法 [5-9]。我把该研究与学龄前儿童语音干预暑期项目最新发现相结合。

连续 5 年，在 4～5 次、每次 45 分钟的训练后，我得到令人印象深刻的语音改善。结果的一致性表明，其并非偶然现象。

表 3-1 为语音一般发育的直观图 [10]。Gierut 的大量研究倡导将这些规律整合入高效评

估和语音障碍治疗过程。她提倡选择复杂目标，以激发跨发展领域的最佳变化[11]。

理解这些共性有助于选择复杂治疗目标，也说明了治疗期间的发展规律，无论选择简单还是复杂治疗目标，不管采用何种干预方法，低阶语音都普遍较高阶梯语音先出现。

我们的研究表明，使用复杂方法，你的目标越高，儿童通过阶梯的速度就越快，这表明要获得更复杂的语音和音系，首先要在简单的语音和音系历程上取得进步。

每一级台阶都脱离不开其下面的台阶，选择复杂治疗目标，需假设在直接治疗目标之下的最底层更简单语音会自动发展。

**表 3-1　音系发展的共性为阶梯式进度**

- 三元素辅音组合（需要存在二元素辅音组合）
- 二元素辅音组合（需要存在塞擦音）
- 塞擦音（需要存在擦音）
- 擦音（需要存在塞音）
- 塞音（清塞音通常需要浊塞音）

这种瀑布式级联效应为单向逐级朝下，更复杂语音可以使较不复杂语音自然修复，但反之，较不复杂语音不会导致更复杂语音自然发展。

同源音是指位置和发音方式相同但发声（声带振动）不同的最小辅音对。一般在选择同源音时，应选择浊音同源词作为治疗对象。在英语中，浊音同源音通常意味着与之对立的清音同源音的存在。

英语中浊音同源词比清音同源词更复杂，但也有例外，那就是口腔塞音发展顺序。浊音同源词 /b/、/d/、/g/ 一般比清音同源词 /p/、/t/、/k/ 先发展，这可能是 /p/、/t/、/k/ 通常在词音和重音音节开头以送气的形态发出（如 volunteer → /ˌvɑlənˈtɹɪ/）。

有了该语音系统复杂性层次背景，可更容易地讨论复杂性层次和最大值，从而选择最佳治疗目标。

## 准则 1：选三元素而非二元素辅音组合

在干预中，研究生可结合一些因素选择以三元素辅音组合或二元素辅音组合作为治疗目标，这些因素包括每个儿童的错误发音、音系历程和语音可诱导性。我们将可诱导性定义为儿童在最大限度提示下产生正确目标音的能力。

对 82 名学龄前儿童进行了 4～5 次、每次 45 分钟治疗后的详细错误分析表明，选择三元素辅音组合治疗目标（如 /spl/），比选择二元素辅音组合治疗目标（如 /sl/）效果更显著。

单字标准化测试结果表明，使用三元素辅音组合为治疗目标的患者，其未经治疗的辅音也得到很大程度改善。三元素辅音组合组平均能正确产生 10 个辅音，但二元素辅音组合组平均只能正确产生 6 个辅音。

此外，对 82 名学龄前儿童的语音改善进行的详细分析表明，使用三元素辅音组合组的儿童取得的进步更显著。

三元素辅音组合组作为治疗目标不仅产生了更多正确的辅音，而且在更复杂的塞擦音和二元素辅音组合上也得到更大改善。

三元素辅音组合组的塞擦音改善平均提高了 39%，而二元素辅音组合组平均提高仅为 5%。

三元素辅音组合组说出了更多未经治疗的二元素辅音组合，平均提高 13%，而二元素辅音组合组仅提高了 7%。

这可能是又一个先有鸡还是先有蛋的问题，也许研究生选择三元素辅音组合的儿童在最大限度提示下有更好的能力产生，这意味着两组儿童基线不同。在这种情况下，三元素辅音组合组的儿童天生就有更好的语音技能，因此无论选择何种治疗目标，都能进步很快。不幸的是，研究生选择二元素或三元素目标的具体原因没有被记录，因此基线是否相同仍未可知。

研究发现，三元素辅音组合组在临床发音和音系评估中平均基线错误为 32 个，而二元素辅音组合组评估中平均基线错误为 28 个。这表明语音能力基线水平差异不是三元素辅音组合组治疗效果更好的决定因素。

## 准则 2：选更复杂的治疗目标

过去 5 年，我们描述了复杂性方法是怎样启动语音系统改变的。最初，复杂治疗目标本身，或者在未经治疗相同发音部位和方式的语音上，都没有进展。治疗目标"clean"不会立即导致类似单词"glove"的改善。

相反，初期治疗显著改善在早期发展的语音和语音组合，说明治疗最初的改善是以音系发展的阶梯顺序以向下、级联方式取得的。

治疗目标遵从向下、级联式语音发展规律，使得混合塞擦音和二元素辅音组合的后期治疗目标难以达成，因为低的治疗目标并不能跨越发展规律，帮助达到后期更高阶的目标。

这两个治疗组，后期目标均未达到。如果治疗目标是一个三元素辅音组合，其收益最大，可获得塞擦音方面的进步，如果选择一个二元素辅音组合作为治疗目标，会有中等进步，但如果选择塞擦音作为治疗目标，其进步却最小。

同样的研究表明，当选择了三元素辅音组合作为治疗目标时，会在二元素辅音组合取得显著进步，而选择二元素辅音组合作为治疗目标时，进步会非常小。研究结果的一致性表明，要取得更大的进步，就需要瞄准更高的目标。

研究清楚地表明，复杂的方法并没有改变语音的普遍发展轨迹。较简单的语音早于较复杂的语音得以发展。选择三元素辅音组合作为治疗目标，可有效地治疗早期发展的单音，后期发展的塞擦音和二元素辅音组合。

### （一）选择辅音组合作为治疗目标

至此，我们已经完成了语音评估，尚需进行在最大限度提示下，能正确发音的复杂辅音组合补充筛查测试。按照表 3-2 中列出的步骤，选择最有效的辅音组合。

**表 3-2　如何选择辅音组合以获得最大进步**

**在选择治疗目标时，要关注 4 个关键问题**
1. 儿童的音系发展历程是什么？
2. 儿童歪曲的音是什么？
3. 在最大限度提示下（包括不成熟音系历程或错误发音），儿童能准确发出最复杂的辅音组合是什么？
4. 哪个复杂辅音组合会直接影响简单音？

在选择干预目标时，不要选择儿童已经能够准确模仿的初始辅音组合。研究表明，如果能在单词的初始位置准确地模仿这些发音，儿童可以自然地 [12] 或已经能准确产生这些语音 [13]。

### （二）为 Carter 选择治疗目标

Carter 是一名 48 月龄的儿童，在学校接受构音训练，他表现出音系历程发展落后，在连续性会话中，他的基线辅音正确率仅为 72%（表 3-3）。

基于这些标准化测试信息，我们可以回答一下辅音组合干预目标选择中的前两个问题。

问题 1：错误涉及哪些音系历程？

涉及音系历程包括滑音 /l/ 和 /ɹ/（lif → wif、ɹɪŋ → wɪŋ）、去塞擦化 /tʃ/ 和 /dʒ/（/tʃiz → ʃiz、dʒɒɹ → ʒɒɹ/），以及唇音化 /θ/（fʌm → θʌm、ðɛm → vɛm）。

问题 2：哪些音有歪曲或发音错误？

在测试过程中侧向气流的音 /s/ 和 /z/ 两次未能发出，这意味着侧音化构音可能是一种持续存在的语音错误。通常，我们通过选择收缩式的相邻音作为目标，来鼓励儿童更大程度地收缩上颌

**表 3–3　在单词标准化语音测试中 Carter 的基线表现**

| 正字法拼写：国际音标 ➡ Carter 的发音 |
| --- |
| teeth： tiθ → tiv |
| cage： keɪdʒ → keɪʒ |
| ring： ɹɪŋ → wɪŋ |
| zoo： zu → lzu（边音化） |
| jar： dʒɑr → ʒɑr |
| cheese： tʃiz → ʃiz |
| rake： ɹeɪk → weɪk |
| leaf： lif → wif |
| watch： watʃ → waʃ |
| thumb： fʌm → θʌm |
| them： ðɛm → vɛm |
| clown： klaʊn → kwaʊn |
| flag： flæg → fwæg |
| glove： glʌv → gwʌv |
| school： skul → sku |
| bridge： bɹɪdʒ → bwɪʒ |
| treasure： tʃɹɛʒər → twɛʒər |
| fingernail： fɪŋgərneɪl → fɪŋgərneɪ |
| lemonade： lɛməneɪd → wɛməneɪd |
| thermometer： θərmɑmətər → mɑmɑmətər |

（脸颊）和唇（嘴唇）来减少侧向溢出的气流（见第 4 章）。

我们现在要选择一个治疗目标来干预滑音化 /l/ 和 /ɹ/、去塞擦音化 /tʃ/ 和 /dʒ/、唇音化 /θ/ 的发音过程，同时关注侧音化的 /s/ 和 /z/；并只能把关注重点放在最大限度提示下儿童的准确发音，于是引出以下问题。

问题 3：最大限度提示下儿童能准确发出什么音？

只选择儿童在最大限度提示下能发出的音作为目标的 3 个原因。第一，在儿童最近发展区进行研究，其在辅助下可能会更准确地完成任务。第二，不要提出儿童无法达到的目标让其产生挫败感。第三，不要自然强化错误的语音。

为了获得最大进步、产生更多正确语音，同时避免更多消极无效的练习，我们选择的基线标准为最低的 80% 正确率[14]。因此儿童必须能够正确地产生目标，治疗师提供一定程度的提示和辅助，以确保 80% 的正确率。

现在，要了解最大限度提示下可诱导出什么语音，见视频 3–1 和补充的辅音组合筛查第二标签"可诱导性"（见附录 A）。视频中 Alicia 示了为达到目标提供的所有辅音组合提示。标测试中，Alicia 只对儿童无法准确模仿的辅音合给予最大限度提示并行可诱导性评估。

补充辅音组合筛查测试完成后，我们可以答问题 3。只要有最大限度地提示，Carter 能制所有音系历程，并能准确地发出歪曲的侧音 /l/ 和 /z/。因此，所有音系历程和歪曲语音都是合适的目标。

问题 4：哪个复杂辅音组合可以直接影响而单音？

选择最复杂的三元素辅音组合而不是二元

---

**避免消极的练习**

- 我记得有一个孩子在 5 次干预后没有取得任何进展。实习研究生通过提要求"Can you slide it or fly it？"训练选择的治疗目标 /sl/ 和 /fl/，然而，在最大限度提示下，孩子仍无法准确地发出目标音。
- 给予最大限度提示后他在"/kæn ju saɪd ɪt ɔrfaɪ ɪt？/"发出的辅音组合简化，在 5 个疗程中为错误发音提供了自然强化。
- 实习生决心增加准确发音的产出，但没有将目标下调为更简单的辅音组合。她认为如果选择了另一组简单辅音组合，孩子会有挫败感。这样一来，伴随着密集训练，发音得到了自然强化，辅音组合简化得到了增强而非抑制。
- 我也犯了类似错误，我曾认为通过开发创造性提示和努力可以达到发音的准确率目标，结果是浪费宝贵的治疗时间，并加剧错误。

**制订对你和孩子都有用的提示**

- 视频 3-1 中你可能注意到 Alicia 的提示和第 2 章 Taylor 的不同，这是 Alicia 为 Carter 的特定错误制订的提示。她选择与他的语音错误相反的提示，如一个大大的微笑，以抑制侧音化构音的漏气。针对 Carter 最困难的语音，她还通过延长时间和夸张的动作突显提示。
- Alicia 与我指导过的实习生一样，被教过使用各种提示，她自己也制订了独特的提示。本书中可学习到各种提示，有些你可以模仿，有些你会适应，还有一些是你学习创造出的。享受这个过程，因为技能会随着治疗不断提高。

辅音组合，选择辅音组合而不是单音、塞擦音。通过这种方式，我们可以在产生正确语音数量和复杂性上获得更大的进步。

因为说话是一种连续运动，我们将讨论如何把治疗目标放在一个载体短语或句子中，让所有的目标语音都能准确地发出，避免强化错误的语音（第 4 章中将讨论为治疗目标选择语言环境，在载体短语中要求每个单词准确性规则的例外情况）。

对于 Carter，实习生选择了 "Can you scrape it to me please？"（/kæn ju skɹeɪp ɪt tu mi pliz？/）。其选择的是抑制 Carter 音系历程的滑音 /ɹ/ 和 /l/，纠正侧音化 /s/，产生与 /s/ 同源的音 /z/。Carter 可在最大限度提示下准确发出所有目标语音。

### （三）是否可以选择多个治疗目标

Alicia 也可以增加另一个治疗目标，直接治疗去塞擦音化 /ʧ/ 和 /dʒ/（如选择 "Can you scrape it or drop /dʒɹɑp/ it to me please？"）。

但研究表明，不管是减少错误语音数量还是减少复杂性语音错误，选择一个或两个治疗目标的结果相同。

我们比较了两组干预结果，一组为 28 名学龄前儿童，选择一个三元素辅音作为治疗目标（如 scrape→skɹeɪp），另一组为 20 名学龄前儿童，选择一个三元素辅音（如 scrape）及额外的辅音组合治疗目标（如 scape 和 drop）。两组在提升正确语音总数方面没有差异。两组平均错误语音数量改善 32%，两组在塞擦音和二元素辅音组合改善的差异非常小（塞擦音提高对比为 38%～39%，二元素辅音组合提高对比为 12%～14%）。研究表明，在三元素治疗目标中添加一个额外治疗目标并没有产生实质结果。

**实践应用**

- Cater 的病例为什么你倾向选择一个治疗目标？
- Cater 的病例为什么你倾向选择两个或两个以上的治疗目标？

我认为选择一个治疗目标是合适的，因为三元素辅音组合对未处理的二元素辅音组合及塞擦音都有向下级联效应。值得注意的是，这些未经治疗、后期发展出来的二元素辅音组合和塞擦音比早期发展出来的音进步更慢。为此，也许添加塞擦音作为治疗目标可以更直接地处理脸颊、嘴唇及腭部的位置问题，这与 "scrape" → /skɹeɪp/ 一词中发音涉及的器官收缩和位置不同，见视频 3-2 中 Carter 提要求时的治疗目标。

在使用载体短语完成 4 次、每次 45 分钟的治疗后，Carter 的单词标准化测试错误数量从 27 个减少到 18 个。33% 的改善令人印象深刻，他在自发谈话中的 PCC 从 72% 提高到 80%。

### （四）选择两个治疗目标改善塞擦音产生的获益

当存在混合塞擦音时选择两个治疗目标的主要优势是，塞擦音 /dʒɹ/ 是一种与 /skɹ/ 完全不同的运动，发 /dʒɹ/ 时，需要上颌和唇部（脸颊和嘴唇）肌肉伸展，向前撅起。反之，发 /skɹ/ 时，上颌肌肉收缩，嘴唇做微笑动作。

协同发音是相邻音对音位产生的影响。在协同发音中，/ɹ/ 在 "scrape" 和 "drop" 中产生的方式并不同，IPA 提示 /ɹ/ 在发音位置上是硬颚齿龈音，当发 /ɹ/ 时，需要注意 "scrape" 中的 /ɹ/ 是如何在口腔中更后面产生的，而 "drop" 中的 /ɹ/ 是如何在双侧齿龈槽边产生的。

视频 3-3 中，Alyssa 和 Harrison 提出要求 "Can you scrape or drop it to me please？"（/kæn ju skɹeɪp ɔrdɹɑp ɪt tu mi pliz？/）。在不同活动中持续使用相同的治疗目标，见视频 3-4。

Alyssa 和 Harrison 在每一天的治疗中都有不同活动。不同的活动、时间和人保持既定治疗目标相同，从而进行更深层次的学习。新的治疗目标可以由儿童独立产生。在所有情况下，治疗目标仍然是 "Can you scape or drop it to me please？"（/kæn ju skɹeɪp ɔrdɹɑp ɪt tu mi pliz？/）。

## 准则 3：选 1～2 个治疗目标建立内部控制点

使用非词（无意义词）有效性研究表明，非词治疗的好处是治疗目标可以泛化到其他未经治疗的单词中，因为非词不会产生错误发音的强化。一个有 /k/ 发音错误的儿童常常将 "can" 发成 "tan"（/kæn/ → /tæn/），因此非词训练可以带来立竿见影的好处 [15]。

我们可以将这个有价值的研究用于实践，利用非词来促进对话和未治疗单词的改善。我们通过一段时间，有可能是整个学年，在单句、连句或段落中使用相同或数量有限的非词，来达到上述治疗目标。以下概述了长期使用相同治疗目标的 3 个原因。

• 使用一个或仅使用两个治疗目标范例，可以让儿童关注目标音是如何产生的，而不是去回忆各种单词；要让儿童思考如何运动能产生目标音，如在发 "can" 时思考 "我的舌头需要放在后面的位置吗？"，而不是关心在单词中有不同 /k/ 位置的 20 个单词的语义。

• 在单句、连续句或段落中使用相同的治疗目标，可以让儿童和照顾者能在不同人和环境中进行练习，呈现更快的治疗效果并取得不同场景的泛化。父母可以召集祖父母、保姆和照顾者，共同遵循儿童既定治疗目标。我们通常会要求父母把儿童的治疗目标贴在冰箱上，随时都看得见，

---

**将 /θɹ/ 作为治疗目标的疗效可疑**

• 我们没有选择 /θɹ/ 来抑制 /θ/ 唇音化的音系历程。在第 1 年暑期项目中，我们研究了 7 名以 /θɹ/ 辅音组合为目标，选择动词 "throw" 治疗学龄前儿童。我们选择 /θɹ/ 的 3 个原因：①它是一个发展较迟的辅音组合；② /θ/ 和 /ɹ/ 从音系发音上有很大不同；③都是孩子在最大限度提示下可以正确发出的错误音素。

• 尽管我们认为选择复杂的方法有利于言语干预，这一理论具有坚实的理论依据，但选择 /θɹ/ 为治疗目标在改善单辅音和辅音组合方面大部分是无效的。被分配到 /θɹ/ 治疗目标的 7 名学龄前儿童效果很差。在接受 4 次或 5 次、每次 45 分钟治疗后，平均只减少了 3 个单音错误，使用单词标准化语音测试辅音组合方面并没有改善。因此，当存在其他辅音组合错误时，我们不倾向 /θɹ/ 作为治疗目标。

• 怎样解释干预 /θɹ/ 的发音缺乏疗效呢？也许是 /θ/ 的位置，发 /θ/ 时舌需要从口中伸出，与其他言语运动行为相差明显，无法对其他需要由唇部或口内发出的声音产生直接影响。由于 /θ/（及其声音同源 ð）独特的齿间发音位置，我把它们称为 "局外人"，因为它们不太可能对其他音产生影响。

• 当然，这些令人沮丧的进步可能归因于偶然，因为只对 7 个孩子进行了研究，需要进一步增加随机分配更多人群进行研究，以进一步揭示 /θɹ/ 作为主要治疗目标的真实价值。目前我们没有把 /θɹ/ 作为主要治疗目标，而是将其放为次要目标，用以今后产生正确的语音，除非 /θɹ/ 是唯一剩余的错误发音。

从而达到每天至少引导儿童表达一个自然需求的目标。

- 这是最重要的，我们使用相同的目标，儿童就可建立一个内部控制点并成为自己的老师，这是言语 - 语言治疗的首要目标。一定且永远会有我们无法控制的外部因素存在，沟通障碍的儿童通常合并其他神经发育问题，需要更多自我鼓励和更多勇气才能成功。为此，他们甚至比发育正常的同龄人更需建立强大的内部控制点，相信其最终可以决定成功或失败。

## 准则 4：选辅音组合治疗目标处理音节结构的音系历程

哪些治疗目标适用于治疗影响音节结构的音系历程？如首辅音删除、尾辅音删除、弱音节删除和辅音组合简化。

我们连续 5 年的研究结果又一次鼓励我们深入思考。以音系发展最高阶梯（表 3-1）作为治疗目标，以最大限度提示来激发儿童产生早期发展语音的改变。研究表明，在 6 周只有 4～5 次训练后，在单词起始位置上，不管选二元素辅音组合或是三元素辅音组合，都将促进多音节单词（未经治疗的）的改进和泛化。通过治疗音系发育更高阶段的辅音组合删除过程，可以影响音系发育更早期辅音和音节删除的改变。

### 为 Jacob 选择一个治疗目标

Jacob 是一位 42 月龄有构音困难的儿童，症状相对较严重。在单词标准化测试中，其基线值有明显的尾辅音删除（表 3-4）。

现在我们将通过 4 个问题来确定 Jacob 的治疗目标。

问题 1：展现了哪些错误的音系历程？

尾辅音删除、软腭音前置、辅音组合减少、/f/、/v/ 和 /θ/ 的唇音化、擦音 /s/、/z/ 和 /ʒ/ 的塞音化、滑音 /l/ 和 /ɹ/ 的去塞擦化。

注意：音节删除只出现一次（kəmˈpjutər → pjutʌ），同化错误仅出现两次（swɪŋ → fin；ðɛm→ wɛm）。因此，预测其音系历程有望得到自然修复。

问题 2：哪些发音有歪曲或错误？

该问题不成立，因为儿童音系发展历程的各种发音均被替代音所替代。

问题 3：使用最大限度提示时，Jacob 能准确地发出哪些语音？

Jacob 能够在最大限度提示下发出补充辅音组合筛查表中所有辅音组合。

问题 4：哪些复杂辅音组合会直接影响更简单的音？

Jacob 很难发出 /ʃ/、/ʒ/、/ʧ/ 和 /ʤ/。所有这些声音都可以通过选择辅音组合中最复杂的音 /ʤ/ 来影响，如 drop（/ʤɹɑp/）。

---

**为什么选择真实词而不是非词呢？**

- 最近的研究表明，选择非词或真实词对干预结果没有显著影响[16]。但是，非词的内在可接受性低，必须明确教授非词的本质，而且需要花时间和精力学习，这样人们将不得不在自然环境中"接受"并使用非词。虽然非词在治疗初期可能会加快治疗进展，但请从治疗的第一天开始就选择真实词来提高不同环境和治疗以外人群对治疗目标的可接受性。
- 此外，我们会选择通常并不经常出现在孩子的词汇库中的三元素辅音和二元素辅音目标动词（如 swap、scrape、spray、stretch）。正如你在视频 3-5 和视频 3-6 中看到的，Patty 使用不常见的动词"swap"和"sweep"来提出要求。这些低频使用的动词与非词有相似的益处，因为错误语音没有被强化或仅一点点强化。就像一张白纸，新的发音运动更容易习得。

**表 3-4** 在单词标准化语音测试中 Jacob 的基线表现

| 正字法拼写：国际音标➡ Jacob 的发音 | |
| --- | --- |
| pig： | pɪg→pɪt |
| bed： | bɛd→bɛt |
| teeth： | tiθ→ti |
| dog： | dɔg→dɔ |
| cage： | keɪʤ→teɪ |
| gate： | geɪt→te |
| nouse： | maʊz→maʊ |
| knife： | naɪf→naɪ |
| king： | kɪŋ→tin |
| ring： | ɹɪŋ→win |
| house： | haʊs→haʊ |
| hive： | haɪv→haɪ |
| fish： | fɪʃ→fɪt |
| van： | væn→bæn |
| seal： | sil→sioʊ |
| zoo： | zu→ju |
| sheep： | ʃip→sip |
| jar： | ʤɑr→dɑr |
| cheese： | ʧiz→ti |
| rake： | ɹeɪk→weɪ |
| leaf： | lif→jiv |
| watch： | wɑʧ→wɑ |
| thumb： | θʌm→fʌm |
| bathe： | beɪð→beɪ |
| them： | ðɛm→wɛm |
| clown： | klaʊn→waʊn |
| glove： | glʌv→dwʌb |
| school： | skul→tul |
| snake： | sneɪk→seɪk |
| swing： | swɪŋ→fin |
| bridge： | bɹɪʤ→bwɪd |
| computer： | kəmˈpjutər→pjutʌ |
| dinosaur： | ˈdaɪnəˌsɔr→ˈdaɪnəˌsoʊ |
| grasshopper： | ˈgɹæsˌhɑpər→ˈgwæsˌhɑpər |
| lemonade： | ˈlɛməˈneɪd→wɛməˈneɪd |
| thermometer： | θərˈmɑmətər→fermometər |

治疗 Jacob 的实习生 Alyssa 认为，他需要大量重复练习来抑制前置化，并想解决其所有发音过程。因此，她选择了 "Can you scrape or dream it to me please? I am a cool guy because I have sparkle teeth." （/kæn ju skɹeɪp ɔr dɹim it tu mi pliz?

ai æm ə kul gai bɪˈkɔz ai hævˈspɑrkəl tiθ./ )。

你认为 Jacob 适合选择一个更简单的治疗目标吗？如 "Can you scrape it to me please?" （/kæn ju skɹeɪp it tu mi pliz?/ )。Alyssa 为 Jacob 选择多个干预治疗目标有何好处，使用复合句作为语言场景进行干预有何好处？如 "Can you scrape or dream it to me please? I am a cool guy because I have sparkle teeth." （/kæn ju skɹeɪp ɔr dɹim it tu mi pliz? aiæm ə kulgai bɪˈkɔzaihævˈspɑrkəl tiθ./ )。

在使用复合句语境完成 5 次、每次 45 分钟治疗后，Jacob 标准化单词测试错误从 54 个下降到 39 个，语音正确率提高了 28%。

请注意，Alyssa 对 Jacob 的治疗目标被放在两个有关联意思的语句中，是一个复杂句。他在 5 个干预过程中都使用了这句话的组合，Alyssa 的进步令人印象深刻。

## 准则 5：治疗目标放在长句复杂句中，改善多音节单词

研究表明，如果儿童的治疗目标词被放在载体句子中，而不是在单个单词水平上，他们可发出更多的多音节词。使用含有目标词的句子来提要求，如 "Can you scrape or dream it to me please? I am a cool guy?"，相较于单独使用 "scrape" 这个词来提要求，多音节词改善更明显。

这可能是更长和更复杂的句子使儿童言语运动具有连续性，提供了更多运动协调性练习，从而间接改善多音节单词。其数据分析支持了 Alyssa 直接选择复杂句治疗 Jacob。

值得注意的是，在我们的研究中，多音节词并没有被用作治疗目标，也没有出现在 82 名学龄前儿童言语干预项目的任何载体句中。对于基线时有多音节错误的儿童，仅进行 4~5 次、每次 45 分钟治疗后，多音节词的产生显著提高。

在多音节词上的进步，进一步说明了复杂方

法是如何在辅音和音节删除等较简单的音系历程发展中引发变化的。研究表明，这些早期发展的音系历程将在后期发育中被纠正，如辅音组合减少这一直接目标。

## 准则6：选择发音差异最大辅音组合治疗目标

有些儿童主要表现为央化元音（如 /ʌ/）和早期辅音（如塞音，表3-1）的错误。为加快进步，我们再次将重点放在语音发展最高阶梯的三元素辅音组合上，同时给儿童最大限度地提示。

选择发音差异最大的辅音组合为治疗目标，不仅可以提升复杂辅音组合发音的准确率，还可提高口腔运动的协调性。发音差别最大的辅音组合是在发音位置和方式上与相邻语音有很大不同，可以帮助儿童提高连续说话时口腔运动的协调性。在向父母解释为什么选择发音差异最大的辅音组合作为治疗方法时，我将其描述为"在口腔中进行杂技表演"，可改善口腔运动协调性，提高言语清晰度。我们选择 /s/ 开头限制气流的辅音组合作为治疗目标，同时选择相近的流音或滑音，通过从限制气流向开放气流的逐步转变，来改善口腔运动协调性。

值得注意的是，/s/ 是一种既属于齿龈音又属于擦音的高级音，它可以直接影响一些未经治疗的齿龈音和擦音。研究表明，以含有 /s/ 的三元素和二元素混合辅音组合为治疗目标比未混合 /s/ 的辅音组合如"glide"（/glaɪd/）为目标，可产生更大的效益。/s/ 在表达形态（即语法）发展中也起到关键作用。

辅音和央化元音发音数量有限的儿童通常口腔肌肉会无力，并因发音数量有限导致口腔肌肉使用不足而使症状加剧，特别是双元音、滑音、擦音和辅音组合发育上的协同发音，它们往往无法发出后期发展含有 /l/ 和 /ɹ/ 的辅音组合，同时

也不能将有 /l/ 和 /ɹ/ 的音与 /s/ 相混合。

因此，我们常将 /s/ 与开放气流、早期发展滑音 /w/ 混合，它不同于 /s/ 的发音，对央化元音和少数塞辅音发音困难的儿童，我们常使用 /sw/ 为治疗目标，仅经 4～5 次治疗，就能取得实质性进展。

### 为 Patty 选择治疗目标

Patty，36 月龄，有严重的语音障碍，只能发出有限的辅音，即阻塞音 /p/、/b/、/t/、/m/、/n/、/k/、/g/，擦音 /ʃ/，滑音 /w/（表3-5）。

问题 1：她有哪些音系历程？

首辅音删除、尾辅音删除、音节删除、辅音组合简化、塞音化和同化错误。

问题 2：她能在最大限度提示下发出什么？

在最大限度提示下，Patty 可以发 /s/，但并不是在模仿的简单提示下。

问题 3：哪些音发音错误或歪曲？

/s/ 和 /z/ 被发成 /ʃ/，因为在发音过程中脸颊和嘴唇没有缩回，舌在口腔中心位置上，发生了侧面漏气。

问题 4：哪些复杂辅音组合将直接影响更简单的声音？

通过选择二元素辅音组合 /sw/，可以在发展塞擦音和单摩擦音中产生向下级联效应，获得塞擦音和单摩擦音的发展（表3-1）。

在治疗 Patty 期间，没有发现三元素辅音组合目标有比二元素辅音组合目标有更明显改进。然而，我们会根据这些新信息来检查 /skw/ 的可诱导性，然后选择一个三元素辅音组合词继续治疗，如 squash。Patty 在最大限度提示下也无法发出 /l/ 和 /ɹ/，此时还能想到哪些三元素辅音组合？

Patty 无法说出载体句 "Can you swap it to me please?"（/kænjuswɑpɪttu mi?/）。因此，实习治疗师 Jessica 选择 swap 作为切入点，并迅速将表达

方式扩展为 "Can you sweep it to me?"，通过长元音 /i/ 的邻近影响，鼓励唇部和上颌缩回。

在完成 4 次、每次 45 分钟治疗后，通过在活动中使用载体短语，Patty 的单词标准化测试错误从 55 个减少到 49 个，发音正确率提高了 11%。

## 准则 7：以辅音组合为目标治疗单个语音错误

### 为 Haisley 选择治疗目标

Haisley 发 /l/、/ɹ/ 和 /s/ 时口齿不清。她的实习治疗师 Taylor 选择的是 "Can you scrape it or spray it to me please?" 通过在不同语音环境中发 "scrape"（嘴唇和脸颊收缩）和 "spray"（嘴唇和脸颊向前突出）来纠正错误发音。

视频 3-7 中可看到 Haisley 使用了 3 个辅音组合为治疗目标，在最初治疗过程中以最大限度提示来抑制 /l/ 和 /ɹ/ 的滑音及 /s/ 的发音不清。

视频 3-8 中，可看到 Haisley 在第 3 次 45 分钟治疗时，仅接受了一个中等限度提示。实习生口语示范模式逐渐消退，只提供了触觉提示。

在不同活动中使用该请求句完成了 5 次、45 分钟治疗后，Haisley 的单词标准化测试错误从 26 个减少到 18 个，发音正确率提高了 31%。

## 准则 8：明智地纳入 "please"

儿童应该总说 "please" 吗？对 82 名有三元素和二元素辅音组合目标的学龄前儿童进行研究，在完成 4～5 次治疗后，我们提出了该问题。

无论儿童目标句中是否含有"please"（/pliz/），在后期测试中并不会对发 /l/ 或 /z/ 的音产生影响。

研究表明，不管是否 /l/ 或 /z/ 直接出现在请求句中，经过干预后，两组在单词标准化测试中，/l/ 和 /z/ 发音准确率平均提高了 22%，/z/ 提高了 26%。

**表 3-5　在单词标准化语音测试中 Patty 的基线表现**

| 正字法拼写：国际音标➡ Patty 的发音 |
| --- |
| pig： pɪg→pɪ |
| teeth： tiθ→tit |
| dog： dɔg→gɔg |
| cage： keɪdʒ→geɪ |
| gate： geɪt→geɪk |
| mouse： maʊs→maʊm |
| knife： naɪf→naɪt |
| king： kɪŋ→tɪn |
| house： haʊs→aʊ |
| zoo： zu→ʃu |
| sheep： ʃip→ʃik |
| jar： dʒɑr→bɑr |
| cheese： tʃiz→ʃi |
| rake： ɹeɪk→weɪk |
| leaf： lif→ti |
| web： wɛb→gɛ |
| yo-yo： joʊ-joʊ→doʊ-doʊ |
| bathe： beɪð→peɪk |
| them： ðɛm→pɛm |
| clown： klaʊn→kaʊn |
| school： skul→ku |
| grasshopper： ˈgɹæsˌhɑpər→gwʌ |
| fingernail： ˈfɪŋgərˌneɪl→gʌ |
| Lemonade： ˈlɛməˈneɪd→weɪd |
| basketball： ˈbæskətˌbɔl→k |

为此，我们一般不建议在儿童治疗目标请求句中添加 "please"，除非在给予最大限度提示下，儿童能够正确地说出该词。这是为了避免增加错误发音（如 [lʷ] 的滑音化和 [zˡ] 的侧音化）。如果需要表示礼貌，也可以通过鼓励儿童用 "Thank you" 来表达感谢。

### 怎样选择辅音组合为治疗的目标

在辅音组合治疗目标的选择中，需要寻找一个可以解决大量音系历程和发音错误的辅音组合。这样，选择的目标就可以发挥最大的价值。如果儿童表现出擦音塞音化、软腭音前置和滑音的音系历程，那么 /skɹ/ 将是一个有价值的治疗目标，因为它同时可解决三个音系历程。

见表 3-6，假设儿童在给予最大限度提示下能准确地说出辅音（除非在括号中注明），你会选择哪个动词做后续音系历程语音错误的治疗目标？

在此给出了我选择的治疗目标动词。你能选出另一个动词来表达儿童喜欢的物体或动作吗？言语是一种连续运动活动，这些动词将在句子的上下文中作为目标，如 "Can you scrape it to me please?"。完成表 3-6，以练习选择有效的治疗目标。

**表 3-6　选择辅音组合治疗目标来抑制音系历程**

1. /ʧ/ 的去塞擦音化及 /l/、/ɹ/ 的滑音化：drop/dɹɑp/
2. 塞音化、软腭音前置音化及滑音化（但无法最大刺激引出 /l/ 和 /ɹ/）：squash/skwɑʃ/
3. 辅音组合简化：scrape/skɹeɪp/
4. 塞音化、软腭音前置音化（但无法以最大刺激抑制前置音化）及滑音化：stretch/stɹɛʧ/
5. 塞音化、辅音组合简化并为 /l/ 引出 /w/：splash/splæʃ/
6. 塞音化、软腭音前置音化并为 /j/ 引出 /w/：skewer/skjuər/
7. 塞音化、/t/ 和 /d/ 的后置音化及滑音化：stream/stɹim/
8. 软腭音前置音化并为 /l/ 引出 /w/：glide/glaɪd/
9. /θ/ 的唇音化及滑音化：free/fɹi/
10. /ɹ/ 在唇音后滑音同化：spritz/spɹɪts/
11. /l/ 在唇音后滑音同化：splash/splæʃ/
12. /f/ 和 /v/ 的塞音化及 "ɹ" 的滑音化：vroom/vɹum/
13. /f/ 和 /v/ 的塞音化及 /l/ 的滑音化：fly/flaɪ/
14. 软腭音前置化并用 /w/ 代替 /j/：skew/skju/
15. 硬腭音 /ʃ/ 和 /ʒ/ 的龈腭化及 /ɹ/ 的滑音化：drum/dɹʌm/
16. 软腭音前置化，并用 /j/ 代替 /w/：quick/kwɪk/
17. 音节删除、首辅音删除、尾辅音删除：stretch/stɹɛʧ/
18. 有限的辅音库，主要由元音组成：swap/swɑp/
19. 出现在双唇音前的 /s/ 的圆唇音同化错误：spray/spɹeɪ/
20. 单词中只有 /l/ 和 /ɹ/ 出现时直接滑音化：scrape/skɹeɪp/、splat/splæt/（选择 2 个目标）
21. 单词中只有 /t/ 和 /d/ 出现时直接后置音化：stream/stɹim/
22. 仅去塞音化单词：drench/dɹɛnʧ/
23. 只有 /s/ 的边音列表：scrape/skɹeɪp/、spray/spɹeɪ/、stretch/stɹɛʧ/（选择 3 个目标）
24. 只有 /s/ 的前置音列表：skewer/skjuər/、stream/stɹim/、splash/splæʃ/（选择 3 个目标）
25. 只有 /ɹ/ 的圆唇音：strike/stɹaɪk/、spring/spɹɪŋ/、scream/skɹim/（选择 3 个目标）

我们回顾了选择治疗目标过程中的每一步，这些目标都是为语音障碍儿童最快产生最佳效果。视频 3-9 回顾了选择产生最佳疗效目标的步骤。每条准则都有经验支持和治疗结果支持，以帮助理解和诠释选择某治疗目标的原因。

同时，还讨论了在载体句中整合治疗目标对准确发音、防止消极练习的重要性。

下一章，当我们考虑到重要的次要目标时，这些准则可能会有例外，这些次要目标的目的在于增加语言表达的长度、复杂性和（或）改善表达性语言落后、注意缺陷学龄前儿童的注意力。

对严重语音障碍儿童的处理也有例外，我们奖励进步的发音，即随着时间的推移儿童会逐渐趋于准确发音。通过各种方法的强化学习后，这些进步可以表现为语言长度、复杂性、注意力和清晰度方面的提高。

# 参考文献

[1] American Speech-Language-Hearing Association. 2018 Schools survey. Survey summary report: numbers and types of responses, SLPs. Published in 2018. Available from www. asha.org

[2] Brumbaugh KM, Smit AB. Treating children ages 3-6 who have speech sound disorder: a survey. Lang Speech Hear Serv Sch. 2013; 44(3):306-319

[3] Sugden E, Baker E, Munro N, Williams AL, Trivette CM. Service delivery and intervention intensity for phonology-based speech sound disorders. Int J Lang Commun Disord. 2018; 53 (4):718-734

[4] Law J, Garrett Z, Nye C. The efficacy of treatment for children with developmental speech and language delay/disorder: a meta-analysis. J Speech Lang Hear Res. 2004; 47(4):924-943

[5] Gierut JA, Morrisette ML, Hughes MT, Rowland S. Phonological treatment efficacy and developmental norms. Lang Speech Hear Serv Sch. 1996; 27(3):215-230

[6] Gierut JA. Complexity in phonological treatment: clinical factors. Lang Speech Hear Serv Sch. 2001; 32(4):229-241

[7] Taps J. An innovative educational approach for addressing articulation differences. Perspectives on School-Based Issues. 2006; 7(4):7-11

[8] Elise B, Lynn WA. Complexity approaches to intervention. In: McCauley RJ, Williams AL, McLeod S, eds. Interventions for Speech Sound Disorders in Children. Baltimore: Paul H. Brookes Pub.; 2010

[9] Storkel HL. Implementing evidence-based practice: selecting treatment words to boost phonological learning. Lang Speech Hear Serv Sch. 2018; 49(3):482-496

[10] Greenberg JH. Universals of Human Language. Stanford, CA: Stanford University Press; 1988

[11] Gierut JA. Phonological complexity and language learnability. Am J Speech Lang Pathol. 2007; 16(1):6-17

[12] Miccio AW, Elbert M, Forrest K. The relationship between stimulability and phonological acquisition in children with normally developing and disordered phonologies. Am J Speech Lang Pathol. 1999; 8(4):347-363

[13] McLeod S, Masso S. Screening Children's Speech: The Impact of Imitated Elicitation and Word Position. Lang Speech Hear Serv Sch. 2019; 50(1):71-82

[14] Rosenbek JC, Lemme ML, Ahern MB, Harris EH, Wertz RT. A treatment for apraxia of speech in adults. J Speech Hear Disord. 1973; 38(4):462-472

[15] Gierut JA, Morrisette ML, Ziemer SM. Nonwords and generalization in children with phonological disorders. Am J Speech Lang Pathol. 2010; 19(2):167-177

[16] Cummings A, Hallgrimson J, Robinson S. Speech Intervention Outcomes Associated With Word Lexicality and Intervention Intensity. Lang Speech Hear Serv Sch. 2019; 50(1):83-98

# 第 4 章  为治疗目标选择语言环境
## Selecting Linguistic Contexts for Treatment Targets

语音以音素为基本单位，就像水中的原生动物那样四处移动，可以结合，也可以分离。

——L. Sprague de Camp

治疗目标的有效性主要受两个因素影响。一是语音环境，即治疗目标音周围的音很重要。语音环境将影响治疗初始阶段和最后阶段中正确发音的有效性。二是句法语境，其包含治疗目标载体句的结构。句法语境影响治疗目标的建立和泛化的有效程度。不管治疗目标是在简单句、长句、复杂句、复合句，还是段落，都能影响语音、语言和注意力的进步。

较为复杂的语境（句法丰富、连接词多）的重复使用，同时使复杂语言形式得以发展。儿童自身也需要更多注意力来完成更长的语言。因此，语言长度增加对任务持续注意和共同注意力均有益。

## 一、起始和泛化阶段语音环境

### （一）起始阶段

协同发音，即相邻音节的相互影响可导致发音错误。如双唇音 /w/ 对 /s/ 的逆向同化，儿童可能将 "swing" 发成 "fwing"。

协同发音也可为设计正确治疗目标提供帮助。一个发典型轻圆音 [ɹw] 的儿童也可以发 "green"（/gɹin/）中的 /ɹ/，这是由于 /g/ 的正向同化和 /i/ 的逆向同化导致嘴唇回缩，从而帮助了 /ɹ/ 音的产生。

或许在通过语音环境来辅助正确发音的例子中，最奇怪的就是选择单词 ugly（/ʌgli/）来抑制前置音 /k/、/g/、/ŋ/ 的前置音系历程。该例子中的儿童唯一的音系历程就是前置。

在尝试提供大量可以进行舌部收缩练习邻近语音环境的目标词汇后，这个 3 岁儿童只能在最大限度提示下，通过 "ugly" 来抑制 /g/ 的前置化。开始时儿童尝试在句子 "It's not ugly" 中练习 "ugly"，然而因为太拗口以至于儿童无法开口。于是在初次治疗后，治疗师告知家长，在日常生活中表达需求时，练习 "ugly"。

当该家长被告知女儿在说出侮辱性的形容词时可以获得奖励，他很吃惊，因此要特别向家长说明 "只是短期训练"；在第二阶段治疗中，该儿童治疗目标调整为 "It is not ugly"。第三阶段时她已能用 "Can you scrape it to me please because I am a cool girl?" 来表达需求。如果没有 "ugly" 的前期铺垫，她就不会有如此迅速的进步。

为什么 "ugly" 是抑制前置化并建立其正确发音的唯一单词？为了实现正确的发音，逆向同化和正向同化都是必要的。舌头从休息时门牙槽嵴处回收缩，发中元音 /ʌ/，引起正向同化，接下来使 /g/ 更易发出。邻近软腭的龈颚音 /l/ 对 /g/ 形成逆向同化，也使 /g/ 更易发出。

一个单词含有多个治疗目标音，在治疗阶段可产生积极影响。如果儿童将 /s/ 侧向化、/ɹ/ 圆化及 /k/ 前置化，那么基于正向同化与逆向同化的考虑，将治疗目标定为 "scrape"，对治疗会有很大帮助。在发 /k/ 时，需要双唇回缩，以此逆向同化 /s/，正向同化 /ɹ/，使两音更容易发出。其实，同化可以简单地理解成一个音的前进型影响或后退型影响。视频 4-1 中，Luca 说 "Can you scrape it to me please?I am a cool guy because I have sparkle teeth." 其中 "scrape" 的发音就可同时促进 /k/、/s/ 和 /ɹ/ 的发音。视频为治疗第一天，那时候 Luca 还没有学会手势提示，所以治疗师给予了最大限度提示。

### （二）泛化阶段

在建立阶段，选择邻近音帮助目标音准确发出很关键，在泛化阶段则应选择具有挑战性的邻近音。在泛化阶段，选择一个三元素辅音组合来挑战儿童练习口技，选择会正向与逆向同化的邻近音可挑战正确发音。

如果儿童学习 [sˡ] 侧音化和 [ɹʷ] 圆化音，就让他在泛化阶段说 "spray"。/p/ 会让嘴唇形成圆形，这样抑制 /s/ 的侧音化（由于唇部运动及上颌回缩而向两边散出）和 /ɹ/ 的圆音化更难。

在 Vance 和 Sampson 泛化阶段的视频中，完成每个治疗目标词时，需注意口腔发出 /s/ 和 /ɹ/ 时动作的区别。对于 Vance 来说，在单词 "sparkle" 中，/s/ 受 /p/ 的逆向同化影响，但在单词 "free" 中，/ɹ/ 受到唇齿者 /f/ 的正向同化影响（视频 4-2）。

对 Sampson 而言，"drop"（/dʒɹɑp/）是具有挑战性的泛化词，因为 /ɹ/ 受 /dʒ/ 的正向同化和 /p/ 的逆向同化影响，所以 /ɹ/ 邻音的圆唇化会使 /ɹ/ 更难发音正确（视频 4-3）。

## 二、为治疗目标选择语法环境

在语法环境中进行治疗目标的实践至关重要。由于言语是一种连续的运动活动，我建议将治疗目标放到句子和段落中进行训练。理想情况下，儿童能够准确地在句子或段落中准确地发出每一个音。如果儿童只表现出语音障碍，没有伴

---

#### 选择起始和泛化治疗目标的实践应用

下表中列有 5 个音系历程，每个音系历程都提供了三元素辅音组合的目标词，同时还提供了三元素泛化治疗目标词，这些词都通过正向和逆向同化，帮助治疗起始阶段的发音及挑战治疗泛化阶段的发音。以下表为例，你能为每个音系历程想出一个起始阶段的目标和泛化阶段的目标吗？

| 音系历程 | 三元素起始目标 | 三元素泛化目标 |
| --- | --- | --- |
| /t/、/d/ 后置化 | street/stɹit/ | strike/stɹaɪk/ |
| /k/、/g/、/ŋ/ 软腭前置化 | scrub/skɹʌb/ | screen/skɹin/ |
| /s/、/z/ 塞音化 | slice/slaɪs/ | string/stɹɪŋ/ |
| /l/、/ɹ/ 滑音化 | scrape/skɹeɪp/ | spray/spɹeɪ/ |
| /s/ 辅音组合侧音化 | squash/skwɑʃ/ | spruce/spɹus/ |

随语言或注意力缺陷，应努力确保儿童在词组、句子或段落这些练习载体中，能准确发出每个音，以避免负向练习。

在以下 4 种情况，我建议在段落层面而不是句子中去练习治疗目标：①当儿童同时存在语言障碍时；②当儿童表现出注意力问题时；③当儿童出现结构性音系历程，如音节和辅音删除，此类情况表明语言障碍的可能性更大[1]；④当儿童出现共同注意力缺陷时（见第 7 章）。

### 选择复杂句法环境的优势

2004 年，Law 及其同事进行的一项 Meta 分析显示，言语 - 语言病理学家不仅能有效治疗语音障碍，还能显著改善语言表达，尤其是在句子长度和复杂性方面[2]。为了实现这一目标，无论病因如何（孤独症谱系障碍、脑损伤、脑瘫、唐氏综合征、特定语言障碍），对于言语输出受限的儿童都需要将语言治疗目标融合到复杂的句子或段落中。

在语音治疗时，可采用最大限度辅助来促进表达性语言的改善。在同时关注语音和句子长度和复杂性的改善时，儿童的一些错误是可以接受的。

在下一个视频中，你会看到 Stella（一个患有孤独症的 4 岁女孩）同时存在言语 - 语言和注意力缺陷。在对这个孩子进行综合治疗时，治疗师 MaryLyn 将 Stella 的表达需求的目标制订为复杂句："Can you scrape it to me please?I am a cool girl because I have sparkle teeth."。

你会注意到，在视频 4-4 中，Stella 的注意力多次分散，但 MaryLyn 忽略了这些情况且只专注于目标句子，Stella 的注意力由此转到 MaryLyn 的身上。

虽然我们还没有研究句子长度和复杂性对注意力的作用，但我们在临床工作中观察到其对任务的关注、共同关注和语言表达的实质性改善。

## 三、治疗结构性音系历程问题的儿童

我们的研究表明，将治疗目标放在句子、复合句或段落中，比在单个词语层面上更有益处。例如，在标准化测试中，与儿童简单地说出单词"scrspe"相比较，"Can you scrape it to me please?"的多词汇表达，会带来更大的收益。

如第 3 章所述，我们可以通过含有两元素或三元素的辅音组合词来间接治疗多音节词。在对一个小组的治疗前后数据进行分析发现，虽然没有将多音节词作为治疗目标或载体句，所有 82 名儿童均在多音节（3~4 个音节）均有提高。因为存在结构性音系障碍的儿童有可能共存语言障碍，即患读写障碍的风险更高，所以我建议使用带有时间连词的段落，如首先、然后和最后，以鼓励早期叙事能力的发展。

在段落中使用连词（首先、然后、最后）可提供了一个简单而有逻辑性的大纲。多次重复这样的段落可形成学习的自动性。自动性是一种不经思考就能做某事的能力，是一种过量学习的行为。有了这种自动性，不仅能让逻辑排序变得更容易，还能让儿童在理解和表达故事时专注于主题的内容。

请参考视频 4-5，是 Cameron 在练习的起始阶段，他需要最大限度提示，其中包括口语、手势和视觉提示，来辅助他说出目标段落来表达请求。

在泛化阶段，Cameron 已经记住了段落，并练习如何在不同语音环境下发出不同的音。在视频 4-6 中，你会看到随着 Torey 口语示范逐渐减少，Cameron 可更独立地完成表达请求。

**创造性挑战**

设计一个关于请求的目标段落，打印粗体字和图片，需包括"首先、然后、最后、因为"。为喜欢动物的48月龄的女孩制订一项个性化治疗目标。

这段话要包含3个治疗目标词，这些词要抑制她的音系历程，她的音系历程是将擦音塞音化、软腭前置化、辅音组合简化、/l/和/ɹ/的滑音化。她可以通过最大限度提示来抑制该音系历程。

注意：为了确保有权限从搜索引擎中搜索图片教育，可以点击"工具"→"使用权"→"知识共享许可"。

## 选择简单句作为治疗目标的优点

与复杂句的语言环境相比，将治疗目标嵌入简单句的语言环境可能有3方面优点。

### 优点1：更快将控制点从成人交给儿童

选择简单句为治疗目标时，儿童可以更快承担起老师的角色并主动练习。

视频4-7中，48月龄的Chad有轻微发音困难，也有很强的注意力和语言能力。他的音系历程是前置化，在对话中存在将/z/清音化，以及将/w/替代/j/和/l/的错误。他的治疗师选择的治疗目标句为"Can you glide it to me please?"（/kæn ju glaɪd ɪt tu mi pliz?/）。

视频4-7和视频4-8中展示了治疗师是怎样发挥"支架"作用的。视频4-7展示的是通过缓慢、重复话语达到最大限度提示。Chad和治疗师Christina在其最近发展区进行练习（最近发展区是指儿童在其他更有能力者帮助下能发挥的潜力）。Christina为Chad搭建了最大"支架"，此时控制点大部分在外界（即成人手上，因为儿童还需要实习生的帮助才能发音正确[3]。

视频4-8中Chad不再依赖治疗师改善其发音，他成了自己的老师并教自己正确的发音。在培养独立性的同时，治疗师只需必要时提供一

些提示，以保持80%的准确率并防止错误语音强化。

Chad在该句子中只学习3个治疗目标词，即can、glide和please。如果治疗师Christina选择更多的治疗目标和句子进行练习，Chad能在仅3次治疗后就达到现在的独立学习吗？

该病例中Christina选择了二元素辅音组合词（"glide"），而不是三元素辅音组合词（"scrape"），设想一下他选三元素辅音组合词后会有更多进步吗？如选"Can you scrape it to me please?"（/kæn ju skreɪp ɪt tu mi pliz?/），但决定是治疗师当时基于个人判断做出的。目前尚未完成三元素辅音组合比二元素辅音组合获益更多的研究。

Chad完成了5次，每次45分钟的高强度治疗。每次治疗的活动不一样，但都用了载体句"Can you glide it to me please?"标准化测试中单词错误发音的数量仅从26个减少到25个，提高仅4%。这种情况很常见，为儿童3—4岁时出现前置化和滑音化的音系历程，该音系历程会持续到舌部力量改善为止，通常为4—5岁。

最开始Chad以/t/和/d/代替/k/和/g/。经过5次治疗，他发出了一个声门闭塞音作为/k/和/g/的近似音，滑音化也不明显了，以前完全用/w/代替/l/和/j/，但现在只是单个词测试中觉察出很轻的滑音化过程，会话中很难察觉。

标准化测试通常无法捕捉出这些重要的、质的进步。然而，这些连续近似音的改善使整体语音清晰度产生变化。对Chad来说，仅经过5次治疗后，他自发语音中的辅音正确率从75%上升到90%。

### 优点2：在看似简单的句子中纠正错误发音

有时学龄前儿童只有一种语音错误，即/s/歪曲或将/ɹ/滑音化。/s/和/ɹ/在英语中出现频率很高，如果不及早治疗，这些错误会变成习惯并持续到成年。

研究表明，/s/和/ɹ/的错误发音在很大程度

上归因于发育过程中儿童在音韵意识上对 /s/ 和 /ɹ/ 的错误感知[4]。/s/ 和 /ɹ/ 的音韵意识在儿童识字过程产生作用，需要给予重点关注。关注 /s/ 和 /ɹ/ 的音韵意识，应优先选择含有 /s/ 和 /ɹ/ 辅音组合的目标句为主要治疗目标，以达收益最大化。

因为辅音组合是音系历程中层次更高、出现更晚的音，因此将 /s/ 和 /ɹ/ 音放在辅音组合中治疗可事半功倍，选择三元素辅音组合而不是二元素辅音组合为目标可以更快地改善歪曲的发音，如圆唇音 /ɹ/。

类似 /ɹ/ 歪曲发音，可以让儿童说复杂句"Can you scrape it, spray it, or drop it to me please because I have angry dog teeth?"（/kæn ju skɹeɪp, spɹeɪ, ɔr/dɹɑp ɪt tu mi plizbɪˈkɔz aɪ hæv ˈæŋɡɹi dɔg tiθ?/）。为理解 /ɹ/ 在不同环境的发音，对着镜子里慢慢说出该句子。当大声说出四个治疗目标并发出 /ɹ/ 音时，可注意到嘴唇和脸颊位置的明显变化。此外，在读出每个单词并发出 /ɹ/ 音时，感受舌在口腔的位置，以便理解不同语音环境中唇舌位置及发音的变化。

我们回顾了如何优先选择简单治疗目标进行音系历程的干预，好的目标可以更快达到准确发音和优先建立内部控制点。在此部分，我们展示了如何将包含 /ɹ/ 多个治疗目标（不同辅音组合）放在一个有特定语境的句子中，以便泛化。

---

**创造性挑战**

设计一个复杂请求句作为治疗目标，将包含 3 个治疗目标词的段落打印成粗体字，列出音系历程。为喜欢交通工具（包括飞机、船只、火车和汽车）的 48 月龄男孩制订个性化复杂句治疗目标。他的音系历程是 /l/ 和 /ɹ/ 的辅音组合简化、去擦音化和滑音化，借助最大限度提示抑制所有音系历程。

---

**优点 3：减少句子长度，增加重复次数**

我们通过反复练习以建立正确发音的自动性。例如，使用不同的词，让 /ɹ/ 的发音正确，不断重复使 /ɹ/ 的发音正确，随后 /ɹ/ 在"angry dog teeth"的发音也就正确了。口头表达一个复杂句所需时间比叙述段落要少很多，可以反复练习治疗目标。随着重复次数的增加，神经元细胞周围髓鞘形成，增加细胞放电的效率和自动性，从而促进了新学习内容的泛化。

---

**选择句子到段落语法环境的实践应用**

- 在以下的场景中，你会选择简单句、复杂句还是段落为治疗目标的载体？需要所有发音至少要达到 80% 的准确率，或者着眼于提高语言表达能力和注意力而有些例外情况？

- 为以下表现的学龄前儿童（3—5 岁）选择治疗目标，试着给同事或上级解释选择原因，试着用简单的语言向家长解释，你选定的句子长度及语音准确度背后的原因。

  - 注意力缺陷和构音困难。
  - 语言障碍合并构音困难。
  - 存在辅音及音节删除的结构性音系历程。
  - 语言能力强，但 /ɹ/ 发音歪曲。
  - 在结构性治疗任务中，可准确发 /s/ 音，但在自然会话中有 /s/ 音歪曲。
  - 共同关注受限，伴有很多不成熟的音系历程。
  - 辅音库有限，包含塞音及央化元音。

语音环境很重要，视频 4-9 阐述了以治疗为目标的语境如何全面改善沟通障碍儿童的预后。

选择语音和语法环境的规则需根据"如何有效判断治疗目标及全面满足儿童需求"在实际场景中灵活变化。

在开始阶段，选择含有邻近音能够支持正确发音的目标词。在泛化阶段，选择对准确发音具有挑战的目标词。想要把这些具有挑战性的目标词说正确，就像练"口技"一样，需不断练习口腔相应动作才能准确发音。

此外，治疗规则也会根据治疗目标的句法环境发生变化。如何判断使用单句还是段落为治疗目标的载体？当儿童存在句子长度、复杂程度和注意力受限时，可以选择更富有挑战性的载体。

治疗师应提供最大限度提示让儿童尽可能说出最长、语法最复杂的话语，尽可能快地让儿童进入段落练习以促进其全面提升言语 – 语言、读写能力和注意力方面的能力。

当同时存在语言或注意力障碍的儿童，在说段落式语言时，一些后期发展的音（如 /θ/），可能会发错。这种情况下，要考虑风险回报比。提高语言表达能力和注意力的获益可能超过负向练习不准确发音强化的风险。

在学龄前阶段，尽一切努力抑制 /s/ 歪曲发音和 /ɹ/ 的滑音化。否则错误会持续到成年，因此要避免强化这些发音，提供最大限度提示，并通过邻近的音正向同化和逆向同化作用来帮助提高发音准确性。

最后，在泛化阶段时，对于语言表达能力强仅存在几个发音歪曲的儿童，可为他们选择目标音不同形式的词。在一个单句中，将目标音嵌入最有挑战的邻近音中，同时保持 80% 的准确率，以防止负向练习。

## 参考文献

[1] Macrae T, Tyler AA. Speech abilities in preschool children with speech sound disorder with and without co-occurring language impairment. Lang Speech Hear Serv Sch. 2014; 45 (4):302-313

[2] Law J, Garrett Z, Nye C. The efficacy of treatment for children with developmental speech and language delay/disorder: a meta-analysis. J Speech Lang Hear Res. 2004; 47(4):924-943

[3] Vygotsky LS, Cole M. Mind in Society: The Development of Higher Psychological Processes. Cambridge, MA: Harvard University Press; 1981

[4] Hearnshaw S, Baker E, Munro N. The speech perception skills of children with and without speech sound disorder. J Commun Disord. 2018; 71:61-71

# 第5章 开展富有教育意义的活动
## Developing Educationally Rich Activities

当有老师说"我没有足够的时间参与教学活动"时，我们需要重新思考教育方式是否合适。

——Mae Jemison

当新认证的言语－语言治疗师咨询我什么是改进治疗的最佳方式时，我会说："做个大扫除！"丢弃所有的二维练习工作方式，如发音板、抽认卡、工作表、发音游戏、打印表、发音迷宫游戏。

儿童需要比"死读书"更好的训练，使用这些传统的二维材料会减少儿童的参与，从而产生负面效果。

## 一、对儿童进行整体治疗

回想我初做言语－语言治疗师的经历，常常感到惭愧。因为时间有限，我把精力主要集中在口腔训练上，并为此减少了言语－语言技巧的训练，但训练本身并不是那么简单。

从事言语－语言治疗师工作6年后，我有机会回访了一个最早参与训练的学生，她是语前期的孩子，让她在学龄前就学会说话我很自豪。现在她五年级，我迫不及待想看看她表现得有多好。不幸的是，她的表现并不好。当她在教室里看到我时，她反复地喊道："和Kelly老师说话！"

她像婴儿一样蜷缩在一张金属的学生椅上，剧烈地摇晃着。

虽然她和同学、老师一起坐在教室里，但在情感世界中，她仍被禁锢在小牢房中，这种孤立受限就像"穿着紧身衣"。

这是一个有意义的典型事件，我不得不重新思考治疗的目的及一丝不苟的"循证实践"性治疗是否影响了儿童与其他人及周围环境沟通的能力。我下决心尽一切努力帮助目前正在治疗的学龄前儿童，让他们6年后不会处于这种孤立状态。

我今天分享的综合治疗是这十余年的总结，包括成功与失败的尝试、同事间的相互支持，以及在不熟悉的领域进行的跨学科研究。随着我们知识库的不断更新，治疗也将不断改进。

我17年前错失良机，治疗的不是孩子这一整体，而是身体某些部分。其实在学龄前阶段是一个非常好的机会，我们可以通过综合治疗为儿童打开这个世界。当神经可塑性处于高水平时，丰富而有吸引力的活动将产生最佳效果。

儿童需要学习来克服神经和环境的双重障碍。治疗师的角色是创造值得努力、具有挑战性的活动。

挑战创造改变。我们不能代替儿童成长、完成任务，但可把自己想象成一个迷宫的创造者，这个迷宫具有挑战性、吸引力和丰富的教育意义，适合儿童去完成。我们的任务是在儿童的"挑战点"创造一个迷宫，儿童能以 80% 的准确率独立完成这个活动。

儿童有超过 80% 的准确率后目标将变得简单，低于 80% 的准确率治疗将面临很大的困难，会存在错误行为习惯化的风险。在创造出迷宫后，就应退出让孩子获得自控点，他们都很聪明，通过反复尝试学习会很有效。

## 二、在不同发展领域开展活动

全面治疗学龄前儿童，需要提供富有参与性和教育性的活动。在有意义的情境中进行活动设计，在成人随时可及的地方，恰当放置儿童活动所需的材料或物品，保证儿童不能随便够到。

本章介绍了横跨艺术、工程、数学、运动和科学等多领域丰富的教育性活动，呈现了一种结合目标行为的治疗性活动，旨在增加小脑神经元活动（它也是大脑终端控制中心）。

此外，还建议开展早期读写（阅读）活动，因为有言语 – 语言障碍的儿童在学龄期出现阅读困难的风险较高。第 9 章将介绍早期阅读干预活动。

## 三、为儿童提供适合年龄的活动

无论儿童的功能障碍或发育水平如何，为每个有特殊需求的学龄前儿童提供适合其年龄的活动是一个挑战。

我们需要花额外的时间考虑个体需求，从而让所有儿童都能在一个最佳的独立水平上体验与年龄相适应的活动，这很有挑战性，但同时也很重要。大多数活动包括有吸引力的人物、存在因果关系和任务导向的组件（如字母、数字、形状、交通工具、动物和恐龙）。

## 四、分配一个职业

请注意，整本书的视频资料中，每个儿童都被分配了一个职业，这并不是为了玩耍而作的轻率决定。相反，职业游戏给孩子提供了现实的需求，让孩子完成以任务为导向的活动，完成重要的治疗目标。职业游戏也会让儿童进入充满想象的游戏世界。

## 五、使用三维教具进行学习

言语 – 语言治疗师经常把教具打印出来，用尼龙搭扣把它们压平并装订成册，便认为他们创造了三维教具，但这并不正确，儿童应该用所有的感官进行学习，不仅仅是眼睛。治疗师应尽量使用能够调动多种感官功能的真实物体。

本章将讨论如何采用囊括多个学习领域的活动，对学龄前儿童进行整体性治疗。在观看每个教学视频片段时，请参考活动检查清单、活动评估量表（表 5-1），对这些项目进行评价、学习并加以改进。应用这个清单来帮助你创造出吸引人、富有教育性、适合不同发展水平的学龄前儿童群体活动。

## 六、艺术

研究表明，有言语 – 语言障碍的儿童出现精细运动障碍的风险更大[1, 2, 3]。艺术活动不仅提供了一个操作物品的愉悦机会，同时还提高了精细运动技能。此外，各种物品为儿童治疗目标提供了大量实践机会。

对于艺术活动，要确保其开放性的本质。开放式活动是儿童根据自己的选择进行创造，没有固定的"正确"方法，儿童也不被要求创造"正确"的物品。

相反，希望儿童创造出一个预定物品的艺术

活动被称为封闭式活动，并不推荐。例如，在一个制作面具的活动中，儿童被指导按照粗线剪出脸的部分，然后把它们粘在指定区域。封闭式和开放式面具制作的例子见图 5-1 和图 5-2。

视频 5-1 和视频 5-2 展示了 Taylor 女士在艺术活动中为儿童提出的活动目标。

**创造开放式艺术活动的实践应用**

表 5-2 列出了常见的学龄前主题活动，该类活动需要考虑的问题有给孩子准备什么材料、需要什么样的运动、该活动是否适合不同运动和发育水平的孩子、是否有足够的机会来练习（包括提出请求的机会）等。

## 七、工程类

在学龄前阶段促进空间技能可以提高小学阶段的数学技能[4]。"工程"这个词可能会让人望而生畏，但我鼓励大家在学龄前阶段考虑那些涉及建造、制作或简单修补玩具的活动。就像读写能力的萌发一样，在必要时提供帮助，让儿童发挥主导作用，可以促进"工程"能力的萌发，同样也会促进建造能力的萌发。在儿童主导进行开放式创作的过程中，你的鼓励与安慰都可使儿童更多、更持久、更独立地进行工程设计。

常见的促进学龄前儿童空间技能发展的工程材料，如积木、泡沫板、砖块、乐高积木、原

#### 表 5-1 活动评估表

| 视频编号： | | | | | |
|---|---|---|---|---|---|
| 结合提供的视频片段，针对以下描述，勾选你的同意程度 | 非常不同意 | 不同意 | 中 立 | 同 意 | 非常同意 |
| 1. 增强参与性的活动（如有趣、有吸引力的） | 1 | 2 | 3 | 4 | 5 |
| 2. 适合 3—5 岁发育水平的 | 1 | 2 | 3 | 4 | 5 |
| 3. 包含三维材料的 | 1 | 2 | 3 | 4 | 5 |
| 4. 有策略地放置材料，以激励孩子，而不是分散他们的注意力（如在孩子视野范围内，但他够不着的地方，从而让孩子提出要求） | 1 | 2 | 3 | 4 | 5 |
| 5. 有足够的组件来让孩子能多次达到目标 | 1 | 2 | 3 | 4 | 5 |
| 6. 轮流参与活动并可以快速地完成，以确保完成大量的治疗目标 | 1 | 2 | 3 | 4 | 5 |
| 7. 该活动提供了感知或因果关系成分，所有学龄前儿童都能积极参与，不受发育限制 | 1 | 2 | 3 | 4 | 5 |
| 8. "亲自动手实践"的活动，保证孩子能独立操作材料 | 1 | 2 | 3 | 4 | 5 |
| 9. 活动按照明确的开始、进行和结束的顺序开展 | 1 | 2 | 3 | 4 | 5 |
| 10. 纳入有意义的适合的二级词汇，鼓励学术用语的发展 | 1 | 2 | 3 | 4 | 5 |
| 优势： | | | | | |
| 劣势： | | | | | |
| 改进建议： | | | | | |

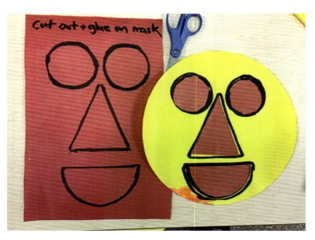

▲ 图 5-1　封闭式面具制作活动的照片

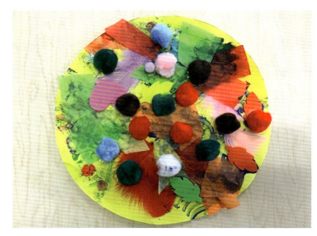

▲ 图 5-2　开放式面具制作活动的照片（孩子认为它是一个面具）

表 5-2　创造开放式的艺术活动

复杂辅音组合需要的句子或段落：_____

| 主　题 | 开放式艺术项目 | 需要的材料 | 儿童粗大 / 精细的运动 |
| --- | --- | --- | --- |
| 社工 | | | |
| 情感 | | | |
| 农场 | | | |
| 运动 | | | |
| 交通 | | | |

表 5-3　创造开放式的工程活动

复杂辅音组合需要的句子或段落：_____

| 主　题 | 开放式项目 | 需要的材料 | 儿童的活动 | 空间 / 数学概念 |
| --- | --- | --- | --- | --- |
| 所有关于我的信息 | | | | |
| 昆虫类 | | | | |
| 彩虹颜色 | | | | |
| 五官感觉 | | | | |
| 废物利用 | | | | |

木、磁铁块、齿轮、钉子、弹珠、磁性拼块、坡道、火车轨道、橡皮泥、黏土和修补类玩具，这些活动为儿童提供了大量达到治疗目标的机会。一个良好的工程活动设计还应包含具有因果关系和任务导向的内容，并确保无论发育差异如何，所有儿童都能参与其中。

观察视频 5-3 至视频 5-7 中儿童在进行治疗目标的情况下，如何提高视觉空间想象能力。

**创造工程类活动的实践应用**

表 5-3 为常见的学龄前主题活动，该类活动需要考虑的问题有准备什么材料、儿童会被要求做什么、你会强调哪些空间和数字概念、该活动是否适合不同发育水平的儿童、是否为儿童提供大量达到治疗目标的机会。

**结合数学的实践应用**

参照表 5-4，在能吸引儿童的学龄前活动中，思考怎样增加数数、计数、量词、形状、排序、数字识别、测量和图表等数学内容？为了增加有意义的精细运动的训练机会，在收集数据时，可让儿童用勾号、圆圈、X 或计数标记来勾画图表。那么如何同时增加一个粗大运动的组件呢？

## 八、数学

一些研究表明，存在语音和言语障碍的儿童在小学时发生数学困难的风险更大[5]。学龄前阶段的数学包括简单死记硬背的数、量化计数、学习量化概念（如多、少、最多、最少）、形状、测量、排序（如第一、第二……），以及开始识别数字。数学可以很容易地融入任何活动。

在视频 5-8 至视频 5-10 中，将数学有效地整合进言语 – 语言治疗中。在所有场景中，并不要求学龄前儿童掌握计数和数字识别。治疗师在儿童最近发展区域内（也就是在部分支持或他人的帮助下儿童可达到的能力水平）进行治疗以确保成功[6]。

在治疗层面上，我们看重的是，在有限的治疗时间内，哪些努力能最大限度地帮助儿童达到最佳功能。注意看视频中治疗师如何同时有效处理精细和粗大运动技能。

## 九、运动

运动活动的设计可达到多种目的。第一，将之前结构化场景中进行训练的某些概念进行了泛化。第二，提供了粗大运动的实践，这对有沟通障碍的儿童具有独特的价值，因为他们存在运动迟缓的风险[7]。第三，提高了注意力、皮质醇和多巴胺水平，从而提高参与度，促进学习。第四，提供有意义的和多步骤体验以促进叙事能力的发展。第五，提高儿童执行能力包括解决问题、制订计划、实施计划并完成任务。

通过运动活动，可以为儿童提供一个清晰可遵循的，从开始、中间到结束的序列模式。这种结构化的顺序模式可提高有自我调节和组织困难儿童的组织能力。此外，该多步骤结构为儿童提供了大量的语言机会，为了连接多个步骤，儿童会使用连接词（如首先、然后、最后）说出复杂句。

表 5-4 结合数学

| 复杂辅音组合需要的句或段落： | | |
|---|---|---|
| 活 动 | 你将怎样结合数学？ | 你将怎样结合精细 / 粗大运动？ |
| 做泥浆 | | |
| 洗车 | | |
| 扮演兽医 | | |
| 刮奶油 | | |
| 冰淇淋店 | | |

在视频 5-11 中，你会看到 ALyssa 治疗一个有感觉寻求、注意力高度分散的孤独症谱系障碍儿童。她的工作节奏很快，通过带有明确的开始、中间和结束的常规活动，来保持儿童注意力和参与的积极性，并减少干扰。

运动活动中需要的复杂运动范例见视频 5-12 至视频 5-18。

#### 创造运动主题的实践应用

表 5-5 为每个暑假主题创建一个运动主题，包括开始、中间和结束的步骤，以鼓励复杂语言的发展。同时还包括一个以任务为导向的因果目标，任务完成后，也得到活动作为奖励。

## 十、科学活动

科学活动会使丰富的学术语言自然而然地出现（专门用于学术场合的语言）。在有趣的实践活动中早期、反复、有意义地接触学术用语，有助于提高语言障碍儿童小学阶段使用学术用语的能力。

对于学龄前儿童的科学活动，我们特别关注融入二级词汇。二级词汇包含描述性和跨学科的词汇。这些词汇经常出现在学术语境中，但在日常会话中并不常见。

早期发展这些词汇可以让儿童在小学阶段就能更好地理解和表达学术内容，在科学活动中常用的一些词汇包括假设、预测、实验、数据、图表、分析和结论。

二级词汇也可以是描述性词汇，如透明、不透明、密集、空、重、轻、扩展、缩小、延长、缩短、膨胀和紧缩。在引入二级词汇表时，只需简单定义单词，也就是用 1~2 个单词进行简单的解释。

视频 5-19 至视频 5-23 提供了儿童积极参与科学活动的范例。每个活动都包含科学的方法，其步骤有：①提问；②预测或假设；③实验或试验；④绘制图表数据并分析结果。当儿童在自己最近发展区内学习这些科学活动步骤时，应注意如何在这些步骤中导入二级词汇。

#### 科学活动中结合科学方法和二级词汇的实践应用

表 5-6 列举了一些适合学龄前的科学活动常见主题，需要考虑的是为科学活动的每个阶段编写二级词汇和简单说明，以及哪些二级描述性词汇可以引入。

## 十一、针对小脑的治疗方法

最近人们发现，小脑的作用比以往理解的更为重要。以前认为小脑主要的功能是负责运动，这部分神经元主要位于小脑前叶。

随着大脑成像技术的发展，研究发现小脑是语言、情感、认知、视觉 - 空间处理和执行功能

**表 5-5　包含运动**

复杂辅音组合需要的句子或段落：_____

| 主　题 | 活　动 | 开　始 | 过　程 | 结　束 | 原因/结果部分 |
| --- | --- | --- | --- | --- | --- |
| 沙滩 | | | | | |
| 露营 | | | | | |
| 嘉年华 | | | | | |
| 狩猎 | | | | | |

表 5-6 将二级词汇融入科学活动

| 复杂辅音组合请求句/段落： | | | | | | |
|---|---|---|---|---|---|---|
| 活　动 | 二级词汇 | 问　题 | 假　设 | 实　验 | 图表数据 | 二级词汇表 |
| 菲利盒子 | 标注 | | | | | |
| 三原色 | 标注 | | | | | |
| 热 vs. 冷 | 标注 | | | | | |
| 雨杖 | 标注 | | | | | |
| 甜 vs. 酸 | 标注 | | | | | |

的最终控制中心，这些高级神经元活动主要位于小脑后叶[8]。

小脑位于脑干后面，被认为是大脑的动力源，据估计，它包含了大脑中 75% 的神经元细胞，只约占大脑总重量的 10%。此外，小脑通过约 2.5 亿根苔藓纤维几乎连接到大脑的每个区域[9]。

在患有小脑损伤的儿童中，显而易见地发现小脑对儿童神经功能的广泛影响。2016 年，Salman 和 Tsai 在综述中指出，约有 50% 小脑受损儿童表现出类似孤独症的症状，包括眼神交流不良、重复拍手、语言和语音延迟、情绪平淡、整体运动障碍和游戏技能受损。

当小脑蚓部受损时，出现类似孤独症症状的儿童比例飙升，达 80%～100%。小脑蚓部位于小脑中线区域并连接左右小脑[10]。

那么问题来了，针对小脑支配的复杂行为进行干预，能否产生神经元功能的最大变化？能否聚焦于小脑，通过集中刺激准确治疗受小脑控制的多种行为，从而获得神经元功能的最大恢复？患有与小脑功能和结构相关疾病的儿童，能否从这种有针对性的干预中获益？

存在小脑发育异常的高风险人群为注意力缺陷障碍[11]、孤独症谱系障碍[12]、发育协调障碍[13]、认知障碍[14]、阅读障碍[15]、语言障碍[16]、言语运动障碍[10]、精细和粗大运动障碍[17]、极早产儿[18]。

## 十二、针对小脑前后叶进行行为干预

针对小脑前叶功能，可以采用整合大运动技能的，以任务为导向的，有教育意义的干预活动，在儿童面临挑战时提供必要的支持。例如，我们可以让儿童完成更复杂的任务来整合粗大运动，让儿童参与书写闯关活动来整合精细动作训练（如用计数标记绘制他们的数据表），也可以练习复杂的辅音组合来改善儿童口腔运动协调性。

对多种复杂运动有针对性地训练，可以增加小脑神经元数量和连接的复杂性。

我们明明是语言治疗师，为什么如此关注粗大和精细运动？因为像"三明治"一样，负责舌部运动的皮质区位于小脑前叶中间，最前端是负责手指运动的区域，最后端是负责粗大运动的区域。为了促进语言发展，我们希望增加该区域的神经元活动。

针对小脑后叶功能干预，可以结合活动进行训练，如专注于某个学习过程以提高执行功能，通过以下步骤教孩子：①找到"问题"；②制订"计划"；③实施"行动"；④"检查"完成情况。注意视频 5-6、视频 5-10、视频 5-13、视频 5-18、视频 5-21 和视频 5-23 中使用的多模态手势，这些手势解释了如何进行执行功能训练，包括：①找到"问题"，即示指交叉，相互敲打；

②制订"计划"，即用拇指和示指比划一个足球门；③实施"动作"，即交替划动前臂；④"检查"任务的完成情况，即用拇指和示指做"勾选标记"。

针对小脑后叶进一步干预，可以提高情绪识别的准确性[19]，这些技能可以通过提高运动模仿能力来激活镜像神经元，促进共情的发展。我们也可以在吸引儿童的活动中通过夸张的面部表情、手势和声音来强调情感。

针对小脑后叶进一步干预来提高语言技能，可以采取增加语言长度和复杂性、将二级词汇表与标注结合起来使用等方法，还可以针对更高层次的读写能力和使用"首先、然后、最后"的多步骤叙述方法开展训练。语音感知能力的发展也会直接激发小脑神经元的发展。

此外，为了提高执行力，我们用科学方法指导实践，这有助于发展更高层次的批判性思维、决策能力、解决问题的能力和认知的灵活性，其结果会随着实践中测试变量的变化而改变。

通过多感官体验，利用二级词汇来探索三维材料及其特征，从而更深入地学习新的概念和词汇。

再次参考视频 5-21，海洋生物学家 Jillian 正在研究海洋动物表 5-7，举例说明 Torey 是如何直接选择与小脑前后叶相关目标行为的。

### 针对小脑前后叶功能干预的实践应用

表 5-8 针对小脑前后叶的功能干预，为学龄前儿童创建运动活动。完成以小脑为目标的各领域活动，以增加其广泛的神经元活动。

表 5-7 视频 5-21 中提供了针对小脑行为治疗的例子

| 复杂辅音组合需要的句子或段落 Can you scrape it, spray it, or drop it because I have angry dog teeth？ | | |
| --- | --- | --- |
| | 领域 | 在视频 5-21 中，治疗师如何针对以下发展领域进行工作 |
| 小脑前叶 | 粗大运动 | |
| | 精细运动 | |
| | 言语运动 | |
| 小脑后叶 | 情绪 | |
| | 认知 | |
| | 语言 | |
| | 执行功能 | |
| | 视觉空间加工 | |

表 5-8 针对小脑创造属于你自己的运动活动

| 复杂辅音组合需要的句子或段落： _____ | | |
| --- | --- | --- |
| | 领域 | 针对以下发展领域，你将如何设计活动 |
| 小脑前叶 | 粗大运动 | |
| | 精细运动 | |
| | 语言运动 | |

（续表）

**复杂辅音组合需要的句子或段落：** _____

| | 领域 | 针对以下发展领域，你将如何设计活动 |
|---|---|---|
| 小脑后叶 | 情绪 | |
| | 认知 | |
| | 语言 | |
| | 执行功能 | |
| | 视觉空间加工 | |

在视频 5-24 中，解释了我们如何将学术概念与多模态提示相结合，从而深化学习经历。本章深入探讨了如何结合不同发展领域的丰富活动，对儿童的语音障碍进行综合治疗。我们有非常多的活动来引入学术论述、科学方法和提高执行力的过程。

因此，用于言语语言治疗的时间反而减少了。在一次治疗中，伴随每一个具有丰富教育意义的活动，可产生一定数量针对治疗目标的准确请求，这对于治疗的完整性至关重要[20]。

在开展富有教育意义的活动时，本章涉及了一个新领域，即聚焦小脑的功能开展行为干预，干预目的是在神经可塑性处于高水平时，促使大脑功能产生最佳改变。

随着科学的进步，特别是功能性磁共振成像研究领域的进步，让我们对行为和神经元活动联系的理解不断提高，因此可以创造更有效的治疗方法，在不同发展领域产生最佳的效果。

随着这些进展，我们在全面治疗儿童语音障碍方面正处于一个重大变革的转折点，通过早期干预产生效果，从而改善远期结局。

# 参考文献

[1] Bishop DV. Motor immaturity and specific speech and language impairment: evidence for a common genetic basis. Am J Med Genet. 2002; 114(1):56-63

[2] Iverson JM, Braddock BA. Gesture and motor skill in relation to language in children with language impairment. J Speech Lang Hear Res. 2011; 54(1):72-86

[3] Sanjeevan T, Rosenbaum DA, Miller C, Hell JGV, Weiss DJ, Mainela-Arnold E. Motor issues in specific language impairment: a window into the underlying impairment. Curr Dev Disord Rep. 2015; 2(3):228-236

[4] Verdine BN, Golinkoff RM, Hirsh-Pasek K, Newcombe NS, IV. Results-links between spatial assembly, later spatial skills, and concurrent and later mathematical skills. Monogr Soc Res Child Dev. 2017; 82(1):71-80

[5] Harrison LJ, Mcleod S, Berthelsen D, Walker S. Literacy, numeracy, and learning in school-aged children identified as having speech and language impairment in early childhood. Int J Speech Lang Pathol. 2009; 11(5):392-403

[6] Vygotskij LS, Cole M. Mind in Society: The Development of Higher Psychological Processes. Cambridge, MA: Harvard University Press; 1981

[7] Rechetnikov RP, Maitra K. Motor impairments in children associated with impairments of speech or language: a metaanalytic review of research literature. Am J Occup Ther. 2009; 63(3):255-263

[8] Schmahmann JD. The cerebellum and cognition. Neurosci Lett. 2019; 688:62-75

[9] Poretti A, Huisman TA. The pediatric cerebellum. Neuroimaging Clin N Am. 2016; 26(3):xiii-xiv

[10] Salman MS, Tsai P. The role of the pediatric cerebellum in motor functions, cognition, and behavior: a clinical perspective. Neuroimaging Clin N Am. 2016; 26(3):317-329

[11] Sjöwall D, Thorell LB. A critical appraisal of the role of neuropsychological deficits in preschool ADHD. Child

Neuropsychol. 2019; 25(1):60-80

[12] Schmahmann JD, Guell X, Stoodley CJ, Halko MA. The theory and neuroscience of cerebellar cognition. Annu Rev Neurosci. 2019; 42(1):337-364

[13] Blank R, Barnett AL, Cairney J, et al. International clinical practice recommendations on the definition, diagnosis, assessment, intervention, and psychosocial aspects of developmental coordination disorder. Dev Med Child Neurol.2019; 61(3):242-285

[14] He L, Parikh NA. Aberrant executive and frontoparietal functional connectivity in very preterm infants with diffuse white matter abnormalities. Pediatr Neurol. 2015; 53(4):330-337

[15] Borchers LR, Bruckert L, Dodson CK, et al. Microstructural properties of white matter pathways in relation to subsequent reading abilities in children: a longitudinal analysis. Brain Struct Funct. 2019; 224(2):891-905

[16] Yang HC, Gray S. Executive function in preschoolers with primary language impairment. J Speech Lang Hear Res. 2017; 60(2):379-392

[17] McClelland M, Cameron CE. Developing together: the role of executive function and motor skills in children's early academic lives. Early Child Res Q. 2019; 46:142-151

[18] Herzmann CS, Snyder AZ, Kenley JK, Rogers CE, Shimony JS, Smyser CD. Cerebellar functional connectivity in term- and very preterm-born infants. Cereb Cortex. 2019; 29(3):1174-1184

[19 Adamaszek M, D'Agata F, Ferrucci R, et al. Consensus paper: cerebellum and emotion. Cerebellum. 2017; 16(2):552-576

[20] Edeal DM, Gildersleeve-Neumann CE. The importance of production frequency in therapy for hildhood apraxia of speech. Am J Speech Lang Pathol. 2011; 20(2):95-110

# 第 6 章　动态提供和正确减少多种提示
## Dynamically Prompting and Errorlessly Fading Multimodal Cues

虽然远隔千里，但只要你需要，我就在你身边。

——Misty Copeland

在改善学龄前儿童语音障碍方面，言语－语言病理学家与非专业人士有何不同？其主要的区别在于非专业人士缺乏切实有效的多模式干预工具箱。当儿童说："Tan I have it?（/tæn aɪ hæv ɪt?/）"非专业人士会纠正："不，说'can'（/kæn/）。"儿童则重复道："Tan I have it?（/tæn aɪ hæv ɪt?/）"对话就此结束。

言语－语言病理学家除帮助儿童正确地发"can"的音外，更重要的是帮助儿童激活认知与语言的强大神经连接，若将治疗目标确定为在复杂环境中说出含复杂辅音组合的长句，可进一步加强神经元的连接。

与其让儿童简单地说："Can I have it？"不如让儿童提出最初的要求："Can you scrape it to me please？"然后，在正确的发音建立后，还可以增加复杂度："First，can you scrape it out please? Then，can you spray it at me? Lastly，can you drop it on because I have angry dog teeth."（见附录 E）。

依托于精心设计的多模态提示工具箱，能够让儿童在语音清晰度、句子长度和语句复杂性方面达到最高水平。也许更重要的是，我们知道更复杂的语言结构会影响大脑神经活动。

最近的神经学证据表明，增加的语言复杂性不仅可以提高语音清晰度，还可以重构和重组大脑中的神经网络[1]。

在过去 10 年里，我有幸与一些有天赋的毕业生一起研究和改进了学龄前干预措施以获得最佳收益。我们已经开发了 100 多种手势提示，这些宝贵的提示已被有效地用于治疗语音障碍、提高语言理解及表达能力、音韵意识、叙事技能、计算技能、学术语言运用，并可加强亲社会行为。

这些手势提示对学习讲述故事成分、叙述科学方法和提升执行功能等更高层次技能也很有效。为这些更高层次的思维技能奠定坚实的基础，将使儿童终身获益。

每个已经完成训练的儿童都为干预工作带来了独特的灵感。这些年来，我做了详细的笔记，并通过创造力和特殊技巧的结合来提高实践能力。

本书分享了过去 10 年来集体开发的有效并有创意的提示，还涉及了一些"支架"支持实践，这些做法在单词标准化测试和会话中辅音正确率方面都取得了显著成果。

我们在为期 5 年的夏季语音干预项目中发现，不同病因和严重程度的语音障碍学龄前儿童，在只接受了 4～5 次、45 分钟的治疗就表现出了实质性改善，而且这些改善每年都在重复上演[2, 3, 4, 5]。

## 一、最近发展区

最近发展区是指儿童在较强能力的同伴或成人协助下能够达到的水平。在治疗中，为有效给予提示，我们回顾了有循证证据支持的做法，阐明了何时引入和撤除多模态提示。想象一下，正在施工的有支架的摩天大楼，你的目标是成为那个临时的支架，让儿童在最佳水平上表达，以实现最大限度地成长[6]。

## 二、结合非言语运动学习的原则

Maas 及同事建议将运动学习原理（非言语）研究纳入运动性言语障碍治疗中[7]。运动学习原理表明，挑战点处可以产生最佳学习效能。挑战点理论的著者 Guadagnoli 和 Lee 将挑战点定义为：当个体技能学习水平与任务难度相匹配时，将呈现最佳表现水平[8]。

这一理论强调了儿童目前技能水平与具有挑战性任务的相互作用，以获得最佳表现。这一理论与 Vygotsky 的最近发展区理论相一致。

两种理论都强调，更强能力的人（即最近发展区）和更高级的运动任务（即挑战点）相互作用会诱导出最佳的学习水平。

如构建摩天大楼，有更强能力的辅助者（即临时支架）和更高目标的挑战点（如构建 160 层，即目前世界上最高建筑）的情况下，言语学习将呈现可视化改变。初始阶段，在挑战点上提供最大限度提示，随时间的推移逐渐撤除相关提示[7]。

## 三、神经支架

神经支架如何让大脑更好地发挥作用？随着治疗的进展，逐渐建立了新的神经连接，即使逐渐撤除支架（辅助者的临时支持），仍能维持治疗效果。如使用复杂辅音组合作为治疗目标，由于频繁产生的复杂神经行为，逐渐强化了复杂的神经连接。

这些新建立的神经连接就是神经网络。神经网络是指一组神经元（神经细胞）通过突触（携带信息的神经冲动在空间中传播）相互连接并执行相应功能。

例如，如果以三元素辅音组合（如 /spɹ/）为治疗目标，强化建立的神经网络，可以让更简单的二元素辅音组合（如 /sp/）和单辅音（/ɹ/）自然得以发展。通过连续不断地产生三元素辅音组合来建立复杂的神经网络[1, 4]，更简单的神经网络将自行发展，更简单的运动模式将自发形成[1, 4, 9]。

我们居家治疗目标的关键是启发大脑。儿童可以达到最复杂的语言治疗目标，因为年龄越小，神经可塑性越高，能够在较早时发生诱发神经连接改变，产生最低治疗效果。

来自儿童和成人群体的神经科学研究表明，选择复杂的语言目标，将使较简单的语义[10]、句法[11]、形态[12]和语音目标[13]自然发展。在处理沟通的各个方面时，通过动态的多模态提示来教授复杂的目标，可以让儿童大脑出现新的连接并实现神经网络重塑[14, 15]。

## 四、七大准则

### 准则 1：通过最高级别的目标以触发最佳的变化

盯准最高级别的目标！如果你要治疗的是语音障碍，那么就以最复杂的三元素辅音组合为治疗目标。如果同时存在语言障碍，就将这个复杂的语音目标放在具体的句法 – 语言环境中，使句子长度和复杂性逐步增加。你需要为儿童提供最高水平的支持，以便其在治疗初始阶段就能准确地产生复杂治疗目标。

在标准化的发音评估之后，使用第 3 章中的补充辅音组合筛查，检查儿童在最大限度提示下能够准确地发出辅音组合。最大限度提示是什么意思？这里介绍的分层次提示是基于 Rosenbek 及同事治疗成人言语失用症 [16] 与 Strand 及同事治疗儿童言语失用症的研究 [17, 18, 19]。

它适用于治疗患有各种语音障碍的学龄前儿童，提示层次由多到少，整合了动态、时间、触觉提示，保持最低 80% 的准确率基线。

触觉提示指的是用触摸的方式，帮助儿童体会发声位置、发音方式和辨析发音的准确度。触觉提示可以在儿童积极参与时进行自我管理，也可以由成人来主导，但这种情况儿童就会更被动地参与。

时间提示是一种通过手指、手掌和手臂在空间的运动，以明确帮助儿童实现发音位置、方式和发音的准确性。

参考下文中高度有效的最大到最小的六步分层提示法，该方法是我们经过 5 年以上时间，针对病因和严重程度各不相同的儿童进行研究和实践后得出。

在每一个案例中，这种分层提示都可以在短时间内为各种潜在原因和严重程度不同的学龄前儿童带来巨大的收益。

在观看视频时需参考表 6-1。提示的层次可能会根据儿童的情况而改变。对某些儿童而言，视觉模式可能是最大限度提示，而口语提示几乎没有帮助。对一些儿童来说，口语提示可能有帮助，而视觉模式则毫无意义。需要针对每个儿童，根据最有用到最无用的提示顺序，从提示最多到最少的层次，进行差异化调整。

### 6 个步骤动态提供和撤除多模态提示

**第一步**：齐声说。与儿童一起以缓慢、吟唱的方式说话，延长辅音和元音。必要时使用相应的触觉、时间、视觉和口语提示。避免语音之间超过 2 秒的停顿，因为说话是一种自动和连续的运动。

在确保 80% 准确率的情况下，缓慢而持续地提高速度。在发简单语音时加快语速，在扩展复杂辅音组合语境时放慢语速以确保每个发音的准确性（视频 6-1）。

**第二步**：着重让儿童模仿你的时间或触觉提示，逐渐撤除你的口语提示。鼓励儿童模仿你的手势和语言，以发展一个内部控制点。通过这种方式，儿童在时间和触觉提示上都扮演了老师的角色。

用你的手做夸张的时间提示，以便来突出展示发音方式、位置和准确发音。如果你使用视觉提示，就让儿童通过抚摸自己的脸模仿视觉上的示范来完成相应任务。

尊重运动模仿能力差的儿童，他可能永远不会模仿你。这并不意味着他没有专心致志地学习。尽管如此，还是要努力培养这种极其重要的运动模仿技能。我们发现，在治疗中不进行动作模仿的儿童在群体环境中往往缺乏非语言的沟通能力。

此外，在泛化阶段，一些儿童倾向于将 100% 的精力放在口腔运动上。因此他将自发地逐步停止模仿时间和触觉提示，以充分注意其口腔运动来产生复杂的辅音组合（视频 6-2）。

**第三步**：只在必要时提供间歇性的口语和非口语提示。让儿童尽可能独立地说出这些词，你只在必要时做时间和触觉提示的示范。提供间歇性动态提示，可以在较难产生的辅音组合和发音中插入语言和非语言的提示。撤回所有发音提示，让儿童能独立发音，根据儿童每时每刻的表现，动态取消和提供支持，以保持 80% 的准确性（视频 6-3）。

**第四步**：通过提示防止持续的错误。当儿童在一个句子或一段话中独立地说出治疗目标时，

表 6-1　评估提供和撤除多模态的提示

视频编号：＿＿＿＿＿＿＿＿＿＿＿＿＿＿＿＿＿＿＿＿＿

| 请根据提供的数字表格表明你对以下陈述的同意程度 | 完全不赞同 | 不赞同 | 中　立 | 赞　同 | 完全赞同 |
|---|---|---|---|---|---|
| 1. 治疗师吸引了儿童的注意 | 1 | 2 | 3 | 4 | 5 |
| 2. 儿童在模仿非口语提示 | 1 | 2 | 3 | 4 | 5 |
| 3. 尽可能撤除直接的口语示范，保持 80% 准确率 | 1 | 2 | 3 | 4 | 5 |
| 4. 言语是一种连续的运动，单词的停顿不超过 2 秒 | 1 | 2 | 3 | 4 | 5 |
| 5. 给予提示确保最低 80% 的准确性 | 1 | 2 | 3 | 4 | 5 |
| 6. 根据儿童的技能水平，适当调整速度，以确保 80% 的准确率（速度太慢对孩子而言是低效率挑战，速度太快则低于 80% 准确率） | 1 | 2 | 3 | 4 | 5 |
| 7. 提供提示以防止错误，确保最低 80% 的准确率 | 1 | 2 | 3 | 4 | 5 |
| 8. 清楚指向期望行为的提示语或反复使用与言语错误不相容规则来灌输正确的概念 | 1 | 2 | 3 | 4 | 5 |
| 9. 治疗师夸大手势提示，以确保所需的言语运动的时效性 | 1 | 2 | 3 | 4 | 5 |
| 10. 减少简单声音 / 单词提示，强化复杂声音 / 单词提示 | 1 | 2 | 3 | 4 | 5 |
| 11. 通过陈述言语运动规则，鼓励儿童积极参与 | 1 | 2 | 3 | 4 | 5 |
| 12. 在泛化阶段，鼓励儿童在产生目标后进行自我评价 | 1 | 2 | 3 | 4 | 5 |
| 13. 治疗师对正确产生复杂声音 / 语句做出热情的回应 | 1 | 2 | 3 | 4 | 5 |
| 14. 治疗师提供有针对性和具体的关于儿童进步情况的反馈 | 1 | 2 | 3 | 4 | 5 |
| 15. 治疗师为儿童提供有针对性的鼓励，使其承担内部控制权的角色（即作为教师的角色） | 1 | 2 | 3 | 4 | 5 |

优点：

劣势：

改进建议：

你可以袖手旁观，因为儿童现在正在逐步获得内部控制点，将逐渐成为自己的老师。

防止持续的错误和抑制不成熟的音系历程，只对这些剩余的错误语音提供提示支持。为了防止消极的练习，在儿童出现持续错误发音前，特别插入齐声说、时间提示、触觉提示或口语提示［如"snake in the cage"（舌头在嘴巴里面）］。

**第五步：** 在儿童说出治疗目标前提醒他语音规则。例如，"Are you going to remember 'angry dog teeth（/ɹ/）'？ I'm going to be on the look out for scar, angry dog teeth（/ɹ/）."。每当你看到 angry dog teeth 时，就假装害怕，如表现出后退并害怕地咬着指甲。

在说出治疗目标后，提示儿童说出语音规则，并问："你记得要做什么？"你也可以提供一个完整的提示，如"你要_____。"

**第六步：** 儿童自我评估。让儿童做自己的老师，去评价木偶、同伴、你或他自己说的话。你可以竖起拇指，询问别人对你言语行为的具体评价："Did you stick your tongue out like a rude boy?（/θ/、/ð/）?"

记住要给予提示支持，这样至少80%的孩子可以做出正确的判断。当儿童看起来不确定时，你可以把拇指稍微倾斜进行提示（这个策略可以很容易地在整个小组的言语感知活动中实施，让

儿童用他们的拇指积极参与判断）（视频6-6）。

## 准则2：将精力放在防止错误语音

儿童经常会发出错误的声音，然后逐渐纠正再发出正确的音。在活动中得到想要的物品或获得行为奖励是儿童参与的动力。问题是在依据准确率给出的奖励时，儿童有50%的时间是正确发音，50%的时间是错误发音，错误与正确的发音都有可能获得奖励。为防止随机奖励错误的发音，我们建议采用以下行为。

• 在说出治疗目标之前，先用相应的手势提示规则。例如，在尝试生成 /s/（通常舌前置发音为 /θ/）之前，给出一个诱导性的提示，"The snake stay in____.（child：'The cage.'）"。

• 在错误的发音之前就提前预防。如果你看到儿童的嘴唇变圆了，即将发出 /w/ 代表 /l/ 的音，你可以大声说"teeth、teeth、teeth-big smile!"来抑制儿童唇的回缩从而发出 /l/ 音。

• 有策略性地撤除非必须提示，在训练前或训练过程中，有预见性地决定在哪些情况下，需要对具有挑战性的语音进行提示。

观看 Elon 和 Taylor 的视频 6-7，请注意如何动态撤除提示，并且注意在产生更难的辅音组合之前，该如何插入提示。口语提示是为了实现无错误的训练。

---

### 将运动学习原理应用到言语实践

• 研究表明，运动学习的原理在言语运动目标使用上提供两种有针对性的反馈，即表现反馈（knowledge of performance，KP）和结果反馈（knowledge of results，KR）。KP 是根据相关运动动作给出的特定反馈（如"You kept an angry dog smile/ɹ/."）有关 KP 反馈，请观看视频 6-1 至视频 6-5[7]。

• 相反，KR 是指在运动完成后提供的有关准确性与不准确性的反馈（视频6-6）。在学龄前阶段，选择将注意力集中在 KP 上，期待的言语运动按照 1：1 匹配行为与强化物，并有针对性的反馈行为表现。学龄前儿童中，持续的强化要比间歇性强化效果好[20]。此外，以产生三元素辅音组合作为运动目标，行为的复杂性也将随之增加，在更复杂运动模式学习过程中，需要增加反馈次数[7, 21]。

• 在泛化时，儿童开始关注 KR，即在产生治疗目标后立即对准确与不准确的表现进行判断。通过对 KR 的关注来发展独立的自我监督，可以进一步帮助儿童发展自我评价，以及言语的内部控制点。

## 准则 3：开发与错误不兼容的提示

开发与错误不兼容的提示，防止错误的发音，是帮助儿童正确发音非常有效的策略。例如，如果儿童保持张开嘴的姿势，他就不能把腭音 /k/、/g/ 发成前置音 /t/、/d/。表 6-2 和表 6-3 中列出了常见的音系历程和歪曲，以及不兼容的策略，防止错误的发音。

如第 3 章所述，不要把治疗时间浪费在辅音或音节删除等较简单的音系历程上，因为辅音组合治疗目标能有效地自发抑制这些早期音节结构涉及的音系历程 [2, 3, 4, 5]。

家长可能会询问一些能正确产生多音节单词的提示方法，你可以建议照顾者在说话时按照音节打节拍，以提高音韵意识技能 [22]。然而，重视音系历程中后期发展的辅音组合简化，可以更有效地改善音和音节删除（视频 6-8）。

## 准则 4：在保持 80% 准确率的情况下撤除口语示范

儿童很容易依赖齐声说的语言模式。当我们在会话中的齐声说示范被移除时，他们通常会停止说话。用手指向儿童有助于暗示将由儿童主要

### 辅音组合的提示练习

可诱导辅音组合筛查见第 3 章。自己对着镜子或与搭档一起说话，为在筛查表上的每一个项目提供最大限度提示。重视辅音组合和后发展的语音，明确提供口语"提示"，以确保准确的发音。如果你有一个搭档，让他展示常见的音系历程和语音歪曲，避免你出现发音歪曲。请记住，说话是一种自动持续的运动。因此，声音的停顿不应超过 2 秒。

负责说，让儿童承担老师的角色开始独立说出句子。

注意看视频 6-9 中，Alyssa 正在撤除 Jacob 能够独立说出的词语的口语示范。她在动态地进行提示，混合辅音组合对他来说仍然是具有挑战性的声音，要提供支持。同时，她正在减少对简单语音和简单辅音组合的支持。

## 准则 5：学习语音规则

虽然可能是音盲，但我学会为每个音系历程和常见的语音歪曲创作歌曲。我的同事和治疗伙伴不是我最大的粉丝，但学龄前儿童是，他们喜欢唱我们的语音规则歌曲，并伴着手势跳舞。使

表 6–2　音系历程和不兼容策略

| 不兼容策略：儿童有…… | |
| --- | --- |
| /t/ 和 /d/ 后置 | 产生 /s/ 或 /z/ 音并停止气流 |
| /k/、/g/、/ŋ/ 前置 | 将一根手指水平放在嘴巴上，确保它像马嘴一样保持张开 |
| 塞音化 | 持续发长音，并在央化元音位置 /ʌ/ 释放，以确保气流的持续 |
| 去塞擦化 | 让儿童缩紧脸颊发"啾啾"声，或者转动拳头以模仿"发动机加速"的 /dʒ/ 声音 |
| 辅音组合简化 | 在发辅音组合的音时，慢慢地发出音节中的每一个音 |
| 删除最后一个辅音 * | 将手指举在空中，当说出尾辅音时，就像戳泡泡一样，点一下（直到说出尾辅音后，再收示指） |
| 弱音节删除 * | 发出每个音节时拍一次手 |

*. 注意：不建议将尾辅音和弱音节的删除作为治疗目标，因为更复杂的辅音组合目标会直接抑制这些音系历程，从而获得更大的收益。然而，父母经常要求在自然环境中进行更简单的音系历程的训练

表6-3 歪曲错误和不兼容策略

| 歪 曲 | 不兼容策略 |
|---|---|
| /l/ 和 /ɹ/ 滑音化 | 大大的微笑，防止嘴唇变圆，通过"angry dog teeth"的表情表发出 /ɹ/ |
| /s/ 前音化 | 咬紧牙齿，假设舌头是一条蛇，口腔是洞穴，告诉孩子"不能让蛇溜出来" |
| /s/ 侧音化 | 大大地微笑，防止空气从侧面逸出 |
| /θ/ 的错误构音 | 像不礼貌的孩子一样吐舌头，然后吹气 |
| /f/ 和 /v/ 的唇音化 | 在 /F/ 之前念字母 F（/ɛF/），在 /v/ 之前念字母 eh（/ɛ/），使下唇卷起，盖住下牙 |
| /j/ 圆唇化 | 在说 /j/ 之前，先说"E"（/i/）的音来实现展唇 |
| /w/ 缩回嘴唇 | 在说 /w/ 之前，先说"oo"（/u/）的音来实现嘴唇凸出 |

**什么时候使用触觉提示和时间提示？**

- 如果可以准确发音，时间提示是首选的方法。这是因为时间提示很容易撤除，而且对语速和说话的自动性干扰比触觉提示小。
- 当儿童本体感觉（知道自己身体部位在空间中的位置）差时，触觉提示对建立唇音 /p、b、m/ 是有效的。当儿童触摸自己的嘴唇时，他可以确定嘴唇是闭合的。此外，一些儿童的舌头本体感觉不佳，很难伸出舌头发出 /θ/ 和 /ð/ 音。为此，可以让儿童用干净的示指触摸舌头，以建立有点粗鲁的 /θ/ 和 /ð/ 发音和自我意识。我曾教导儿童用干净的示指触摸舌头，以建立他们发 /θ/ 和 /ð/ 的自我发音意识。
- 对于运动协调性差的儿童来说，发滑音 /w/ 和 /j/ 可能具有挑战性。/w/ 和 /j/ 都涉及当气流滑过舌头时嘴唇的前伸和后缩。要发出 /w/，需让儿童先发圆形的紧张元音 /u/，然后迅速收回嘴唇，露出微笑。
- 与 /w/ 相反，/j/ 从嘴唇收缩开始，延续有一定张力向侧边收缩，像元音 /i/，然后嘴唇向前伸结束。
- 对于这两种发音，儿童可以用示指和拇指放在嘴边，以提供本体感觉反馈，并帮助缩回和伸出嘴唇。
- 上颌力量差的儿童常表现为面颊圆胖、嘴角下垂、休息时嘴在呼吸。由于这些弱点，突出嘴唇以产生腭音 /ʃ/ 和 /ʒ/，以及肺泡塞擦音 /ʧ/ 音和 /ʤ/ 音，通常是困难的。
- 我们发现，儿童被捏脸颊的时候，拇指放在一侧脸颊上，其余手指放在另一侧脸颊上，并向前捏可以有效地提示腭部发音。
- 有一种触觉提示技巧尚未产生成功的例子，是儿童用示指将下嘴唇推动放在上牙齿下面，以获取唇齿 /f/ 和 /v/（有效 /f/ 和 /v/ 策略见表 6-4）。
- 对于其余在口腔内产生的英语音素，我们也发现触觉提示无效。对于这些音素，时间提示更有效。

用经典儿歌中的曲调，或者电台流行歌曲中朗朗上口的合唱，儿童会更快地记住讲话规则，因为这些规则以吸引人的方式呈现（视频 6-10）。

### 准则 6：鼓励儿童的每一步独立

儿童喜欢听"你现在是老师了！"。无论何时，当一个语音示范被撤除时，确认让儿童获得主导地位，这将给他们强大的动力来促进沟通。

**实践练习**

下面列出的每个音系历程和常见的歪曲，创造一个口号可以在经典的儿童歌曲中唱出，来提示如何发音。用表 6-4 完成练习。

有沟通障碍时，儿童往往被剥夺控制自己的身体、控制他人及控制周围环境的权利。

表 6-4　通过口号和曲调使语音规则有意义

| 音系历程 | 定义 | 例子 | 歌曲的副歌（曲调） |
|---|---|---|---|
| 前置化 | 硬腭音或软腭音变成齿龈音 | Cow：/kaʊ/→/taʊ/ | |
| 塞音化 | 塞音代替摩擦音 | Four：/fɔr/→/bɔr/ | |
| 滑音化 | 流音变成滑音 | Red：/ɹɛd/→/wɛd/ | |
| S 辅音组合简化 | 辅音组合中的 /s/ 被删除 | Spoon：/spun/→/pun/ | |
| L 辅音组合简化 | 辅音组合中的 /l/ 被删除 | Fly：/flaɪ/→/faɪ/ | |
| R 辅音组合简化 | 辅音组合中的 /ɹ/ 被删除 | Broom：/bɹum/→/bum/ | |
| 去塞擦化 | 塞擦音变成了腭擦音 | Jar：/dʒɑr/→/ʒɑr/ | |

当儿童能够独立准确地说出这段话时，他经常会告诉你不要帮忙。他们现在不仅在教你，也在教他们自己。这种行为表明儿童已经发展了内部控制点。

### 准则 7：强调准确性胜于速度

不要担心儿童的语速。儿童会提高说话的速度，以更快地得到自然奖励。宁愿说得慢一些，这样儿童在进行准确练习的同时也有时间进行自我监督。

每个儿童有个体化的练习方法。有注意力缺陷的儿童需速度更快地说话和提示来保持注意力。速度的代价可能是准确性降低。

随着时间的推移，尝试放慢儿童的语速，以提高准确性和注意力。

随着儿童的目标句子或段落变得越来越下意识，他们的语速会自然提高。可以使用混合语速的方法，在正常语速下使用更简单的语音和单词。相反，出现复杂的辅音组合时放慢语速，以准确发音。

注意不要说得太慢，这会使讲话成为一系列不连贯的费力动作，不符合自然说话场景。例如，治疗师在指导儿童发三元素辅音组合 /skɹ/ "scrape" 时，可能会让其做三种完全不同的运动，如 "Make the snake sound/s/." 把舌头放在口腔后部发 /k/，发出狗愤怒的 /ɹ/ 音，如果这个过程太慢，可能不吻合正常说话速度。

Schmidt 和 Wrisberg 认为，语音是受开环控制系统支配的行为，就如我们有 89 个控制中心，还没有等到说话者根据感觉反馈改变行为之前，行为就会发生。23 个开环控制系统是在不考虑环境情况下完成的动作。如果计划了一个错误的动作，就会执行一个错误的动作。

这与闭环控制系统形成对比，在闭环控制系统中，动作是有目的、缓慢和费力的。闭环对动作的控制根据环境反馈不断修正。Schmidt 和 Wrisberg 认为，闭环控制运动的目的性太强、速度太慢，无法解释语音的自动快速运动。

相反，深入考虑任何人类运动行为时，你会发现很难将其单一归类为由闭环运动系统或开环运动系统行为控制。

在言语治疗中，言语的运动既可以通过有意识的闭环系统也可以通过自动的开环系统来控制。在治疗的初始阶段，通过一个缓慢、有目的的闭环系统来学习产生精确复杂辅音组合，该系统在每一步都结合了多模态反馈。

然而，经过反复精确的练习，言语将在开环系统下自然产生，神经元自动性也随着时间推移不断发展。随着儿童言语准确性自动提升，儿童的言语将从闭环运动系统顺畅地转移到开环系统。

这种言语逐渐流畅的能力，不断进出这些复杂运动系统（开、闭环控制）的创造性是人类所独有的行为，目前即使是最先进的人工智能也无法复制。同样，正是在这种富有创造力、相互呼应、时而前进时而后退的艺术中，治疗师将和儿童一起达到最大潜力的言语水平。

---

**确定人类行为是由开环还是闭环运动系统控制**

- 为了说明开环控制系统与闭环控制系统的对比，想象一个棒球投手向击球手投掷一个球，一旦投手开始朝下一垒，他就开始加速，因为动作太快，无法根据感觉反馈改变奔跑动作。然而，击球手却正在进行一个闭环活动，他通过对环境的反馈，判断球过来的高度和离板距离，以决定是否挥动球棒。
- 闭环和开环控制系统真的有那么简单吗？不，人类的行为太复杂了，不只有这两种分类。例如，假设击球手开始挥杆，这意味着开环控制系统立即到位；然而，如果击球手突然后退，击球手肯定够不到投球，在这种情况下，闭环控制系统需要重新就位吗？判断该动作是开环摆动（如挥杆击球），或者闭环摆动（如没有越过中线的球）要由有判断力的裁判来决定。
- 与人类行为不同，机械行为很容易归类。机械物体既可以由开环系统控制，如定时烤面包机，也可以由闭环系统控制，如根据室温不断调节的恒温器。

---

本章中，我们根据儿童动态表现来决定是加强还是撤回支持。从治疗开始，目标就是将控制点从治疗师转到儿童身上。干预初始，就需要鼓励儿童尽可能早地扮演教师的角色，在说话过程中起主导地位。

在治疗中，要专注于当下。你奉献给儿童的每一刻、每一个回应和提示都将在未来获得回报。就我个人而言，我关注的是互动的质量，提供分级的提示，以便每一个回应保持 80% 的准确率。观看视频 6-11 讨论坚持 80% 准确性规则的重要性。

对于所有语音障碍患者，我大概每 8 周进行 1 次标准化单词测试。Meta 分析研究表明，这是一个足够获得收益的时间范围[24]。

---

# 参考文献

[1] Kiran S, Thompson CK. Neuroplasticity of language networks in aphasia: advances, updates, and future challenges. Front Neurol. 2019; 10:295

[2] Vess K, Hansen L, Mae-Smith M, Ridella M, Steinberg E. Evidence-based intervention strategies to effectively treat preschoolers with speech sound disorders. Poster session presented at Annual American Speech, Language and Hearing Association; November, 2015. Denver, CO

[3] Vess K, Burgess R, Corless E, Discenna T. Selecting complex consonant cluster targets: are certain sound combinations more efficacious than others? Poster session presented at Annual American Speech, Language and Hearing Association; November, 2016. Philadelphia, PA

[4] Vess K, Coppiellie J, Ingraham B, Reidt M. Targeting /ɹ/ consonant clusters: does generalization occur across phonetic contexts? Poster session presented at Annual American Speech, Language and Hearing Association; November, 2017. Los Angeles, CA

[5] Vess K, Liovas M, Mocny A, Vuletic D. Applying the complexity approach to effectively treat severe speech impairment in preschoolers with ASD. Poster session presented at Annual American Speech, Language and Hearing Association; November, 2018. Boston, MA

[6] Vygotsky LS, Cole M. Mind in Society: The Development of Higher Psychological Processes. Cambridge, MA: Harvard University Press; 1978

[7] Maas E, Robin DA, Austermann Hula SN, et al. Principles of motor learning in treatment of motor speech disorders. Am J Speech Lang Pathol. 2008; 17(3):277-298

[8] Guadagnoli MA, Lee TD. Challenge point: a framework for conceptualizing the effects of various practice conditions in motor learning. J Mot Behav. 2004; 36(2):212-224

[9] Gierut JA, Champion AH. Syllable onsets II: three-element clusters in phonological treatment. J Speech Lang Hear Res. 2001; 44(4):886-904

[10] Kiran S. Complexity in the treatment of naming deficits. Am J Speech Lang Pathol. 2007; 16(1):18-29

[11] Thompson CK, Shapiro LP, Kiran S, Sobecks J. The role of syntactic complexity in treatment of sentence deficits in agrammatic aphasia: the complexity account of treatment efficacy (CATE). J Speech Lang Hear Res. 2003; 46(3):591-607

[12] Van Horne AJO, Fey M, Curran M. Do the hard things first: a randomized controlled trial testing the effects of exemplar selection on generalization following therapy for grammatical morphology. J Speech Lang Hear Res. 2017; 60(9):2569-2588

[13] Storkel HL. Implementing evidence-based practice: selecting treatment words to boost phonological learning. Lang Speech Hear Serv Sch. 2018; 49(3):482-496

[14] Dick AS, Raja Beharelle A, Solodkin A, Small SL. Interhemispheric functional connectivity following prenatal or perinatal brain injury predicts receptive language outcome. J Neurosci. 2013; 33(13):5612-5625

[15] Ghotra SK, Johnson JA, Qiu W, Newton A, Rasmussen C, Yager JY. Age at stroke onset influences the clinical outcome and health-related quality of life in pediatric ischemic stroke survivors. Dev Med Child Neurol. 2015; 57(11):1027-1034

[16] Rosenbek JC, Lemme ML, Ahern MB, Harris EH, Wertz RT. A treatment for apraxia of speech in adults. J Speech Hear Disord. 1973; 38(4):462-472

[17] Strand EA, Stoeckel R, Baas B. Treatment of severe childhood apraxia of speech: a treatment efficacy study. J Med Speech-Lang Pathol. 2006; 14(4):297-307

[18] Strand EA. Application of principles of motor learning to the treatment of severe speech sound disorders: especially CAS. Invited presentation at Annual American Speech, Language and Hearing Association; November, 2013. Chicago, IL

[19] Strand EA. Diagnosis and management of CAS: dynamic temporal and tactile cueing. Video presentation hosted by University of Texas at Dallas, Callier Center, sponsored by Once Upon A Time Foundation. Published 2017. Website: https://www.utdallas.edu/calliercenter/events/CAS/. Accessed October 14, 2018

[20] Kazdin AE. Behavior Modification in Applied Settings. Belmont, CA:Wadsworth/Thomson Learning; 2013

[21] Swinnen SP, Lee TD, Verschueren S, Serrien DJ, Bogaerds H. Interlimb coordination: learning and transfer under different feedback conditions. Hum Mov Sci. 1997; 16(6):749-785

[22] Vess K, Hunter S. Integrated ASD literacy peer groups: the impact on literacy skills of typically developing preschoolers. Poster presented at Annual American Speech, Language and Hearing Association Convention; November, 2014; Orlando, FL

[23] Schmidt RA, Wrisberg CA. Motor Learning and Performance: A Problem-Based Learning Approach. 3rd ed. Champaign, IL: Human Kinetic; 2008

[24] Law J, Garrett Z, Nye C. The efficacy of treatment for children with developmental speech and language delay/disorder: a meta-analysis. J Speech Lang Hear Res. 2004; 47(4):924-943

# 第7章 治疗学龄前 ASD 和神经发育异常儿童的运动性言语障碍

Treating Motor Speech Disorders in Preschoolers with Autism Spectrum Disorder and Preschoolers with Neurological Differences

一定会有第三道门，这或许不能称得上是门，不管你是跑到下一个走廊，或者是翻越窗户，爬上垃圾桶，撞开侧门……你总能到达想去的地方。

——Alex Banayan

## 一、背景

近 20 年来，我一直致力于学龄前孤独症谱系障碍（autism spectrum disorder，ASD）儿童的治疗和干预研究。我能感觉到与他们产生了联系，并全身心地投入其中。在每个儿童身上，我都看到了一份需要我去探索的"财富"，这需要知识、远见、创造力、才能、耐心、动力和体力。这种努力使每一步都值得。对于这些儿童你给予得越多，他们回报得越多，与这些特殊人群一起工作会让你成为一名出色的治疗师。

每年不断增长的数据和收获，见证了我成长为一名经验丰富治疗师的过程。本章将分享我在孤独症谱系障碍学龄前儿童言语 – 语言和社交方面的干预经验。

对比正常发展的同龄人，孤独症儿童不得不走一条完全不同的道路才能茁壮成长。对于他们而言，找到并进入"第三道门"需要做出很多创造性尝试。

研究表明，ASD 患儿的视觉皮层是大脑中相对完整的区域。或许 ASD 儿童的视觉感知能力比正常同龄人更强 [1]。治疗师需要利用这一优势来帮其克服神经方面的挑战，以找到"第三道门" [2, 3]。

## 二、学龄前 ASD 儿童运动性言语障碍的治疗

运动性言语障碍是由影响感知、言语运动计划、编程、控制和（或）执行的功能性或结构性神经障碍引起的。大量研究表明，ASD 儿童在感知、运动功能和口腔运动协调能力方面存在神经异常。

正因为如此，我们需先承认运动性言语障碍的存在，然后才能有效地治疗 [4]。幸运的是，我们不需要重复设计有效的治疗方法，可以通过已被证实、精心研究的策略来有效地应对这些问题 [5]。循证策略包括社会环境疗法 [6]、动态

触觉时间提示[7]、多模态提示[8]、核心词汇[9]和 Lee Silverman 言语治疗（Lee SilvermanVoice Treatment，LSVT）[10]，用于改善神经性言语障碍。

考虑到这一研究基础，我能给学龄前 ASD 儿童的最好建议是专注于运动性言语障碍的治疗。我们目前的研究表明，这样做可以在全球范围内促进言语、表达性语言甚至社交交流的治疗成果的推广。在治疗运动性言语障碍时，通过选择复杂的语音目标和复杂的语境，可以跨域产生级联效应。

最后，本章提出的运动性言语障碍的治疗策略适用于治疗儿童言语失用症、非一致性语音障碍或神经性言语障碍。神经性言语障碍是由无力、瘫痪或不协调引起的语音障碍，常与早产、脑瘫、11q 染色体缺失、唐氏综合征、小儿脑卒中、莱姆病和创伤性脑损伤等疾病相关。

## 三、ASD 儿童普遍存在的神经系统发育偏离

我们怎样才能显著、持续改进 ASD 儿童的治疗方法呢？在本章中，我们将参考学龄前 ASD 儿童相关的神经学研究，以便有策略地提供扬长避短的实践方法。

表 7-1 用来评估每个视频中的治疗操作。在观看视频改进我们的治疗工作时，将你认为需要注意和改进的地方写入"改进建议"。随着我们对神经元作用更好地理解，治疗上也将直接、有针对性地解决这些发音偏离。

## 四、ASD 儿童的镜像神经元缺陷

大脑的镜像神经元系统包括额下回和顶下小叶，它主要负责语言和动作的模仿。当观察别人的行为时，大脑的这个区域会激活镜像神经元[2]。

通常，这种运动神经元的激活发生在被动观察或主动模仿他人时。脑电图（electroencephalography，EEG）研究表明，ASD 儿童在观察他人时，镜像神经元的激活是减少的[2]。

值得注意的是，孤独症儿童在看到自己的手的运动或父母、兄弟姐妹的动作时，镜像神经元活动会增加[11]。

这凸显出 ASD 儿童在模仿动作时，主动用手自我暗示言语表达以增加镜像神经元活动的重复性。此外，它还提示了激活镜像神经元，形成一个强大治疗纽带的价值。

当观察者进行附加的运动模仿时，镜像神经元的活动也显著增加[12]。无对象的语言前运动模仿对 ASD 儿童后期语言结局具有较强的预测作用[13]。相反，镜像神经元活动的减少与社交功能下降有关[2]。

观看 Stella 的视频 7-1，Stella 是一个 ASD 儿童，视频中她在模仿 MaryLyn 的时间提示，用复杂句子提出要求。如前所述，Stella 一边看着自己的手，一边模仿 MaryLyn 女士的言语、精细动作和粗大动作，这些运动极大地增加了镜像神经元的激活度。

改善镜像神经元的活动，不仅提高了儿童的模仿能力，还培养了其对他人的共情能力。当儿童看到一个人微笑或哭泣时，运动神经元的激活使他们能够在生理上体验这些感觉。然而，仅仅通过教导或讨论的感受则不同。

观看视频 7-2 的另一个例子。Ida 是一个 ASD 儿童，在视频中他正在模仿 Torey 女士的言语、精细动作和粗大动作，这里使用了时间提示和模仿各种动物的步态，以增加 Ida 的镜像神经元活动。

## 五、小脑的功能和结构差异

观看 Deenie 的视频 7-3。她没有孤独症，但她是早产儿，同时合并小脑发育不全。在观看视

**表 7-1　评估言语运动障碍的治疗**

视频编号：＿＿＿＿＿＿＿＿＿＿＿＿＿＿＿＿＿＿＿＿

| 观看本章视频请就以下提供的内容表达你的同意程度 | 强烈不同意 | 不同意 | 中　立 | 同　意 | 强烈同意 |
|---|---|---|---|---|---|
| 1. 孩子积极参与并享受学习 | 1 | 2 | 3 | 4 | 5 |
| 2. 治疗师主动调整活动以建立和维持个别儿童的兴趣（如将高度渴望的物品纳入中性奖励活动） | 1 | 2 | 3 | 4 | 5 |
| 3. 治疗师正保持一种快乐的学习体验。在这种体验中，孩子"知道要"说话而不是"不得不"说话，降低说话压力 | 1 | 2 | 3 | 4 | 5 |
| 4. 治疗师是热情反应、温暖及传达积极面部表情和声音的强化剂 | 1 | 2 | 3 | 4 | 5 |
| 5. 治疗师确保所有指令和问题都以 1∶1 的比例得到回应，或者在 2～3 秒内回应（即没有落空） | 1 | 2 | 3 | 4 | 5 |
| 6. 治疗师在给出指示或提问之前先引起孩子的注意 | 1 | 2 | 3 | 4 | 5 |
| 7. 治疗师放慢语速以平衡准确性和听注意力 | 1 | 2 | 3 | 4 | 5 |
| 8. 治疗师和孩子保持视线水平 | 1 | 2 | 3 | 4 | 5 |
| 9. 孩子以高频率进行治疗 | 1 | 2 | 3 | 4 | 5 |
| 10. 当孩子在治疗师说话时保持了良好的注意力，治疗师就给予自然强化物 | 1 | 2 | 3 | 4 | 5 |
| 11. 治疗师使用多种方式通过缓慢、夸张的动作使声音变得特别 | 1 | 2 | 3 | 4 | 5 |
| 12. 对肌肉无力的孩子，治疗师说话大声、肢体动作夸张（就像啦啦队长一样） | 1 | 2 | 3 | 4 | 5 |
| 13. 治疗师正在挑战孩子最复杂的语音和语言水平 | 1 | 2 | 3 | 4 | 5 |
| 14. 治疗师能够帮助孩子参与适合发展的活动，让孩子最大限度地参与"动手活动" | 1 | 2 | 3 | 4 | 5 |
| 15. 治疗师鼓励运动模仿和言语模仿 | 1 | 2 | 3 | 4 | 5 |

优势：

劣势：

改善建议：

频 7-3 时，你会注意到她与重度 ASD 儿童有相似的症状。她不能开口说话，发声有限，在发起动作、协调运动、反应性地适应环境和完成动作方面表现出困难。此外，她还表现出缺乏眼神交流、游戏技能受损和反复拍手，这种类似 ASD 的症状反应了小脑结构和功能受到损害（图 7-1）。

躯体出现的问题也会表现在口腔。孩子可能

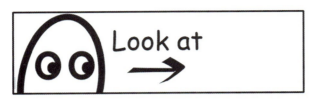

▲ 图 7-1 "look at"地增强和替代沟通

表现出大运动时的低肌张力，头前倾或歪向一侧，肩膀前倾，手臂被动地向内摆动。

走路时，他们的步态拖曳，不能流畅、分离良好地使用髋关节、膝关节和踝关节。他们的嘴和肢体运动情况相似，孩子的嘴经常在休息时半张，并表现出过度的下颚运动（如木偶说话），以弥补讲话时嘴唇、舌和脸颊肌肉运动不协调造成的口腔运动协调困难。

运动协调障碍的儿童，肌无力不明显，但口腔和身体运动协调困难往往并存。这些儿童通常表现为发起运动、应对环境障碍、完成任务和停止运动方面的困难。

他们常有本体感觉障碍，有明显的踮脚行走表现。在口腔中，本体感觉障碍表现为非言语意向性运动的困难，如按要求伸出舌头。

儿童难以完成多步骤重复性的粗大和精细运动（如扳手），其伴随言语失用症的可能性较大。

同样，你会发现患者在启动发音、连续重复发音和单词时很费劲，在发复杂协调的声音、辅音组合和多音节单词也表现出困难。你常会看到，按要求进行运动和说话比自发运动和说话更困难。

这种按要求进行运动较自发运动困难的情况发生在躯体和口腔。ASD 儿童的家长经常想搞明白其孩子是如何爬到冰箱顶部，怎样拿到密封罐里的糖果的。

然而，这样的孩子，即使有一个极具吸引力的强化物诱惑，也不能独立完成穿过房间的任务。家长也想知道为何孩子不跟他们一起唱他自己整天都在重复的歌。这些都是要求运动与自发

运动存在差异的常见例子。

仔细观察这些儿童，口头上他们可以要求想要的东西和表达需求，但实际上仍然是自我封闭。这些儿童中的一些人可能会说话，但却无法独立地与他人或环境建立关系。

相反，你也会遇到这类 ASD 儿童，他们可以通过非口语方式表达需求，但一直不会说话。因此需强调要全面对待孩子，让他们与他人或环境充分互动。

观看视频 7-4 至视频 7-6，以小脑为目标，通过任务导向的活动干预。每个视频的小脑教学计划见第 5 章。

通过处理主要由小脑支配的行为，为全面治疗 ASD 儿童提供有价值的实践。这种主动学习的方法可以让读者能够制订有针对性的干预措施。

## 六、治疗小脑以综合治疗儿童

最新的研究使我们能够全面地看待语音治疗和运动发展，因为它们是相互影响的[14]。Choi 及同事将运动发育对交流的直接影响作为一个发育级联的例子[15]。

发育级联指的是发展领域的相互作用和影响，导致跨系统的广泛影响[15]。身体运动直接影响语言的发展。

另一个与发育级联相关的例子是研究学习走路与亲子互动频率和质量的关系[16]。

当儿童学会走路时，他们的手可以自如地握住物体或向他人进行有目的的指向，这被称为指示手势。指示手势用于目的的表达，是一种独特、可高度预测词汇表达发展的手势[17]。

当给儿童提供标签和描述时，语义发展就发生了。随着动作和地点描述的增加及应用迁移，语法的发展也随之壮大。

从音系学的角度来看，随着接触更多不同的

单词，所感知到的声音数量也会增加。从语用学的角度来看，与更多交流伙伴进行更多、更长时间的互动可以增加共同关注的机会。

学走路的级联发展和认知发展密切相关，这是因为在最近发展区内，儿童与成年人或能力更好的同龄人在一起时可以更充分地体验环境。

当儿童在游戏中能独立地操纵更复杂玩具时，社会情感就会得到提升。当儿童能够操纵更多的材料（如门把手）时，精细运动能力会获得改善。儿童的感觉系统通过增加接触新奇刺激得以发展。

因此，当儿童学会走路时，他经历的所有新体验可以导致新的神经元连接成倍增加和髓鞘发展，同时通过重复练习也可更有效地激活神经细胞。

在广泛研究 ASD 儿童的过程中，我发现一些患儿从未学会走路，它们通常由成年人帮助行走，其中一些人还没有通过启动、协调、应对环境障碍、完成任务和停止运动来独立或功能性地适应和应对所处环境。

在独立穿过空间的过程中，他们也不会对环境刺激做出反应。因此，他们可能永远体验不到这一发展里程碑式的重要影响。

尽管运动障碍在 ASD 儿童中发生率高达80%，但他们接受物理治疗的机会并不比没有运动障碍的儿童高[18, 19, 20]，这一点需要改变。

## 七、身体 – 口腔连接

这些年来，我观察到躯体所发生的障碍，也出现在口腔。有发音不精确、歪曲、听不清、语音清晰度低的儿童通常在步态上也表现出这些挑战。这些儿童走路时他们的头往往向前或向侧边奋拉着，手臂被动地摆动。这是关节和周围肌肉系统缺乏好的协调和分离运动所致。僵硬和拖沓的步态很大程度上是髋关节、膝关节和踝关节的

过度代偿运动。大肌肉运动中表现出低张力的儿童通常口腔运动也会出现这种情况。他们可能会将头垂向一侧，手臂被动摆动，步态缓慢而拖曳，而不是在行走时充分分离地使用髋、膝和踝关节。他们的嘴和肢体运动相同，在休息时经常被动地半张。

对于一些儿童来说，他们的口腔和躯体情况不一致，这些 ASD 儿童可以说话，但却不能有效社交。你可能也观察过这些儿童，他们与环境互动没有目的性，而是主要通过重复的自我刺激行为来体验生活。仔细观察这些儿童，他们可以口头上要求想要的东西和表达需求，但实际行动仍然是自我封闭的。其中一些人可能会说话，但却无法独立与他人或环境建立联系。

相反，你会遇到这类 ASD 儿童，他们可以通过非语言方式表达想要及需求，但一直不会说话。需要强调要全面对待孩子，让他们与世界充分互动。观看视频 7-4 至视频 7-6，该视频讲述的是以小脑为靶点全面治疗 ASD 儿童。每个视频的小脑教学计划见第 5 章。通过处理主要由小脑支配的行为，为全面治疗 ASD 儿童提供了有价值的实践。这种主动学习的方法可以让观看视频的治疗师制订有针对性的干预措施。

## 八、将运动纳入治疗以增加语言输出

在治疗有运动性言语障碍的无口语学龄前儿童时，我们发现结合运动是有益的。我们对 5 名无口语学龄前儿童的研究表明，与坐着的活动相比，这 5 名儿童在运动活动中的愉快言语输出都有所增加。

无口语的学龄前儿童越小，动作对语言输出的影响越大[21]。沟通性发音的增加与表达性语言的改善与预后呈正相关[22]（视频 7-7）。

请注意 Holly 女士是如何以一种平静但热情

的态度回应的，即使是最安静的声音，她也会说："说得好！"。注意听，从视频 7-7 第二节课到视频 7-8 和视频 7-9 第五节课，Davey 的发声增加了。注意 Davey 的发声是如何与他的手指敲击和手部动作同时发生的。

手和手指的运动中枢主要位于小脑中部靠近舌的运动中枢[23]。我的同事 Dianne Stall 和 Joseph Evens 观察结果是，儿童在执行具有挑战性的精细运动任务（如穿珠子和绘画）时，经常会伸出舌头。他们也经常在剪或切时张开和合拢嘴巴。在这两种情景中，手的运动都映射了嘴的运动。

## 九、通过增加目标和语境复杂性来促进神经发育

最新的神经学研究强调了复杂性语言在最优化大脑发育方面的关键作用[24]。最近的研究表明，更长、更复杂的话语对学龄前 ASD 儿童更有益[25, 26]。

部分原因可能是该类人群中普遍存在听觉处理缺陷和注意力缺陷。较长的语言可以提供更多的时间来引起儿童关注和在听觉上处理语言输入。它还可以提供儿童能理解的更多种类和数量的单词。

然而，在目前的实践中，存在一种错误的认知。最近有报道称，接受问卷的言语 - 语言病理学家中，有 82% 的人使用电报语进行治疗[27]。电报语是一种简化的、语法不正确的语言，常用于 ASD 儿童中，他们错误地认为少说话就能提高孤独症儿童的理解能力。在将研究应用于实践的过程中，我们应该从"原始人"的交流模式中跳出来，告别"穴居人"的谈话方式。

观看视频 7-10。Liam 产生了显著简化的辅音组合。我们继续专注于段落为主的提要求方式，以增加 Liam 的注意力、共同关注、共同参与和语言表达，这是一个临床个性化决策的例子，放弃 80% 的语音准确率规则，以触发整个发展领域的收益。

## 十、治疗无口语和少口语的 ASD 儿童

目前，尽管经过多年的干预和一系列教育服务，仍有 25%～30% 的 ASD 儿童缺乏口语[28]，其实我们能做得更好。通常情况下，每个学年，从我们 ASD 学前教育项目毕业进入小学的 7 个孩子中，只有 1 个是无口语或口语少情况。口语少是指在功能性交流中使用言语非常有限[28]。

我们有 2 个训练教室，每个教室有 7 名中度至重度的学龄前 ASD 儿童，他们参加半天独立孤独症和社交障碍儿童治疗教育（Treatment and Education of Autistic and Communication related handicapped Children，TEACCH）项目。干预团队由著者、一名 ASD 教师、两名助教、一名作业治疗师组成。

根据家长的报告，项目中约 50% 的儿童每周额外接受 15～20 小时的应用行为分析治疗、约 30% 额外接受言语治疗、约 15% 额外接受作业治疗。

直至现在，我依然可以清晰地回忆起每个毕业时仍然无口语或口语少的学生，为什么呢？因为学会说话能改变人生。说话的能力可以预测儿童将来是否会发展友谊、工作或独立生活[29]。出于这个原因，著者一直在研究自己的干预方法，学习新的策略，并在每一个阶段都付出其全部。

著者在发展新的策略时，有时也会失败，正是因为有失败才取得了长足的进步。具体而言，失败揭示了干预的无效面，是可以被淘汰的策略，这样才能使著者在有限的治疗时间内只实施有效的策略。

著者设想在不久的将来，可以自豪地宣布每年 100% 的学龄前 ASD 儿童毕业时都能流利地使用口语。我相信，巨大的希望在于神经科学的

进步，它将继续为我们的实践提供信息并促进其发展。

在面对口语少的儿童时，我遇到过口语输出类似于儿童言语失用症或非一致性语音障碍的儿童。两者主要都是由运动协调障碍导致，表现为在没有肌肉无力或瘫痪的情况下产生不一致的单词发音。我也遇到过一些儿童，他们表现出类似于因瘫痪或肌肉无力引起的神经性言语障碍。

非一致性语音障碍与儿童言语失用症相似，不同的是，患有这种障碍的儿童模仿发音比自发发音更清晰。换句话说，患有儿童言语失用症的儿童通常自发言语比仿说更清晰。有关运动性语音障碍的鉴别诊断见第1章。

著者也遇到过患有运动性语音障碍的儿童，他们表现出神经性言语障碍、儿童言语失用症和非一致性语音障碍的混合症状。特别对这些儿童而言，试验性治疗将指导治疗人员选择更积极"跟随孩子引导"的方法，还是选择直接诱导言语的治疗方法，或者是两者联合治疗。

随着儿童言语运动障碍的改善，可能会演变成音系障碍，也可能是伴歪曲发音的构音困难，以及发展成清晰的言语。在整个过程中，治疗方案保持不变，要求在参与和有意义的学习中使用复杂语言治疗目标，并逐渐提高独立水平。

ASD儿童与其他人一样。在压力下，一些人成长、一些人生存，还有一些人崩溃。为了了解气质的多样性，我们将介绍一种治疗ASD儿童、儿童言语失用症和神经性言语障碍的回应式和直接启发的方法。在此之前我们先介绍如何改善儿童的结局与敏感的性格。

## 十一、回应式沟通技巧治疗口语少且性格敏感的儿童

你可能遇见过像Saheen这样的儿童。在听最喜欢的歌曲时，Saheen可以自发哼唱起来。然而，当你试图加入时，他会很快停止唱歌，他可以给数字、颜色、字母和形状进行命名，但他不会使用他所命名的这些词汇去提要求、做评论或回答问题。观察他的身体，并没有发现肌肉无力的情况。因为在放松状态下，他嘴巴紧闭、面颊饱满。

Saheen在画画时笔触稳固，这提示其精细运动力量正常。在粗大运动方面，Saheen经常需要身体或左右手轮流交替提示其开始运动和停止运动。行走时，Saheen的脚趾并未伸直，这提示其存在本体感觉不良。他不能逐渐启动和停止运动，而是忽动忽停。Saheen也不会绕过其他孩子或家具之类的障碍物。他的步行过程提示其本体感觉、运动计划、组织和执行功能存在问题。

当Saheen被要求进行口语模仿，大声朗读图片交换系统（Picture Exchange Communication System，PECS）中的句子或不能及时回应其口头要求时，他总会尖叫。

像Saheen这样的儿童，表现出与儿童言语失用症相一致的特点，即自发说话时言语更清晰、更流畅；仿说时常常会出现一些发音问题。

说话压力越小时，Saheen越能更好地发音，言语输出越能保持一致性。对于Saheen这样的儿童，说话压力似乎开启了或战或逃的反应，削弱了运动协调能力，而运动协调能力是复杂言语任务的基础。

观察运动协调困难儿童发复杂语音的过程，可以发现这类儿童在涉及运动转换的复杂语音时所面临的困难。

在发爆破音这类的短促音时，经常会看见嘴唇撅起但无法释放气流的现象。这些儿童还在发复杂音素时表现出了困难，而这些复杂音素涉及发音过程中构音位置的转换。其音素包括双元音、滑音和唇齿音 /f/ 和 /v/，发这些音时需要快速移动相应的构音部位。

发双元音时，有运动协调困难的儿童可能会单独发每个元音，其间伴随不正确的停顿。发滑

音时，也表现出发音困难（如 "want" → /jant/ 和 "yes" → /wɛs/）。

发组合辅音时，他们可能会在其中插入音素，常常是在辅音间插入一个非央化元音 /ə/（"blue" → /bə⋯lu/）。在发多音节词时可能存在不一致，有时完全正确，有时完全无法理解，尤其是被他人要求发音时更容易出现。

为了改善涉及发声位置转换的复杂发音，我们希望通过缓慢发音及在一起说话中利用视觉优势使用夸张的多模态线索来突显声音和运动模式（见第 6 章）。在儿童言语失用症的治疗中，这些技术已经显示出了效果 [7]。

观看视频 7-11 时，可能会注意到 Christina 女士正在低语，这个过程几乎像是在偷偷进行："那是什么？" 对于与儿童言语失用症有一致特征的人群，其治疗目标是发展言语一致性。Christina 正在温和地减少提问给儿童带来的压力来提高 Saheen 表达性输出的一致性和功能性。

我们正在使用一种核心词汇方法，该方法对非一致性语音障碍进行了有效研究，主要是通过让儿童在不同环境和不同人群中一致地使用核心词汇 [30]。治疗人员在贴合语境且 Saheen 最喜欢事物的核心词汇（如颜色、字母、形状）中继续发展言语一致性。

此外，治疗人员鼓励轻松的自发言语而不要求其他。Saheen 最喜欢的歌是我们创作的《你在说》，他喜欢自发地唱这首歌。

在过去的 1 年里，Saheen 说话的频率和一致性都有所增加。不断要求其说话只会导致他不定期的尖叫。在他进行步行运动时，因为压力消除了，所以他说话的清晰度和频率最高。

## 十二、治疗非一致性语音的性格敏感儿童

你可能见过像 Ardo 这样的儿童。Ardo 性格

敏感。与 Saheen 一样，他感到被他人强迫说话时会尖叫起来。具体来说，当被要求进行仿说和需按要求回答问题时，他用尖叫行为来回应。同时也感到在 Ardo 谈话压力较小时会说得更多。

治疗的目标是让 Ardo 尽可能多地说话，从而改善语音、表达性语言和注意力。随着 Ardo 语音一致性的不断进步，在他最爱的活动背景下，以被要求回答问题或仿说形式的讲话可能会随着时间的推移慢慢消失。这将说话与愉快的经历相结合。

观看视频 7-12，请注意 Katelyn 女士如何通过进入 Ardo 的世界与其建立高水平的互动。当轮替交流指向 Katelyn 女士时，她通过回应 Ardo 的反应促进轮流回应。她还夸张地对 Ardo 的行为进行回应，从而引起他的情绪反应。此外，Katelyn 女士还反复模仿 Ardo 扮演体育解说员时自发产生的动作和语言，从而间接促进言语和动作模仿。Katelyn 女士偷偷给予 Ardo 口头指示以使其能跟上所扮演的情景。

Katelyn 扮演体育解说员一角，在实况报道基础上，针对 Ardo 的兴趣和动作，不断给予言语评论。将社交参与技术和口头描述 ASD 儿童的兴趣点相结合，可以全面地预测儿童在游戏参与、表达性语言和社交沟通的改善 [31]。

## 十三、对性格稳定的儿童采取直接诱发言语

应该根据儿童的性格、沟通特点和需求定制个性化治疗方案。虽然本章提供了干预方法的概要，但治疗人员始终应该根据自己的临床知识和儿童的不同反应来指导实践。

在视频 7-13 和视频 7-14 中，你可以看到治疗师对能用口语提要求获得自然奖励和参与活动的儿童使用言语直接诱导。

无论是采取回应式方法还是直接诱导法来促

进沟通发展，关注的重点始终应该是言语是儿童的一种选择，治疗师或父母永远不应该逼迫儿童。

## 十四、治疗由肌无力或瘫痪引起的神经性言语障碍

神经性言语障碍可以表现为肌无力、瘫痪或影响言语的运动协调不良。本章中已讨论了联合使用缓慢发声和动态、时间、触觉提示来治疗运动协调不良，同时还介绍了通过回应儿童的引导和动作来增加儿童言语输出的回应策略。

对于伴有肌无力或瘫痪的儿童，为不同程度的言语清晰度提供差异化奖励，来提高清晰度的治疗目标。观察性研究显示，声音响度提高联合夸张肢体动作可改善神经性言语障碍患者的言语清晰度[10]。通过增大气流提高响度，能改善声带收缩及发音部位的触碰，这可以产生更清晰的语音，其背后的原理为伯努利效应。

---

**什么是伯努利效应？**

- 气流流速加快时，其对物体施加的压力就更小，这种现象就是伯努利效应。因此，该物体将被更快的气流吸引，并远离更慢、更静态、更密集的气流。这是因为静态气流对物体施加了更大的压力。
- 假如你正在骑自行车，设想此时一辆卡车快速经过，你感受到了什么？是不是随空气流速的增加，将你的自行车拉向空气流速增加的卡车处，并远离空气密度更大的路边。
- 在声带处，随着来自肺部的气流增加，空气更快速地通过声门，即声带打开，导致两侧声襞被共同拉向压力减小的区域。因此，声襞关闭的力量更大，其结果是肺部上升气流增加，压力进一步增大，通过先前紧密闭合声襞的压力也随之增加，这一过程会反复进行。
- 类似于从跑道起飞的飞机，滑过舌头的气流增加，会导致舌抬高到气压更低的部位。在发音层面，舌抬得更高，发音部位连接更强。从而产生更清晰的语音。
- 因此，伯努利效应可以通过增加气流改善肌肉无力或瘫痪时声带的振动和语音清晰度。

---

观看视频 7-15。Harry 表现出继发于儿童卒中的肌无力、部分声带麻痹和发音不准确的症状。对此，我们的目标是通过提高声音响度增加声带振动和言语清晰度。伯努利效应下的气流容量增大，提高了声带的振动并使舌头能更有力地接触发声部位。增加身体的物理距离后，Katelyn 女士正在展示通过大声讲话和使用夸张的时间提示来改善儿童发音，请注意是鼓励发声而不是轻声细语。

著者还发现，与轻声细语或发音不一致的学龄前 ASD 儿童说话时，使用夸张动作结合大声讲话来提示儿童发音是非常有效的技术。该技术既减少了低语又增大了言语清晰度。如视频 7-15 所示，在运用言语直接诱导的背景下，著者对性格稳定的儿童使用了大声讲话结合夸张动作的技术。

最后，语音障碍儿童在发辅音时存在困难，著者发现大声讲话结合夸张肢体动作的技术是有效的。如果儿童用"sue"去表示"zoo"（/su/ → /zu/），著者会用手指在空中提示，大声喊道："再大声点！让我们听听大黄蜂响亮的声音！"同时与儿童一起发出响亮的嗡嗡声，即 /z/。

此时，伯努利效应增加必要的气流，使声带振动，产生响亮的声音。

## 十五、为辅音有限的儿童选择最大差异的辅音组合

在选择治疗目标时，不要把目标建立在儿童能独立说什么、语言障碍的严重程度或儿童的诊断标签上，这样做会限制儿童和治疗师的潜力。

治疗师应该只关注于儿童在自己专业支持下可以达到的最佳表现水平，为治疗师所接触的每位儿童设定最高的三元素辅音组合治疗目标。如果在最大程度支持下，儿童不能发出三元素辅音组合，那就调整治疗目标为二元素辅音组合。缓

慢发音，但每个音的停顿要少于 2 秒来维持言语连贯性。同时，尽快将目标跳调升三元素辅音组合。

反复设定相同的治疗目标，提高了运动计划、组织和执行的一致性。一名叫 Darren 的 ASD 儿童开始了他的暑期课程，他主要运用央化元音 /ʌ/ "uh-uh" 来要求获得他特别喜欢的活动。我们选择 "sweep it to me"（/swip ɪt tu mi/）作为他的治疗目标，这是因为 Darren 可以在最大限度地提示下发出这个音（视频 7-16）。

## 十六、将回应式方法和直接诱导法结合

下一个治疗的对象是 Ava，她表现出伴有肌肉无力型的神经性言语障碍和与 Turner 综合征相关的运动协调不良。Turner 综合征由 X 染色体部分或完全缺失引起。

Ava 性格稍微敏感。当过多压力迫使她说话时，她将闭上嘴巴并保持沉默。观察当她跳舞（视频 7-17）及坐在 Holly 女士腿上（视频 7-18）时，她是如何用为她设定的目标言语去积极地提要求。该情景营造了一种积极的氛围，在这种情景中说话的压力减轻，恰当的言语增多。

观看视频 7-18。一旦 Ava 能够近乎准确地模仿 /skw/ 音，为提高治疗效率，Holly 女士就选择在其治疗目标中增加用三元素辅音组合 "squeak" 来提要求。

为什么选择 /sw/ 音？对该儿童而言，在补充辅音组合筛查中，/sw/ 音是在最大限度提示下可以发出的最高等级辅音组合。我们选择 /s/ 音与其组合而不是其他首辅音与其组合是因为 /s/ 音更复杂，会对早期语音发展产生级联影响。

此外，/s/ 音的持续时间很长，让儿童有时间感知声音并发出该声音。

为什么我们不选择 /s/+ 塞音，如 "'sneak' /snik/ it to me？" 因为这些音在发音位置和方式上并不大，在口腔运动协调性方面不是最有挑战性的发音。

/sn/ 本来是在相同口腔部位（牙槽）发出的一个擦音 + 塞音组合（都阻碍气流发出）。我们想要选择在口腔中产生的组合音。对于 /sw/ 音，/s/ 音是在牙槽位置，以摩擦的方式发出。很明显，/w/ 音是在软腭唇的位置，以滑动方式发出。它们在发音部位和发音方式上显著不同，但又配合恰当。没有选择 /sl/ 辅音组合，是因为即使在最大限度地提示下，Darren 和 Ava 也不能发出 /l/ 音。

在与央化元音发音有限且伴有肌无力和运动协调困难儿童相处的过程中，我们发现使用 /sw/ 辅音组合，可以快速增加儿童辅音数量和提高言语可理解度，可以获得最佳收益。

还需谨记的是，在儿童言语萌发阶段不要教儿童使用 "more" 或 "yes"。使用这些词汇可以应答任何事，反而让特定词汇的发展减少。

特别强调的是，根据个人需求和最复杂的可诱导目标，为每个与治疗师服务的儿童制订个性化的目标。

也就是说，在面对基线水平只有一个央化元音的学龄前儿童时，选择简单句水平的 /sw/ 音作为治疗目标可产生令人印象深刻的成效。如果儿童能在最高水平提示下能发出 /skw/ 音，那么建议使用 /skw/ 音而不是 /sw/ 音。

## 十七、关注细节 – 有效评估和治疗语音障碍

注重细节。本书介绍了与不同群体的学龄前儿童相处时所涉及的临床实践细节，而这些细节确实会影响儿童。

为在有限时间内提高治疗效果，应关注以下细节：①选择复合治疗目标；②制订最高治疗

目标跨越低阶语音，使用准确无误地提示，确保80%的准确率；③沟通和学术概念的多样式组合；④整合运动；⑤培养内部控制点；⑥结合儿童的兴趣；⑦为全面治疗伴有沟通障碍学龄前儿童言语功能，设计多模式、富有教育意义的活动，让孩子在多维度场景中自己动手、主动参与。

当神经处于高度可塑性时，每一个小细节都能加速改变，改变会积少成多，最后共同产生强大的累积效应，从而影响儿童终身。

## 十八、测试中多个非典型音系历程提示神经系统疾病

本章的结论是，非典型音系历程会经常出现在运动性语音障碍或更广泛的发育迟缓学龄前儿童基线测试中。而且非典型音系历程会随时间推移演变为典型的音系历程和语音歪曲。

著者的临床经验表明，多个非典型音系历程的出现可能表明同时存在语言迟缓或神经系统疾病，这是因为非典型过程往往违背语音发展的普遍性。

通常，人们会先发更容易发出的声音。因此，语音错误常是用简单发音替代更复杂的发音。但是，治疗师们可能会注意到在非典型过程模式的后期发展中，更难发出的声音通常会取代早期发出的声音。

2008年，Preston基于非典型音节结构（表7-2）、非典型发音位置（表7-3）和非典型发音方式（表7-4）详尽地列出了非典型音系历程。著者团队参考Preston的结论，并应用于其夏季语音干预计划的76名语音障碍学龄前儿童。

选取他们在发音和语音临床评估2（Clinical Assessment of Articulation and Phonology-2，CAAP-2）[32]或第1章中补充辅音组合筛查项目中的回答。

根据这些评估结果，著者团队发现一些非典型音系历程主要存在于全面发育障碍的人群中。具体来说，在著者采集的76名伴有语音障碍学龄前儿童样本中，31名并发语言障碍、孤独症谱系障碍、儿童言语失用症、非一致性语音障碍或唐氏综合征的儿童均表现出多种非典型历程。

相反，著者团队研究的42名仅诊断为语音障碍的儿童中，很少有非典型音系历程。为此，在语音测试期间发现多个非典型音系历程时，更需要深入进行语言评估。

此外，同时存在语言障碍提示以后出现读写障碍的风险更大[33, 34, 35]。因此，还建议预先进行音韵意识测试。此外，在治疗语音障碍的背景下融合提高识字量的活动，可提高干预效率。有关提高音韵意识技能的循证策略见第9章。

为进一步主动识别非典型音系历程，使用表7-2和表7-3的Preston术语和定义中提供的国际音标非典型发音示例。

识别这些非典型音系历程可以给治疗师提供更佳的线索、了解问题所在，以便在治疗中可以通过不兼容的提示、表达、降低语速和增加音量，来更突出地解决这些问题。

## 十九、识别学龄前 ASD 儿童的语音错误

哪些是ASD儿童在学习说话时所面临的独特挑战？为了找出答案，著者将7名患有重度语音障碍的学龄前ASD儿童与7名患有语言障碍和重度语言障碍的学龄前非ASD儿童进行了对比。

为了探究ASD对发音产生的影响，著者团队根据性别、年龄及语音障碍的严重程度筛选受试者。每组由2名女生和5名男生构成。语音和语言障碍组学龄前儿童的年龄为39—72月龄，平均年龄55月龄，CAAP-2平均分为40个错误。

表 7-2　Preston 非典型音节结构过程的实践应用

| 非典型音节结构过程 | 定　义 | 正确→典型（举例） | 正确→非典型（举例） |
|---|---|---|---|
| 非典型 /s/ 辅音组合简化 | /s/ 组合在开头：/s/ 保持塞音或鼻音简化 | Snake：/sneɪk/ → /seɪk/ | School：/skul/ → |
| 非典型流音组合简化 | 流音组合：/l/ 或 /ɹ/ 流音 | Clown：/klaʊn/ → /laʊn/<br>Broom：/bɹum/ → /rum/ | Fly：/flaɪ/ →<br>Pretzel：/ˈpɹɛtzɪl/ → |
| 非典型滑音组合简化 | 塞音 + 滑音组合：/w/ 或 /j/ 滑音保持 | Tweet：/twit/ → /wit/<br>Puke：/pjuk/ → /juk/ | Queen：/kwin/ →<br>Cute：/kjut/ → |
| 首辅音删除 | 词首的单辅音被删除 | Dog：/dɔg/ → /ɔg/ | Pig：/pɪg/ → |
| 中间辅音删除 | 元音间的辅音被删除 | Lemonade：/ˈlɛməˈneɪd/→/ˈlɛməˈeɪd/ | Treasure：/ˈtɹɛʒɚ/→ |
| 辅音、元音或音节增加 | 添加辅音、元音或音节（不是在辅音组合之间，这是增音） | Sheep：/ʃip/ → /ʃlip/ | Fish：/fɪʃ/ → |
| 迁移 | 辅音 / 音节移到单词其他部分 | Thermometer：/θɚˈmɑmətɚ/→/ˈmɑməθɚ/ | Elephant：/ˈɛləfənt/ → |
| 重音节删除 | 第一或第二重音的音节 / 元音被删除 | Basketball：/ˈbæskət,bɔl/→/ˈkʌ,bɔ/（第一重音被省略）<br>Basketball：/ˈbæskət,bɔl/→/ˈbæs,bɔ/（第二重音被省略） | Computer：/kəmˈpjutɚ/ → |

表 7-3　Preston 非典型替代过程的实践应用

| 非典型替代过程 | 定　义 | 正确→典型（例子） | 正确→非典型（举例） |
|---|---|---|---|
| 声门替代 | 声门塞音 /ʔ/ 替代一个辅音，除了 /t/ | Cage：/keɪʤ/→/ʔeɪʤ/ | Shoe：/ʃu/→ |
| 非典型软腭后置音 | 一个边音、齿龈音或腭音后置化（不是同化） | Tweet：/twit/→kwit/ | Yo-yo：/joʊ-joʊ/→ |
| 腭化音 | 一个非腭摩擦音或变成非腭摩擦音（不是同化） | Zoo：/zu/→/ʒu/ | Seal：/sil/→ |
| 非典型边音化 | 腭音音素变成边音（不是同化） | king：/kɪŋ/→/mɪŋ/ | Gate：/geɪt/→ |
| 滑音交换 /w/ 变成 /j/ | /j/ 和 /w/ 交换 | Watch：/wɑʧ/→/jɑʧ/ | Water：/ˈwɔtər/→ |
| 流音交换 | /ɹ/ 和 /l/ 交换 | rake：/ɹeɪk/ → /leɪk/ | Leaf：/lif/ → |

表 7–4　**Preston** 非典型处理过程的实践应用

| 非典型音系历程 | 定　义 | 正确→典型（举例） | 正确→非典型（举例） |
|---|---|---|---|
| 去鼻音化 | 鼻音音素在同一个发音位置变成浊塞音（即同器官音位） | Clown：/klaʊn/→/klaʊt/ | Van：/væn/→ |
| 鼻音化 | 非鼻音音素在同一个发音位置变成鼻音（即同器官音位） | Bed：/bɛd/→/mɛd/ | Sheep：/ʃip/→ |
| 摩擦音替代塞音 | 摩擦音在同一个发音位置替代塞音（即同器官音位） | Pig：/pɪg/→/fɪg/ | Gate：/geɪt/→ |
| 流音替代滑音 | 滑音变成流音 | Watch：/wɑʧ/→/ɹɑʧ/ | Web：/wɛb/→ |
| 塞音替代唇齿音 | /f/ 变成 /t/ | Fish：/fɪʃ/→/tɪʃ/ | Leaf：/lif/→ |
| 非典型中间辅音滑音化 | 中间辅音（除了摩擦音）被滑音替代 | Dinosaur：/ˈdaɪnəˌsɔr/→/ˈdaɪwəˌsɔr/ | Treasure：/ˈtɹɛʒər/→ |
| 非典型流音或滑音塞音化 | 滑音或流音在同一个发音位置变成塞音 | Leaf：/lif/→/tif/ | Yo-Yo：/joʊ-joʊ/→ |

ASD 组匹配与之相对应的学龄前儿童，年龄为 46—72 月龄，平均年龄为 56 月龄，CAAP-2 平均分为 41 个错误。两组均含有得分为 2% 百分位和 1% 百分位的重度语音障碍儿童。所有分数小于 1%～2% 的受试者与 CAAP-2 中年龄相匹配的人群进行对比。

在对该 14 名儿童 CAAP-2 测试中的表现进行分析时，ASD 儿童出现两种模式。首先，发塞音困难，塞音是英语中最短的发音（平均时长为 50ms）。其次，单词"起始"发音中呈现出更大的困难，在这些单词中，他们更可能删除多音节单词中的首字母，以及 CVC 单词中的首辅音。

## 二十、难以感知并很难发出塞音

McGurk 效应是听觉和视觉两种模式共同作用以感知语音 [36]。患有学龄前 ASD 儿童常表现为听觉感知缺陷。因此，这些儿童往往缺乏同时使用听觉和视觉感知来处理语音的能力。

也许作为一种补偿措施，与神经系统典型发育的人群相比，ASD 儿童可能表现为有突出的视觉感知技能 [1]。ASD 儿童可能存在听觉处理较慢和视觉处理较快的不匹配现象 [1]。ASD 儿童的这种不匹配可以看作是一部配音很差的外国电影，视觉画面转换较快，而声音则慢一点。

在项目分析中，著者比较了学龄前 ASD 儿童与有语音合并语言障碍的学龄前儿童对"snake"（/snerk/）的发音。ASD 组所有儿童都能在发出"snake"中的 /s/ 音，但只有 2 名能够发出 /n/ 音。值得注意的是，/n/ 音在英语中通常比 /s/ 音早发育整整 1 年 [37]。

此外，语音和语言障碍组的错误遵循了语音发生规律。6 个儿童能说出"snake"中的 /n/ 音（唯一不能发出 /n/ 音的孩子，也不能发 /s/ 音），只有 3 个能准确地发出"snake"中的 /s/ 音。

因为这些差异是在有限的参与者中发现的，所以它们可以归因于偶然性。但这一点很重要，因为这些 ASD 儿童正在打破典型语音发展的普遍规律。让我们反思的是为什么英语中最早形成的声音是口腔塞音和鼻音，它们也是最短的，平均时长 50 毫秒，如 "snake" 中的 /n/ 音，而持续的气流 /s/ 音，平均长度为 130 毫秒。这约是 /n/ 音持续时间的 3 倍。由于听觉处理缺陷，这些短音很可能不被察觉，因此不会产生。

Chomsky 所著的 *Innate Theory of Language Development acknowledges* 中也承认感知觉对发音是必要的[38]："在成熟的塑造形成时期，外部刺激是必要的。在自我语言规则生成时，应该从他的环境中有感知觉接触。"

现在，想想在治疗语言能力最低的 ASD 儿童时，关注的"第一步"通常是过多的口腔和鼻腔塞音。著者脑海中浮现出常用的单词有 ball、bubbles、pop、my turn、in、on、go、all done、bye-bye。

重新思考最初设定的词汇可能是有益的，我们应该把注意力集中在有更长持续气流的音，如摩擦音 /s/、/z/、/ʃ/、/ʒ/ 和流音 /l/ 和 /r/。

利用这些较长的音，用动态、时间、触觉提示（见第 6 章）可以帮助听觉和口腔运动协调能力差的儿童更好地感知和产生语音。

在宝贵的治疗时间内，充斥了"塞音、塞音、更多塞音"，虽然要有"增加更多塞音核心词汇"的概念，但比这更重要的是，我们要认识到在听觉上无法感知塞音将对儿童发塞音的能力产生负面影响。

在人生大部分学习规划中，儿童的照顾者更容易注意到塞音[39]。婴儿或蹒跚学步的儿童不能感知塞音，就无法产生口腔或鼻腔塞音，这意味着不能通过口头称呼来引起照顾者的关注。一个儿童如果不能引起照顾者的注意，其影响是不可估量的。

如果我没有亲自实践过，就不会发现这个"隐患"，作为一名言语 – 语言病理学家，要通过大量的第一手经验培养敏锐的直觉。

此外，还要在收集、输入和分析自己的数据时，发现成为一个高效治疗师要注意的细节（见第 10 章）。

## 二十一、放慢语速提高感知和表达能力

在治疗中，可以放慢语速，以便儿童能够感知和产生听觉刺激。注意在视频 7–19 中，Alyssa 女士保持摩擦音并拉长塞音，这样 ASD 儿童就可以与她一起发音。

多年来，著者用这种慢速说话的技巧成功地教了很多 ASD 儿童说话。其方法很简单，即长时间持续发音，直到儿童加入。儿童似乎很喜欢从我们的念唱中得到感官反馈。这种技术可以让有听觉处理缺陷的儿童必要时从缓慢、一致的语言中感知和产生声音。

## 二十二、听觉处理缺陷儿童易错过单词首音

通过对上述 14 名学龄前儿童的项目分析研究，著者还发现 ASD 组儿童更容易忽略起始音节和声音。在这两组儿童中，7 个儿童中有 4 个删除了尾辅音。两组在删除起始音节上表现出差异。

ASD 组的 7 名学龄前儿童，有 5 名儿童删除了多音节词的起始音节。而语言障碍组的 7 名学龄前儿童只有 2 名有此问题（注意：测试项目 "computer" 没有纳入分析，因为我们已经发现 "puter" 替换 "computer" 是测试中学龄前儿童常见的错误）。

这是一项针对 14 名学龄前儿童的小样本研究。因此，两组儿童表现上的差异可能再次归因于偶然。然而，正是在这些小样本研究中，著者团队发现了"冰山隐藏于水面下某些东西"，需

要进一步研究。如为什么 ASD 儿童更容易删除起始音节？

我们可以重新审视乔姆斯基关于语言发展的观点，即语音产生需要语音感知吗？

不能感知出单词首音节可以归因于 ASD 儿童存在注意力的定向困难，这被认为是 ASD 患者终身面临的挑战[40]。

也许是听觉处理和定向注意合并困难使 ASD 儿童表现出更多音节起始音节的删除。

看看那些既可以引导注意力，又能增加听觉感知的疗法。视频 7-20 先通过运动模仿吸引孩子的注意力，增加参与度，然后诱导孩子开口说话。

观看视频 7-20，MaryLyn 女士正在为 Stella 的起始发音做准备，在 Stella 发音之前给予提示。

Stella 在开始发音前动作模仿提示可以达到四个目的：①引导 Stella 的注意力；②通过临时提示舌头的位置来强调首音；③通过放慢语速来增强感知；④通过放慢语速和时间提示来纠正语速。

## 二十三、辅助沟通系统补充和促进言语发展

在前语言阶段和最低言语交流阶段，重点关注功能性沟通，并结合辅助沟通系统，以优化沟通效果[41]。

随着能力的进展，治疗过程将逐渐演变，强调增加复杂性语音目标和语音语境（如在长段落复杂句子中正确进行辅音组合发音）。辅助沟通系统的类型选择是个性化决策过程，需要基于孩子能力及其家庭需求等方面共同决定。考虑章节篇幅的限制，在此著者仅介绍自己对低技术图片交换沟通系统（PECS）的观点。PECS 的六个阶段旨在通过使用图片辅助沟通，逐步从低阶的"发出请求"到高阶的"开展评论"。在成人陪伴下，

使用从最多到最少的手把手间接等级提示，然后逐渐减少和去除提示，同时保持80%的准确率[42]。

儿童要以"从多到少"的顺序完成这六个阶段，从手把手地提示开始。这六个阶段可以逐级进阶，以下是独立分级的六个阶段。

第一阶段：用一张图片、照片或物体交换一个物品。

第二阶段：与相隔一段距离的交流伙伴交换一张图片。

第三阶段：辨认一组 2～5 张图片。

第四阶段：将图片从一组图片中取出，粘贴到句子条上（我想要 X）。

第五阶段：用句子条回答"你想要什么？"

第六阶段：评论（我看到一个_____）。

PECS 是一种广泛应用、以研究为基础的干预手段，旨在提高学龄前 ASD 儿童的功能性沟通技能，它已经被发现可以增加社交能力和语言产生，同时减少问题行为[43]。研究表明，与更自然的反应性环境教学方法相比，共同关注受限的儿童可以从 PECS 中获益更多。在这项研究中，针对有较强共同关注技能的儿童，采用反应更灵敏的强化环境教学法[44]。

著者团队对 6 名学龄前 ASD 儿童进行的小样本研究表明，对于 5 分钟内说出少于 5 个近似单词或单词的儿童，PECS 语句条对增加语言输出最有效。对于平均每分钟能说一个单词以上的儿童来说，通用词汇板相对更有效[45]。

进一步的研究表明，在选择 PECS 和通用词汇板对学龄前儿童语言输出和最低语言输出影响临床决策中，需要进一步的研究。

尽管使用 PECS 取得了有证据的积极进展，但值得注意的是，Meta 研究表明使用 PECS 并不能显著改善 ASD 儿童的言语发展。父母和言语－语言病理师都应该了解治疗结果的有效性并考虑不会说话对儿童的巨大影响[46]。

研究表明，最大数量的言语产生在句子条水

平，即 PECS 的第四阶段 [47]。该阶段要求儿童找出成人说给他的参考词。目前尚不清楚其相关性，是否为该类儿童天生发育更好，故而能够达到更高水平的 PECS 阶段。

也许，在手指敲击音节或单词时，找词的行为会刺激口腔运动导致神经元活动增加，从而激励说话。这两个因素都会影响第四阶段的发现及更好地发声。

为此，著者重新排序了 PECS 的序列，从第四阶段开始，然后逐级推进此后的每个阶段。著者用语句条而不是图片来要求儿童，主要有以下 5 种原因。

1. 我想让儿童学会口语评论，这比提要求更好 [48]。因此，我使用载体短语 "看____" 而不是 "我想____"（图 7–1）。

此外，在使用载体短语 "Look at____" 时，我系统地观察到：在 119|16.10.20–13：45 视频中（译者注，原书未标视频号，疑似视频 7–21）治疗运动性语音障碍学龄前 ASD 儿童时，儿童更有可能与交流伙伴进行眼神交流，即说 "look"，这是语用正确的说话者在开始互动时会做的。

2. 载体短语 "Look at____" 不需要复杂的口腔协调来产生双元音［"I"（/aɪ/）］和滑音［"want"（/w/）］，因此很少的练习就能促进语音的学习和产生，但著者发现这些声音对语言能力最低的 ASD 儿童有挑战性，因为他们需要复杂的构音转换来发出这些语音。

3. 语言是一种连续的运动活动。只说一个单词没有意义，尤其是考虑到需要更长的对话时间才能让 ASD 儿童受益 [26]。

4. 在对儿童进行整体治疗时，著者发现最初使用 PECS 语句条而不是图片对儿童的运动有帮助。这是因为它要求儿童进行多步精细的运动活动，从魔术贴板上拉出一张图片，把它粘在语句条上，拉语句条，把语句条与伙伴进行交换，在说的时候指向多个音节。研究表明，2 岁时的精细运动技能与 3 岁时的表达性语言结果具有重要的相关性 [14]。

5. 神经学研究人员指出，语句条和呈现的文字是 ASD 儿童最优势模式，即利用了其视觉感知力。研究表明，学龄前 ASD 儿童的字母知识与他们的正常同龄人相当 [49-50]。著者告诉家长，ASD 儿童可以先学会阅读，再学会说话。阅读是学习说话的重要途径。

观看 Deenie 的视频 7–21，Deenie 没有 ASD，但有早产，也有小脑发育不全。结果 Deenie 表现出类似 ASD 的症状。最近的研究表明，与 ASD 相关的缺陷可归因于视频 7–21 小脑的异常（见第 5 章）。

这个视频演示了向后的链接，初始阶段手把手连续给予提示，最后阶段提示减少。提示继续从后向前逐渐减少。请注意，Deenie 在说话时独立地敲击音节，这是该顺序中的最后一步。

## 二十四、巧妙利用有限时间以激发巨大的改变

在治疗学龄前 ASD 儿童的过程中，综合运用复杂性方法、多模态提示、自然奖励策略和核心词汇方法，在标准化言语测试和连续性语音样本的辅音正确率上都取得了显著的成绩 [5]。

在 6 周的时间里，经过 5 次治疗后，3 名学龄前 ASD 儿童（他们是当时所有能参与干预的 ASD 儿童）在 CAAP-2 测试中平均减少了 14 个错误 [5]，并涉及未治疗的语音目标。此外，在自发的、连续的语音样本中，他们的 PCC 平均提高了 20%。

有不同障碍的学龄前儿童参与了这项干预，都表现出了显著的改善。然而，这 3 名学龄前 ASD 儿童的进步最令人印象深刻，无论是在言语测试的表现，还是用 PCC 量化对话测试中言语清晰度都有提高。

在标准化测试和 PCC 中，接受同样的治疗干预情况下，有 3 名学龄前 ASD 儿童的表现优于语音合并语言障碍的学龄前儿童和只有语音障碍的学龄前儿童。

客观地分析数据时，应该注意的是，学龄前 ASD 儿童在基线上表现出最严重的损伤水平。因此，回归均值，即极端分数向平均水平靠拢，它可能夸大其效果。本章视频片段展示了化名 Darren、Cadge 和 Stella 这 3 名学龄前儿童的干预。

## 二十五、通过语言复杂性有效影响多个领域

令人印象深刻的进步，是在 5 次、45 分钟门诊治疗后取得的[5]。在公立学校系统中，存在治疗时间有限与 SLP 工作量大的情况，这些进步还会发生吗？

了解一下 Kelly Vess，也就是著者，在这 1 年中 9 个月的生活。著者手头有 50 多名学龄前儿童的病例。约 50% 的患者仅患有语言障碍，20% 的患者同时患有言语 - 语言障碍，30% 的患者有 ASD 或其他全面性发育障碍。

此外，著者还为其所在学校的学龄前儿童进行全面的言语 - 语言评估。所有学生每周接受 30～60 分钟的治疗。研究表明，无论儿童所学何种疾病，30～60 分钟的直接治疗时间都是标准的做法[51]。

著者之所以分享这些，是因为她想让大家知道，即使在时间紧迫和高负荷工作的情况下，明智地利用治疗时间，在治疗有学龄前 ASD 儿童方面也能取得重大进展。

对 9 名患有 ASD 学龄前的儿童进行为期 6 个月的研究，结果显示可以大幅提高语音清晰度、句子平均长度和社交评论性语言。这是通过在上下文情境中找出复杂的段落来实现的。

表 7–5 显示了从每个儿童的 20 个连续性语音样本中收集到的数据。著者团队研究的 9 个学龄前儿童语言样本分别是在秋季和 6 个月后的春季收集的。数据还显示了秋季和 6 个月后春季 CAAP-2 的表现。

请参考附录 E 中的提要求段落。注意三元素辅音组合和整个发音的长度。这增加了共同关注并增加了完成段落所需的共同参与度。

同时，注意叙事性二级连接词词汇的使用，如"首先、然后、最后和因为"。最后，看看学龄前 ASD 儿童如何利用视觉优势处理字母表知识和图片演示的语音规则。

受益是多方面级联发展的。在仅仅 6 个月的时间内，句子平均长度（MLU）、语音清晰度和展开评论都有了分阶段的提高，这是如何产生的呢？

著者认为，选择音系学（三元素辅音组合）和句法（连词复合句）方面复杂的治疗目标是取得可测量语音全面改善的关键。让儿童以最大提示产生最高水平句子长度和最复杂句子作为治疗目标，从而收获最佳言语、表达性语言和共同关注的进步。

共同关注可以被定义为两个人对彼此和对第三个物体或事件具有一致的注意。在本例中，儿童和成人都将协调注意力放在背诵和怎样表演段落中要求的"愤怒的狗牙"。呼应他人，使用手势进行交谈，当与他人共同引用一段文字时，则被认为是有高参与度的共同注意的延伸行为。

发展共同关注和高参与度是对学龄前 ASD 儿童进行早期干预的关键[52]。研究表明，共同关注的改善会导致跨领域的发展，在游戏、社交启动、积极态度、模仿和自发言语方面都有改善[53]。

在 6 个月的时间里，自发语言采样中的描述性语言明显增加，这可能部分归因于共同关注的增加。也许，语言和运动模仿也是变化的积极因

**表 7-5　学龄前 ASD 儿童与正常同龄人 6 个月内连续性语音样本的数据比较**

| 6 个月后 ASD 句子平均长度的平均增加（n=9）（30～66 个月） | 6 个月后句子平均长度的平均增加（30～66 个月） | 6 个月 ASD 后 CAAP-2 错误率的平均下降（n=9）（30～66 个月） | 6 个月后 CAAP-2 的错误率平均下降（X-100）（30～66 个月） |
|---|---|---|---|
| 6 个月后 MLU 平均增加 0.52 | 每隔 6 个月，MLU 平均增加 0.29[a] | 6 个月内平均减少 19 个错误 | 6 个月内平均减少 3 个错误[b] |
| 基线时语言样本中口头请求的平均百分比（n=9） | 干预后 6 个月，语言样本中口头请求的平均百分比（n=9） | 基线时语言样本中口头评论的平均百分比[*]（n=9） | 干预后 6 个月，语言样本中口头评论的平均百分比[*]（n=9） |
| 要求：54% | 要求：21% | 评论：44% | 评论：79% |

*. 评论被定义为基于语境的语言，并非用于请求的目的
正常发育的同龄人数据比较：a. Rice ML, Smolik F, Perpich D, Thompson T, Rytting N, Blossom M.Mean length of utterance levels in 6-month intervals for children 3 to 9 Years with and without language impairments.Journal of Speech, Language, and Hearing Research.2010; 53(2):333-349; b. Secord W, Donohue JS. Clinical Assessment of Articulation and Phonology-2nd Ed (CAAP-2).Torrance, CA. WPS Publishing; 2013.

素。模仿促进了镜像神经元的发展，也可能通过描述性语言增加促成了社会交流的增加。

大脑研究表明，复杂性方法通过增加大脑多个区域的神经冲动来激发神经元的活动[24]。用一段话提要求，你也会重视采用视觉 – 时间提示和进行叙事性故事，二级词汇在大量重复学习"首先、然后、最后、因为"后自发发展。

在学龄前阶段培养讲故事的能力，对以后的社会情绪有关键性的影响[54, 55]。因为他能够更容易地表达社会挫折、感官功能障碍或学术挑战，可以作为日后社会情绪功能的保护因素。

在本章中，参考学龄前儿童 Ida 和 Liam 用一个复杂的段落提要求的视频，以了解在学年中对这 9 名学龄前 ASD 儿童使用的干预方法。这些学龄前 ASD 儿童用这段话提出要求，诱导他们在言语 – 语言、共同关注和社会交流方面发生积极变化。

## 二十六、尊重儿童的现有能力

在分享了学龄前 ASD 儿童的成功干预的经验后，著者以一个悲伤的病例结束本章。她曾与 2 名学龄前 ASD 儿童合作，他们的语言能力极差。在最大限度地提示下，他们都只在需要最高奖励的物品和活动时才说话。然而，在暑假结束后，两人均不再说话。

在这两个病例中，父母决定采取"没有什么是免费的"的方法来提高语言能力。其中一个儿童说话声小，家长希望通过不奖励低声说话来鼓励他大声说话，但不幸的是，低声说话似乎是他当时唯一能够达到的语音水平。该儿童很可能无法协调声带振动和发音。

另一个学龄前 ASD 儿童的语言能力很弱，用 /t/ 音和 /d/ 音来代替 /k/ 音和 /g/ 音。其父母选择不奖励他的"婴儿语"，希望能提高他的语言能力。他很可能还没有发展出口腔运动的力量来缩回舌头以发出软腭音，因此他也不再说话。

请与 ASD 儿童的父母分享这些故事。语言是一种复杂的运动活动，其中一些构音器官需流畅地配合使用，就像在一个管弦乐队，随着时间的推移，将每个独立的"乐器"完美地融合在一起，进行大量非强迫性、快乐的练习。

在过去的 30 年中，Meta 分析研究表明著者团队基本上没有改善无口语和少口语 ASD 儿童的状况。如今这一比率与 30 年前的情况相似，估计有 25%～30% 的 ASD 儿童没有发展出功能性语言。

在 Kelly 的视频 7-22 中，著者讨论了一些 ASD 儿童治疗运动性言语障碍和并发运动障碍的重要性。在本章中，观看 Davey 的视频，他是一个不会说话的孩子，能发出最小的声音。此外，他还同时表现出感觉和运动障碍。

1 年后，Davey 一整天都在用近似单词流畅而愉悦地说话。每天他都不断地进行自我练习，他的自发语言变得越来越清晰，其言语平和而愉快，这不是一个需要，而是一种能力。讲话从来都不是被迫做的事情。Davey 向我们展示了 ASD 儿童学习说话的更好方法。

这是 ASD 儿童干预的一个令人振奋的时刻。神经科学赋予他们声音，他们将得到更好地治疗，即充分利用优势，重点关注这些儿童固有的神经障碍。

我们从研究中知道，一刀切的方法并不适用于这些表现出多面、复杂障碍的儿童。

这些非科学的方法全部失败，当他们失败时，往往被归咎于儿童有认知障碍。问题并不在于儿童，而在于干预方式。神经科学赋予这些儿童声音。我们需要倾听。

## 参考文献

[1] Derrick D, Bicevskis K, Gick B. Visual-tactile speech perception and the autism quotient. Front Commun. 2019; 3

[2] Neuhaus E, Beauchaine TP, Bernier R. Neurobiological correlates of social functioning in autism. Clin Psychol Rev. 2010; 30(6):733-748

[3] Zhang J, Meng Y, He J, et al. McGurk effect by individuals with autism spectrum disorder and typically developing controls: a systematic review and meta-analysis. J Autism Dev Disord. 2019; 49(1):34-43

[4] Peeva MG, Tourville JA, Agam Y, Holland B, Manoach DS, Guenther FH. White matter impairment in the speech network of individuals with autism spectrum disorder. Neuroimage Clin. 2013; 3:234-241

[5] Vess K, Liovas M, Mocny A, Vuletic D. Applying the complexity approach to effectively treat severe speech impairment in preschoolers with ASD. Poster presented at: Annual American Speech, Language and Hearing Association Convention; November, 2018; Boston, MA

[6] Kaiser AP, Scherer NJ, Frey JR, Roberts MY. The effects of enhanced milieu teaching with phonological emphasis on the speech and language skills of young children with cleft palate: a pilot study. Am J Speech Lang Pathol. 2017; 26 (3):806-818

[7] Murray E, McCabe P, Ballard KJ. A systematic review of treatment outcomes for children with childhood apraxia of speech. Am J Speech Lang Pathol. 2014; 23(3):486-504

[8] Dale PS, Hayden DA. Treating speech subsystems in childhood apraxia of speech with tactual input: the PROMPT approach. Am J Speech Lang Pathol. 2013; 22(4):644-661

[9] Crosbie S, Holm A, Dodd B. Intervention for children with severe speech disorder: a comparison of two approaches. Int J Lang Commun Disord. 2005; 40(4):467-491

[10] Finch E, Rumbach AF, Park S. Speech pathology management of non-progressive dysarthria: a systematic review of the literature. Disabil Rehabil. 2020; 42(3):296-306

[11] Oberman LM, Ramachandran VS. The simulating social mind: the role of the mirror neuron system and simulation in the social and communicative deficits of autism spectrum disorders. Psychol Bull. 2007; 133(2):310-327

[12] Oberman LM, Ramachandran VS. Preliminary evidence for deficits in multisensory integration in autism spectrum disorders: the mirror neuron hypothesis. Soc Neurosci. 2008; 3 (3-4):348-355

[13] McDuffie A, Yoder P, Stone W. Prelinguistic predictors of vocabulary in young children with autism spectrum disorders. J Speech Lang Hear Res. 2005; 48(5):1080-1097

[14] Choi B, Leech KA, Tager-Flusberg H, Nelson CA. Development of fine motor skills is associated with expressive language outcomes in infants at high and low risk for autism spectrum disorder. J Neurodev Disord. 2018; 10(1):14

[15] Masten AS, Cicchetti D. Developmental cascades. Dev Psychopathol. 2010; 22(3):491-495

[16] Karasik LB, Tamis-Lemonda CS, Adolph KE. Crawling and

walking infants elicit different verbal responses from mothers. Dev Sci. 2014; 17(3):388-395

[17] Özçalışkan Ş, Adamson LB, Dimitrova N. Early deictic but not other gestures predict later vocabulary in both typical development and autism. Autism. 2016; 20(6):754-763

[18] Fournier KA, Hass CJ, Naik SK, Lodha N, Cauraugh JH. Motor coordination in autism spectrum disorders: a synthesis and meta-analysis. J Autism Dev Disord. 2010; 40(10):1227-1240

[19] Green D, Charman T, Pickles A, et al. Impairment in movement skills of children with autistic spectrum disorders. Dev Med Child Neurol. 2009; 51(4):311-316

[20] Ming X, Brimacombe M, Wagner GC. Prevalence of motor impairment in autism spectrum disorders. Brain Dev. 2007; 29(9):565-570

[21] Vess K, Abou-Arabi M. Increasing verbal output of prelinguistic preschoolers with autism spectrum disorder through movement. Poster presented at: Annual American Speech, Language and Hearing Association Convention; November, 2018; Boston, MA

[22] McDaniel J, D'Ambrose Slaboch K, Yoder P. A meta-analysis of the association between vocalizations and expressive language in children with autism spectrum disorder. Res Dev Disabil. 2018; 72:202-213

[23] Buckner RL. The cerebellum and cognitive function: 25 years of insight from anatomy and neuroimaging. Neuron. 2013; 80(3):807-815

[24] Kiran S, Thompson CK. Neuroplasticity of language networks in aphasia: advances, updates, and future challenges. Front Neurol. 2019; 10:295

[25] Crandall MC, McDaniel J, Watson LR, Yoder PJ. The relation between early parent verb input and later expressive verb vocabulary in children with autism spectrum disorder. J Speech Lang Hear Res. 2019; 62(6):1787-1797

[26] Sandbank M, Yoder P. The association between parental mean length of utterance and language outcomes in children with disabilities: a correlational meta-analysis. Am J Speech Lang Pathol. 2016; 25(2):240-251

[27] Venker CE, Yasick M, McDaniel J. Using telegraphic input with children with language delays: a survey of speech-language pathologists' practices and perspectives. Am J Speech Lang Pathol. 2019; 28(2):676-696

[28] Tager-Flusberg H, Kasari C. Minimally verbal school-aged children with autism spectrum disorder: the neglected end of the spectrum. Autism Res. 2013; 6(6):468-478

[29] Biller MF, Johnson CJ. Social-cognitive and speech sound production abilities of minimally verbal children with autism spectrum disorders. Am J Speech Lang Pathol. 2019; 28(2):377-393

[30] McIntosh B, Dodd B. Evaluation of core vocabulary intervention for treatment of inconsistent phonological disorder: three treatment case studies. Child Lang Teach Ther. 2008; 24(3):307-327

[31] Bottema-Beutel K, Yoder PJ, Hochman JM, Watson LR. The role of supported joint engagement and parent utterances in language and social communication development in children with autism spectrum disorder. J Autism Dev Disord. 2014;

44(9):2162-2174

[32] Secord W, Donohue JS. Clinical Assessment of Articulation and Phonology-2nd Ed (CAAP-2). Torrance, CA. WPS Publishing; 2013

[33] Preston JL, Hull M, Edwards ML. Preschool speech error patterns predict articulation and phonological awareness outcomes in children with histories of speech sound disorders. Am J Speech Lang Pathol. 2013; 22(2):173-184

[34] Hayiou-Thomas ME, Carroll JM, Leavett R, Hulme C, Snowling MJ. When does speech sound disorder matter for literacy? The role of disordered speech errors, co-occurring language impairment and family risk of dyslexia. J Child Psychol Psychiatry. 2017; 58(2):197-205

[35] Masso S, Baker E, McLeod S, Wang C. Polysyllable speech accuracy and predictors of later literacy development in preschool children with speech sound disorders. J Speech Lang Hear Res. 2017; 60(7):1877-1890

[36] McGurk H, MacDonald J. Hearing lips and seeing voices. Nature. 1976; 264(5588):746-748

[37] McLeod S, Crowe K. Children's consonant acquisition in 27 languages: a cross-linguistic review. Am J Speech Lang Pathol. 2018; 27(4):1546-1571

[38] Chomsky N. Aspects of the Theory of Syntax. Cambridge, MA: The MIT Press; 2015

[39] Nichols J. Linguistic Diversity in Space and Time. Chicago: The University of Chicago Press; 2017

[40] Patten E, Watson LR. Interventions targeting attention in young children with autism. Am J Speech Lang Pathol. 2011; 20(1):60-69

[41] Kasari C, Kaiser A, Goods K, et al. Communication interventions for minimally verbal children with autism: a sequential multiple assignment randomized trial. J Am Acad Child Adolesc Psychiatry. 2014; 53(6):635-646

[42] Frost L, Bondy A. PECS Training Manual. Newark, DE: Pyramid Educational Consultants; 2002

[43] Hart SL, Banda DR. Picture Exchange Communication System with individuals with developmental disabilities: a metaanalysis of single subject studies. Remedial Spec Educ. 2010; 31(6):476-488

[44] Yoder P, Stone WL. A randomized comparison of the effect of two prelinguistic communication interventions on the acquisition of spoken communication in preschoolers with ASD. J Speech Lang Hear Res. 2006; 49(4):698-711

[45] Devine K, Vess K. Comparing efficacy of Picture Exchange Communication System (PECS) versus Common Core Communication Board (CCCB) on speech development for preschoolers with ASD. Poster presented at: Annual American Speech, Language and Hearing Association Convention; November, 2017; San Diego, CA

[46] Schlosser RW, Wendt O. Effects of augmentative and alternative communication intervention on speech production in children with autism: a systematic review. Am J Speech Lang Pathol. 2008; 17(3):212-230

[47] Flippin M, Reszka S, Watson LR. Effectiveness of the Picture Exchange Communication System (PECS) on communication

and speech for children with autism spectrum disorders: a meta-analysis. Am J Speech Lang Pathol. 2010; 19(2):178-195

[48] Shumway S, Wetherby AM. Communicative acts of children with autism spectrum disorders in the second year of life. J Speech Lang Hear Res. 2009; 52(5):1139-1156

[49] Lanter E,Watson LR, Erickson KA, Freeman D. Emergent literacy in children with autism: an exploration of developmental and contextual dynamic processes. Lang Speech Hear Serv Sch. 2012; 43(3):308-324

[50] Dynia JM, Brock ME, Logan JAR, Justice LM, Kaderavek JN. Comparing children with ASD and their peers' growth in print knowledge. J Autism Dev Disord. 2016; 46(7):2490-2500

[51] Brumbaugh KM, Smit AB. Treating children ages 3-6 who have speech sound disorder: a survey. Lang Speech Hear Serv. 2013; 44(3):306-319

[52] Bottema-Beutel K. Associations between joint attention and language in autism spectrum disorder and typical development: a systematic review and meta-regression analysis. Autism Res. 2016; 9(10):1021-1035

[53] Whalen C, Schreibman L, Ingersoll B. The collateral effects of joint attention training on social initiations, positive affect, imitation, and spontaneous speech for young children with autism. J Autism Dev Disord. 2006; 36(5):655-664

[54] Basil C, Reyes S. Acquisition of literacy skills by children with severe disability. Child Lang Teach Ther. 2003; 19(1):27-48

[55] Lyons R, Roulstone S. Well-being and resilience in children with speech and language disorders. J Speech Lang Hear Res. 2018; 61(2):324-344

# 第8章　来自内部的泛化
## Generalization Coming from Within

先定目标后行动。

—Stephen Covey

最初著者将本章命名为"跨人群与环境的泛化"，并计划与同行们分享在儿童泛化过程中，治疗师怎样帮助孩子实现泛化，但问题是泛化的形成并不取决于治疗师，而是儿童。因此，著者将标题改为"来自内部的泛化"。

大量研究发现，泛化是一个内在的过程，不受外部控制，儿童通过以下情况发生泛化：①假想儿童具有内部控制点；②采用准确的言语重复，加强新的神经元传导通路，通过髓鞘化进程，帮儿童建立大脑内部控制点。

## 一、通过设想的内部控制点实现泛化

泛化不应是治疗过程的最后一步，而应该是第一步。当治疗师第一次见到儿童，跟他建立关系时，就应让儿童知道自己要主导学习过程而不是治疗师，这是治疗师对儿童人生轨迹变化产生的最重要影响。

首要目标是帮助每个儿童发展内部控制点。内部控制点是一种信念，这种信念教会儿童，他可以控制内在因素来影响结果，如坚持不懈和持续努力。相反，儿童无法控制的外部因素，如环境、遗传特征，甚至是神经系统差异等都可造成现实中的挑战。然而，对于一个有完善的内部控点的儿童来说，外部因素不一定能决定结果。

对于有沟通障碍的儿童来说，自我效能感，即相信个人有能力创造预期结果的信念很重要[1]。作为一名言语－语言治疗师，手中没有"魔杖"，也无法完全改善神经损伤，更不能将贫穷、不安全的环境、破损的学校和破败的家替换成康庄大道。

由于神经发育的差异，治疗师服务的儿童可能要比正常同龄人付出成倍的努力。为此，要让患儿自己通过努力和独立、积极地充当自己的老师达到成功。

为了帮助儿童发展内部控制点，从第一天起就要让儿童产生自己是自己老师的意识。治疗师的角色是提供一定程度的支持，帮助儿童找到最近发展区，使儿童能够参与到目前无法触及的语言行为训练中[2]。

最近发展区是指儿童在有能力的人支持下完成的事情。在神经元可塑性较好的年龄参与这些更复杂的语言行为，可以让神经系统得到更好的发展[3]。

## 二、在初步评估时建立内部控制点

从治疗师第一天见到儿童进行初步评估时就开始让儿童扮演老师的角色，而治疗师扮演儿童的助手。从一开始，治疗师就只提供反馈，促进成长型思维[4]。成长型思维是一种明确认可努力、行动和毅力的模式，它不会未经详察而做出预判或给儿童贴上"聪明"或"好"等固定属性的标签。

在测试过程中，提供关于努力、任务关注度、积极参与、服从和自律的具体有针对性的反馈。视频 8-1 中演示了在小组环境中，如何通过口语表达和动作演示复习和练习第 2 章中提出的亲社会沟通规则。此外，在约 20 名有言语 - 语言障碍的学龄前儿童的课堂环境里，常规教导和复习这些原则，直至所有的儿童都能一起唱或在手势辅助下参与。

在标准化言语测试之初，明确告知儿童是老师，如"你要当老师并告诉我每一幅画是什么"。

完成单词图片测试后，执行补充的辅音组合筛查时，再次对儿童提出明确要求，在给予最大限度提示后，要像老师一样清楚地说出这些单词。

实施补充辅音组合筛查需要有两个步骤。首先，让儿童模仿所有的单词。其次，在没有图片提示下，对在最大限度提示下仍然错误的单词重新测试（使用图片可能会导致错误，因为之前对单词的学习不准确）。

最近的研究表明，无论是自发形成还是直接模仿，儿童都会以相似的方式产生起始辅音组合的单词。由于保险公司评估时间通常限制为 45 分钟，所以本研究具有一定的临床相关指导价值。

如果让儿童模仿发音代替自主发音，单词语音评估可在 1/3 的评估时间内完成[5]。测试结果应结合可靠的、自然场景下 5～10 分钟的语音样本，共同计算辅音正确率[6]。所以，能正确模仿的辅音组合单词不会被选为治疗的目标，因为可

---

### 患有严重语音障碍的学龄前儿童能否发出三元素辅音组合？

- 答案是肯定的。以 27 名重度语音障碍学龄前儿童为研究对象，按可教育程度，每 9 名学龄前儿童为一组，共分三组：①单纯语音障碍组；②语音和语言障碍；③语音障碍和 ASD。根据发音和语音临床评估 2 的基线标准评分（baseline standard score，SS）（X=100，SD=15）和年龄，将这些学龄前儿童在高度匹配的三组中进行比较。
- 有 9 名学龄前儿童患有严重的单纯语音障碍（平均 SS=62，平均年龄 =45 月龄），9 名同时患有严重语音和语言障碍的学龄前儿童（平均 SS=59，平均年龄 =50 月龄），9 名患有严重语音障碍和 ASD 的学龄前儿童（平均 SS=62，平均年龄 =49 月龄）。三组在基线单词 SS 测试表现和年龄方面都高度匹配，研究的目的在于观察不同障碍在最大限度提示下产生三元素辅音组合的能力。
- 我们发现，不管哪种发育障碍，27 名儿童中，在最大限度提示下，绝大多数儿童都能产生至少一种三元素辅音组合。重要的是，在这项研究中，所有 27 名儿童都最少能产生混合 s- 的二元素复杂辅音组合，我们选择了混合 s- 辅音作为最有效的双混合辅音组合。
- 在本研究中，给每个儿童提供最大限度的动态、时间、触觉提示，按照第 1 章补充的辅音组合筛查表进行测试，每个儿童允许两次尝试。
- 结果发现，9 名患有严重语音障碍的学龄前儿童、9 名重度既有语音障碍又有语言障碍儿童中的 7 名、9 名重度言语障碍儿童伴有 ASD 儿童中的 8 名，能在最大限度提示基础上准确模仿至少一个三元素辅音组合。
- 对儿童的能力要有足够的信心。在这项研究中，大多数学龄前儿童是从缺乏临床经验的言语 - 语言病理学研究生那里获得的帮助，而不是来自经验丰富的治疗师。
- 著者团队的研究和系统观察一致表明，即使严重语音障碍同时伴有语言障碍的儿童或全面性发育迟缓的学龄前儿童，在最大限度提示下也能产生三元素辅音组合。在判断一个儿童的能力时，永远不要基于损伤或障碍的严重程度而对儿童区别对待。这不仅对儿童不公平，还会削弱治疗师作为变革推动者的关键作用。

以合理推测它们是能够自发准确产生的。

这个规则也有例外，不适合评估患有孤独症谱系障碍的学龄前儿童。著者团队的研究表明，这一群体的模仿语言往往比自发语言更准确。他们发现学龄前 ASD 儿童在模仿时表现更好，部分原因是因为 ASD 儿童有回声式语言[7]。回声式语言是指准确地重复别人的语言输出而不是儿童独立发出的声音、单词或句子。

治疗目标是在提供最大限度提示下儿童能产生的辅音组合。这些辅音组合位于儿童的最近发展区。重要的是，在治疗师的帮助下，发现儿童可产生的最复杂三元素辅音组合，这既能治疗儿童的音系历程，又可处理发音的歪曲。

只有当儿童无法在最大帮助下产生三元素辅音组合时，才会选择最复杂的二元素辅音组合来直接处理儿童最复杂的音系历程或发音歪曲。

## 三、告知家长干预计划

此时治疗师已经完成评估并选择了一个治疗目标。随后治疗师要向家长解释为支持泛化而作出治疗决定背后的原因是什么，这也是治疗师在干预初期想要回答的问题。

在回顾儿童个体化治疗计划时，要花时间将策略背后的逻辑具体化，这样家长就可以成为治疗过程中的伙伴，并积极参与到治疗的每一步。以下是治疗师与家长一起干预的基于循证策略解释。

## 四、向家长解释循证实践

### 1. 为何选择三元素辅音组合为起点

向家长解释优先处理未经治疗、不太复杂、早期发育的发音，由于级联效应，不会提高在达到更高级目标中的工作效率，这种影响是单向的。著者团队在 6 年多的时间里完成了 6 项涉及不同病因和严重程度学龄前儿童的干预研究。从来没有出现过早期发育中的治疗目标会影响后发展发音的结果。然而，有证据一致表明，复杂的治疗目标会影响早期的发音[8, 9, 10, 11, 12]。

### 2. 为何治疗开始就将三元素辅音组合整合进复杂句？

言语 – 语言治疗师发现，在现有的语音干预治疗中，无论儿童的严重程度如何，治疗时间都是有限的，通常是每周 1～2 次，累计治疗时间为 30～60 分钟[13]。事实上，著者团队的研究与现实语音干预的实践存在差距。著者团队的研究结果表明需更频繁（如 2～3 次、每次 30～60 分钟）地治疗才能改善，即每周累积的治疗时间为 60～180 分钟[14]。更充裕的治疗时间意味着效果更好[15, 16]。因此治疗师需要更聪明地利用有限的时间。

治疗师可以专注于那些可以改变的地方来提高治疗的效率，不仅可以提高语音清晰度，还可以增加句子的长度和复杂性[17, 18]。此外，在说话时，利用打印的目标卡片作为视觉提示，提示复杂句法的语言，对儿童的表达有利。无论是在讲述绘本还是在建立自主连续口语表达想法方面，这样做可以积极影响早期读写能力，促进叙事技能的发展[19, 20]。

### 3. 家长如何帮助儿童实现治疗目标

著者建议家长把治疗目标段落贴在冰箱上，并把它作为日常生活的一部分，就像刷牙一样。儿童每天至少完成一个治疗练习，练习频率对提高口语很重要[21]。

### 4. 为何在提要求中融入治疗目标

研究表明，如果儿童在完成治疗目标时很自然得到奖励，学习就会更快，也不容易发生退化[22]。

### 5. 为何使用相同的治疗目标

治疗师希望儿童发展出一种内部控制点，让他们不依赖于成人教他们新单词和短语。使用同一个目标可以让他们专注于怎样说，而不是说什么。

我们希望儿童关注正确的运动言语行为，这样他们就可以自我指导、自我监督和自我泛化。此外，研究表明，重复使用相同的治疗目标，让言语运动的计划、解码和执行的神经元通路得到一致发展，会提高言语的准确性和一致性[23]。

### 6.使用相同治疗目标可以进行泛化吗

是的。研究表明，使用相同的治疗目标会产生对未治疗目标的泛化[8, 9, 10, 11, 12, 24, 25, 26]。

### 7.需要在单词中间或末尾练习辅音组合吗

不用。位于词首位置的辅音组合是后面发展起来的[27]。著者团队的研究支持了这样一个前提，即在词首位置上练习辅音组合会对其他位置产生级联效应[11]。

### 8.私人治疗师在哪里给儿童进行视觉感官练习

无意义的活动会导致无意义的练习。学龄前儿童通过玩耍来学习和培养意识力、感知力和专注力[28]。这种行为会促进泛化，因为儿童会积极参与建设性学习，通过经验积累知识和词义，使内部控制点得以进一步发展[29]。

相反，一个无意义练习的例子，即在出示认读卡时，让儿童被动地在规定次数的练习中正确地说出一个单词。另一种是在练习册上标注20张有治疗目标发音相关的示例图片，每张练习10次。这些活动可能会通过无意识的重复养成不正确的发音习惯。盲目的练习不会产生泛化，有意识的练习才会。

此外，学龄前儿童应体验三维学习，以优化神经生长，多种感官参与新体验，以此增加神经元活动。而使用认读卡、练习册和屏幕，主要是利用视觉感官。众所周知，学龄前儿童通过主动操纵三维物体来学习，会在游戏背景下调动多种感官。因此，治疗活动和家庭实践总是以有趣、开放及亲手制作的方式，并由此培养有创造性的、主动积极的学习者[30]。

### 9.为何使用有针对性的反馈而非称赞

通过给学龄前幼儿更多有针对性的反馈，教会儿童客观地自我评价[31]。相反，使用赞扬（如"做得好"），会阻止儿童尝试冒险，毕竟错误意味着"做得不好"[32]。我们想培养有一定承担风险的人，只有在舒适区之外进行，神经系统的优化才会发生。

儿童也被鼓励使用竖起或放下大拇指来判断他们是否遵守了语音规则。举个例子，/s/ 音的前置咬舌歪曲，治疗师会问："Did you keep the snake in the cage?"儿童竖起大拇指表示肯定，放下大拇指表示否定（治疗师可以增加一点戏剧性和刺激性，稍等几秒，用治疗师的手鼓来肯定或否定儿童的判断）。

### 10.儿童应该在哪里和谁练习治疗目标

一般来说，可以在任何地方向任何人要求所需的物品和获得想要的活动。照顾者应为儿童提供足够的支持，以便儿童在不同环境与不同的人中以不低于80%的准确率进行练习。正确练习的次数越多，语音准确度将越高[33, 34, 35]。

## 五、从治疗目标开始

一些研究生认为，进行自然疗法是为了减少提示依赖，一开始要尽可能少地使用提示语。其实恰恰相反。在治疗的第一阶段，神经可塑性最强，这在最大限度上支持了儿童表现出最佳水平。出于治疗目的，治疗师对儿童个人的能力不那么关注，只关心儿童在其帮助下在最近发展区内能做些什么。

从治疗的第一天开始，根据单词标准化测试结果及相关语音样本和补充辅音组合筛查的结果，尽可能制订最复杂的辅音组合为治疗目标。

最复杂的辅音组合治疗目标需要将该辅音组

合放入一般句、复杂句或段落当中。在治疗的第一天介绍治疗目标时，儿童会收到一张治疗目标卡（见附录 E）。即使儿童不能完美地达到目标，也可以开始记住载有目标的句子。因此，儿童将更早地专注于言语的准确度。

## 六、发展神经自主性以实现泛化

人们通常认为，泛化是通过使用高度重复的活动培养出来的，就像做家庭作业练习册，儿童被要求单独发音，一个音节一个音节地读，从单词到句子，在一些不同的单词中发这个音，在单词的不同位置发这个音，从一个到多个音节的单词来发这个音，说单词和最小音位，在绕口令或"故事"中发这个音。父母甚至可能被鼓励带上这些可笑的认读卡和练习册去度假。

如果你正在做这些事情，请马上停。因为你可能会造成儿童不喜欢学习和阅读。任何需要与治疗目的无关的外部奖励（如邮票、贴纸、代币或磁性芯片），都证明这些活动并不是内在奖励。学龄前是儿童最容易受影响的时期，在这个时期，儿童发现学习和阅读要么是快乐的，要么是费力的 [36]。我们的目标是培养对学习和阅读的终身热爱，而不是去压制。

在丰富的教学活动中，鼓励并持续支持儿童积极参与，以确保能达到这些挑战目标最低 80% 的准确度。正如精准的练习可以创建并强化精确的言语运动神经通路一样，通过反复重复也可使不精确的神经通路得以创建和强化 [37]。

作为一名治疗师，需要参与到与儿童的互动中去。在这种互动体验中，治疗师应逐渐去除提示，根据儿童的反应动态地进入最近发展区，同时对儿童的反应保持足够的警醒。儿童表现出新的、更高级的正确行为或不正确的行为，要对儿童的行为做出创造性的回应，因此治疗师会不断受到挑战。

当治疗师参与多种不同病因儿童的治疗时，他们会快速成长，因为常常需要让他们走出自己的舒适区，通过理解和回应独特的行为，建立新的神经通路。观看视频 8-2，观察这种处理体验。参考表 8-1 评估本章具体讨论的促进行为反应的泛化。

练习这些更新的、更高级的行为将直接促进儿童形成新的、更复杂的神经通路。新发展的复杂神经通路会自然而然地创建新的、简单的神经通路，无须花费宝贵的治疗时间来关注更简单的发音和语言概念。这些更简单的发音和语言概念在复杂神经通路构建中将自然而然地产生。视频 8-3 提供了一个在复杂语境中进行三元素辅音组合反复练习的一个治疗示例 [3, 38]，旨在通过复杂的语音和语言治疗目标来加快语音习得能力。

## 七、通过髓鞘化形成泛化

图 8-1 形象地展示了传递电或化学活动的神经冲动是如何在不同神经细胞之间进行传递的。当新的神经活动产生时，神经元会通过轴突与其他神经元相连，类似电传递中的电缆。当神经冲动从一个神经元传到另一个神经元直至目的地时，神经冲动穿过微小的间隙，即突触。

这种泛化的过程是由儿童的大脑内部控制的。通过反复的练习，儿童的大脑在神经元轴突周围形成白色有脂肪包裹的髓鞘，这个过程被称为髓鞘化。通过不断强化的练习可直接增加新的髓鞘形成，神经冲动传递的速度及效度均明显增强。

通常，大脑中每秒会产生 300～400 个神经脉冲。1 秒最多能产生 1000 个神经冲动 [39]。我鼓励将髓鞘发育作为泛化的首要目标。在神经冲动的触发过程中，通过具有奖励和丰富多样的教学活动，进行频繁、有意义、准确的强化训练，神经冲动将通过髓鞘传递，髓鞘化过程将自然而然地产生。

表 8-1　评估泛化策略

| 视频编号： | | | | | |
|---|---|---|---|---|---|
| 观看本章视频，对以下描述的泛化策略，请勾选你同意的程度 | 非常不同意 | 不同意 | 中　立 | 同　意 | 非常同意 |
| 1. 儿童在学习中是主动参与并且快乐的 | 1 | 2 | 3 | 4 | 5 |
| 2. 儿童通过口语和（或）非口语方式陈述语音运动规则来积极参与活动 | 1 | 2 | 3 | 4 | 5 |
| 3. 直接的口语示范逐渐撤除，同时保持 80% 的正确率 | 1 | 2 | 3 | 4 | 5 |
| 4. 有针对性地鼓励儿童的关注、回答每个问题、执行每个指令、保持自我和努力学习的亲社会沟通行为 | 1 | 2 | 3 | 4 | 5 |
| 5. 治疗师对儿童的语音规则参与和创造性方式提供有针对性和具体的反馈 | 1 | 2 | 3 | 4 | 5 |
| 6. 在简单的发音和单词中，提示被减少，让在有难度的发音和单词中的提示更加突出强调 | 1 | 2 | 3 | 4 | 5 |
| 7. 儿童独立性的增加被识别或有针对性地表扬，如"哇，你也是一个老师了，甚至我都还没有帮助你呢" | 1 | 2 | 3 | 4 | 5 |
| 8. 治疗师试图自发在一个活动中引出一个被掌握的目标（如 What color do you want？儿童回答"blue"，把 /l/ 音滑音化） | 1 | 2 | 3 | 4 | 5 |
| 9. 儿童在高频率正确地产生治疗目标，促进髓鞘发育 | 1 | 2 | 3 | 4 | 5 |
| 10. 在泛化阶段，鼓励儿童在发出目标音后自我评价是否遵守了语音规则（如竖起拇指） | 1 | 2 | 3 | 4 | 5 |

优势：

劣势：

改善策略：

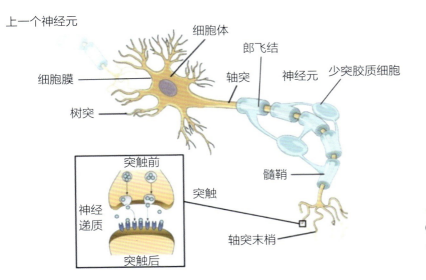

图 8-1　神经冲动在神经元间的传导
（译者注：为展示细节，对原著图片进行了优化）

观看 ASD 儿童 Cadge 的视频 8-4。请注意他通过治疗任务的大量重复促进了髓鞘发育和髓鞘化的形成。

---

**重要的髓鞘是如何生长和退化的**

- 轴突周围的髓鞘在新学习行为中是如何形成的？随着新学习行为的反复重复，科学家认为两种神经胶质（非神经细胞）负责形成髓鞘。一种被称为星形胶质细胞，负责监测神经轴突的活动，当星形胶质细胞检测到轴突上有重复神经冲动传来时，它会刺激另一种胶质细胞，即少突胶质细胞，在特定的轴突周围产生髓鞘。当髓鞘持续不断地在轴突周围形成时，准确的新学习行为将自动产生泛化。

- 髓鞘很重要。在幼年时，因为不断获取周围世界和自身的信息，儿童髓鞘发育速度惊人。随着年龄的增长，髓鞘的产生速度会下降。事实上，最近的研究表明，老年人的认知能力下降在很大程度上与髓鞘的退化有关，因为髓鞘的退化直接导致了神经元的连接减少 [40, 41]。

---

## 八、指导照顾者使用提示策略

可以向儿童的主要照顾者（如父母、祖父母等）指导两种提示策略。第一种是直接在治疗过程中给照顾者示范。作为遵循第 2 章中介绍的亲社会规则的奖励，在疗程结束时，我会为儿童准备一份"礼物"，目的是让照顾者亲力亲为参与家庭实践活动。治疗师按照患儿的治疗目标，直接在家长面前示范动态提示、触觉提示和时间提示，鼓励照顾者参与实践。

最近的研究表明，在美国大多数学龄前儿童都来自双职工家庭。因此，在评估和治疗过程中 [42]，治疗师与父母任何一方的直接互动可能都很有限。

第二种是在 YouTube 上分享有效地治疗视频，这是非常宝贵的。通过电子邮件或短信发送 YouTube 视频的好处是，它不需要消耗父母或你的电脑内存来存储视频，也不需要使用权限来观看视频。有研究表明，如果能通过视频有效地指导学龄前儿童的家长，他们就有可能克服这种常见的、现实的困难，即由于工作安排冲突而缺乏与儿童的治疗师见面的机会 [43, 44, 45]。

## 九、分配治疗目标

在附录 E 中，治疗师将看到从治疗的初期到治疗后期，语言复杂度不断增加的治疗目标。在泛化阶段，治疗师会注意到，学龄前儿童的治疗卡在单一句子中包含了多个复杂的治疗目标，对那些一直出现 /ɹ/ 音和 /s/ 音歪曲的学龄前儿童，如果不能早期有效处理这些习惯性错误，这些错误的发音会持续到成年。

一般来说，我们希望学龄前儿童练习语言丰富的段落，并且在有或没有提示的情况下都能正确地发出所有的音。一个句子里通常有多个治疗目标，当实现了泛化时，儿童可以在各种相关的语境中准确发音。例如，让儿童真正掌握准确 /ɹ/ 和 /s/ 的发音，是在相关语境中都能准确发 scrape（/skɹeɪp/）、spray（/spɹeɪ/）和 drop（/dʒɹɑp/）。可参考视频 8-5 和视频 8-6 的例子，儿童在泛化建立阶段使用复杂段落，而在泛化形成时使用复杂句子。

如果儿童同时有语言和（或）注意力问题，著者通常会选择用尽可能长、尽可能复杂的句子，以最大限度提示来激发儿童注意力和语言表达的提高（见第 4 章和第 7 章）。对于同时有语言和（或）注意力问题的儿童群体，著者接受近似准确的语音，因为她意识到，语言发展与语音发展同样重要，同时关注两者发展，对语音准确性的要求就不用再那么严格。在视频 8-7 中，当关注增加句子长度、复杂性和完成任务的注意力时，仍存在不准确的语音。

治疗目标（见附录 E）被贴在可回收的文件夹上，以便在整个治疗过程中都能持久保存在家里。卡片将在第一次治疗时送到儿童的家里，每周提供一项与治疗目标结合使用的实践活动。

在父母的陪同下，儿童可以通过每天至少说一次治疗目标来练习，在自然环境中奖励儿童，让他获得想要的东西或活动。建议家长将卡片放在儿童经常能看得到的地方（如冰箱），并将目标融入日常生活中（如晚餐时间）。

## 十、儿童已掌握治疗目标后也不要忽略提示

在这个阶段，家长知道只要坚持治疗目标不变，儿童就会专注于自己如何说话，而不是自己说了什么。这时儿童已经记住了治疗目标，所以治疗师可以保持沉默，在儿童能正确说出的单词时，让儿童做老师。治疗师可以明确地说："什么？你现在是老师了！"

对于仍然困难的发音，无缝地减少提示，可以根据个别儿童的具体需求，给予最大限度地提示，包括时间提示、触觉提示或口语提示，作为语音规则的提醒，防止发音错误。

在这个阶段，需要强调的是"不要放弃支持"！始终保持至少80%的准确率，根据儿童的表现动态地减少提示，防止对不正确的运动语音模式的习惯化。

在这个阶段，治疗师可能会注意到一个持续的音系历程或歪曲，也想努力地抑制它。此时制作一个朗朗上口的口号或歌曲，并配上治疗师要让儿童模仿的手势。在儿童提出要求之前和之后都说这句口号或歌曲，作为预防性提示和有针对性的反馈。在视频8-8中，请注意Xander是如何"缓慢而流畅地"说出他的规则，以达到流畅的语言。始终致力于让儿童尽可能独立地说出规则并做出相应的手势。儿童会特别喜欢用他们那"angry dog teeth"来吓唬你。

**尊重有注意力问题儿童的进步**

- 对于有注意力问题的儿童，著者发现标准化测试和在结构化治疗环境之外的泛化进展可能会很慢。这可能是由于完成任务时注意力不足和缺乏自我监督。对这些儿童需要更有耐心。泛化需要更长的时间。

- 坚持到底，确保正确的练习正在进行，自然会加强。记住，随着新学会的精确运动行为的重复，髓鞘会加强。这导致了准确言语运动模式的自动发展。使用儿童特别喜欢的自然奖励来强化语音的准确性可以加速增益，特别是对于有注意力问题的人群[51]。

- 在过去的18年里，著者发现注意力有困难的儿童在一整年里取得非常小的进步，在治疗过程中没有任何改变，或者在短时间内表现出非凡的进步和标准测试分数的提高，这种情况并不少见。处于1%百分位数的儿童（在基线时受损程度非常严重），随着1年后他们最终获得"成功"，进展到第50百分位数，表明没有障碍。著者曾开玩笑地把这些时刻称为言语"驱魔"。

- 著者分享的这些经验是因为她相信其他治疗师也会遇到有注意力缺陷的儿童，可能在治疗的最初和中间阶段进展缓慢，但之后会有实质性进步。重要的是，治疗师要能够向父母解释这种成长轨迹，这样父母就不会对治疗过程失去信心。坚持是正确的。正确地练习会形成髓鞘，而这种过程是肉眼看不见的。

## 十一、治疗的最后阶段

这一阶段，儿童已清楚自己是老师。他可独立而准确地说出其治疗目标，内部控制点已逐步形成，并自发产生了更多早期发展的未经治疗的单音、塞擦音和较简单的二元素辅音组合，这些都是在治疗目标中未直接涉及的。

选择三元素辅音组合将使语音更快地发展，但保持了与正常儿童相同的语音发育顺序。如前几章所述，早期发育的语音一般会在后期发展语音之前出现。著者团队研究发现，后元音 /l/ 和 /ɹ/ 会在前元音 /l/ 和 /ɹ/ 之前发展出来，单音在塞擦音前出现，塞擦音出现在二元素辅音组合前，较简单的二元素辅音组合（如塞音混合）将在较复杂的二元素辅音组合（如摩擦辅音组合）前发展。最后，

二元素辅音组合将在三元素辅音组合之前发展。

同样的方式，后期发展的语音出现后，早期发展的语音将被抑制。在为期 6 年的研究中，著者观察到，作为治疗对象的复杂辅音组合如何影响未经治疗的声音，这种发展轨迹持续存在并不断发生 [8, 9, 10, 11, 12]。

参考表 8-2，音系发展隐含的普遍规律带来的启示，即阶梯式进展。在本书前面选择复杂的治疗目标时，已经参考了这一普遍阶梯式进展规律。在这里，治疗师可以参考这个阶梯式的发展规律，简单地向家长解释未经治疗的声音如何进行泛化。

**表 8-2　音系发展的共性：阶梯式进展**

- 三元素辅音组合（需要存在二元素辅音组合）
- 二元素辅音组合（需要存在塞擦音）
- 塞擦音（需要存在擦音）
- 擦音（需要存在塞音）
- 塞音（清塞音通常需要浊塞音）

综上所述，干预三元素辅音组合并没有改变语音发展的普遍规律。不管选择的治疗目标是什么，更简单的发音和音系历程将在后面自然发展 [46, 47]。然而，目前对学龄前 ASD 儿童的研究中，著者团队观察到了语音发展过程中的例外情况。他们认为这种非典型的发展轨迹，包括语言发育和对治疗的反应，可以归因于这一群体内在的神经系统差异 [48, 49, 50]（见第 7 章）。

在治疗的最后阶段，儿童的行为明显反映了内部控制点，就好像头上有一个灯被打开了，照亮了前进的道路。当儿童在对话中独立地对新单词和短语运用语音规则时，就会出现一种惊人的变化。在这个水平上，在不同的人和环境中儿童独立而准确地发出目标音。

当一个先前口齿不清发 /s/、/k/ 和 /l/ 的儿童突然把头歪向一边，自然而然且正确而认真地称呼著者名字"Kelly 小姐"时，总是让她兴奋不已。在这一点上，儿童意识到他才是真正的老师。这

就是学龄前儿童发育良好的内部控位点，也是治疗的最终目标。

## 十二、持续治疗

观看视频 8-9，了解儿童承担教师角色的例子。在整体治疗儿童的过程中，始终强调亲社会行为，如保持专注、努力练习、听从指示、回答问题，随时感知自己并进行自我调节等。从治疗的开始到结束都要强调这些行为。

最后，儿童已经真正承担了老师的角色并"像老师一样说话"。请看 Kelly 的视频 8-10，其中著者讨论了经常练习的重要性，以确保治疗结束后可维持和泛化发生。著者鼓励儿童将讲段落作为日常生活的一部分，以鼓励他们在治疗结束后可维持并泛化。

本章强调了反复练习对创建新行为及行为泛化的价值。最新的神经学研究明确地支持这样一个观点，即神经元具有同时放电、共同传导的特性。重复的结果使得正确的和错误的复杂言语行为固化。正因为如此，要求非常勤奋地练习达到 80% 以上的准确性。

如何确保在有限的治疗时间内进行正确的重复？答案在于将治疗目标与儿童自然环境中的日常生活联系起来，便于每天练习。首先，与照顾人员协商，选择日常生活作为治疗目标进行语音练习。其次，在合适的位置上提供相关的视觉提示（可使用的视觉效果见附录 E）。最后，检查儿童是否每天都在练习治疗目标。如果没有，可以尝试选择不同的日常活动作为治疗目标或改变治疗目标。或者在一天中不那么忙碌时，将治疗目标与奖励结合在一起，会增加儿童参与的可能性。此外，创建一个更容易的治疗目标，可以激励儿童在日常生活中天天参与日常练习。

# 参考文献

[1] Jerome AC, Fujiki M, Brinton B, James SL. Self-esteem in children with specific language impairment. J Speech Lang Hear Res. 2002; 45(4):700-714

[2] Vygotsky LS. Mind in Society: The Development of Higher Psychological Processes. Cambridge, MA: Harvard University Press; 1978

[3] Kiran S, Thompson CK. Neuroplasticity of language networks in aphasia: advances, updates, and future challenges. Front Neurol. 2019; 10:295

[4] Dweck CS. Mindset: How You Can Fulfil Your Potential. London: Robinson; 2012

[5] McLeod S, Masso S. Screening children's speech: the impact of imitated elicitation and word position. Lang Speech Hear Serv Sch. 2019; 50(1):71-82

[6] Shriberg LD, Austin D, Lewis BA, McSweeny JL, Wilson DL. The percentage of consonants correct (PCC) metric: extensions and reliability data. J Speech Lang Hear Res. 1997; 40 (4):708-722

[7] Vess K, Szczembara R. Testing speech of preschoolers with autism spectrum disorder: impact of imitated versus spontaneous productions. Poster presented at: Annual American Speech, Language and Hearing Association Convention; November, 2019; Ft. Lauderdale, FL

[8] Vess K, Burgess R, Corless E, Discenna T. Selecting complex consonant clusters: are certain sound combinations more efficacious than others? Poster presented at: Annual American Speech, Language and Hearing Association Convention; November, 2016; Philadelphia, PA

[9] Vess K, Abou-Arabi M. Stimulability in production of consonant clusters: comparing preschoolers with ASD, language impairment, articulation impairment. Poster presented at: Annual American Speech, Language and Hearing Association Convention; November, 2018; Boston, MA

[10] Vess K, Hansen L, Smith MM, Ridella M, Steinberg E. Evidence-based strategies to effectively treat preschoolers with speech sound disorders. Poster presented at: Annual American Speech, Language and Hearing Association Convention; November, 2015; Denver, CO

[11] Vess K, Coppiellie J, Ingraham B, Reidt M. Targeting /ɹ/ consonant clusters: does generalization occur across phonetic contexts? Poster presented at: Annual American Speech, Language and Hearing Association Convention; November, 2017; San Diego, CA

[12] Vess K, Liovas M, Mocny A, Vuletic D. Applying the complexity approach to effectively treat severe speech impairment in preschoolers with ASD. Poster presented at: Annual American Speech, Language and Hearing Association Convention; November, 2018; Boston, MA

[13] Brumbaugh KM, Smit AB. Treating children ages 3-6 who have speech sound disorder: a survey. Lang Speech Hear Serv Sch. 2013; 44(3):306-319

[14] Sugden E, Baker E, Munro N, Williams AL, Trivette CM. Service delivery and intervention intensity for phonology-based speech sound disorders. Int J Lang Commun Disord. 2018; 53 (4):718-734

[15] Jacoby GP, Lee L, Kummer AW, Levin L, Creaghead NA. The number of individual treatment units necessary to facilitate functional communication improvements in the speech and language of young children. Am J Speech Lang Pathol. 2002; 11(4):370-380

[16] Cummings A, Hallgrimson J, Robinson S. Speech intervention outcomes associated with word lexicality and intervention intensity. Lang Speech Hear Serv Sch. 2019;50(1):83-98

[17] Law J, Garrett Z, Nye C. The efficacy of treatment for children with developmental speech and language delay/disorder: a meta-analysis. J Speech Lang Hear Res. 2004; 47(4):924-943

[18] Kamhi AG. Treatment decisions for children with speechsound disorders. Lang Speech Hear Serv Sch. 2006; 37 (4):271-279

[19] Justice LM, Kaderavek JN, Fan X, Sofka A, Hunt A. Accelerating preschoolers' early literacy development through classroombased teacher-child storybook reading and explicit print referencing. Lang Speech Hear Serv Sch. 2009; 40(1):67-85

[20] Griffin TM, Hemphill L, Camp L, Wolf DP. Oral discourse in the preschool years and later literacy skills. First Lang. 2004; 24(2):123-147

[21] Allen MM. Intervention efficacy and intensity for children with speech sound disorder. J Speech Lang Hear Res. 2013; 56(3):865-877

[22] Gamba J, Goyos C, Petursdottir AI. The functional independence of mands and tacts: has it been demonstrated empirically? Anal Verbal Behav. 2014; 31(1):10-38

[23] Iuzzini J, Forrest K. Evaluation of a combined treatment approach for childhood apraxia of speech. Clin Linguist Phon. 2010; 24(4-5):335-345

[24] Gierut JA, Morrisette ML, Ziemer SM. Nonwords and generalization in children with phonological disorders. Am J Speech Lang Pathol. 2010; 19(2):167-177

[25] van der Merwe A, Steyn M. Model-driven treatment of childhood apraxia of speech: positive effects of the speech motor learning approach. AmJ Speech Lang Pathol. 2018; 27(1):37-51

[26] Storkel HL. Implementing evidence-based practice: selecting treatment words to boost phonological learning. Lang Speech Hear Serv Sch. 2018; 49(3):482-496

[27] McLeod S, Doorn JV, Reed VA. Normal acquisition of consonant clusters. Am J Speech Lang Pathol. 2001; 10(2):99-110

[28] Langer EJ. The Power of Mindful Learning. Boston, MA: The Perseus Book Group; 2016

[29] Samuelsson IP, Carlsson MA. The playing learning child: towards a pedagogy of early childhood. Scand J Educ Res. 2008; 52(6):623-641

[30] Hirsh-Pasek K, Golinkoff RM, Eyer DE. Einstein Never Used

Flash Cards: How Our Children Really Learn—and Why They Need to Play More and Memorize Less. New York: MJF Books; 2008

[31] Sullivan KJ, Kantak SS, Burtner PA. Motor learning in children: feedback effects on skill acquisition. Phys Ther. 2008; 88(6):720-732

[32] Fullerton EK, Conroy MA, Correa VI. Early childhood teachers' use of specific praise statements with young children at risk for behavioral disorders. Behav Disord. 2009; 34(3):118-135

[33] Maas E, Robin DA, Austermann Hula SN, et al. Principles of motor learning in treatment of motor speech disorders. Am J Speech Lang Pathol. 2008; 17(3):277-298

[34] Taps J. An innovative educational approach for addressing articulation differences. Perspectives on School-Based Issues. 2006; 7(4):7-11

[35] Edeal DM, Gildersleeve-Neumann CE. The importance of production frequency in therapy for childhood apraxia of speech. Am J Speech Lang Pathol. 2011; 20(2):95-110

[36] Hansen CC, Zambo D. Loving and learning with Wemberly and David: fostering emotional development in early childhood education. Early Child Educ J. 2007; 34(4):273-278

[37] Bryck RL, Fisher PA. Training the brain: practical applications of neural plasticity from the intersection of cognitive neuroscience, developmental psychology, and prevention science. Am Psychol. 2012; 67(2):87-100

[38] Van Horne AJO, Fey M, Curran M. Do the hard things first: a randomized controlled trial testing the effects of exemplar selection on generalization following therapy for grammatical morphology. J Speech Lang Hear Res. 2017; 60(9):2569-2588

[39] Coon D. Introduction to Psychology: Exploration and Application. St. Paul, MN: West Publishing Company; 1989

[40] Peters A, Rosene DL. In aging, is it gray or white? J Comp Neurol. 2003; 462(2):139-143

[41] Peters A. The effects of normal aging on myelinated nerve fibers in monkey central nervous system. Front Neuroanat. 2009; 3:11

[42] Bureau of Labor Statistics. U.S. Department of Labor, The Economics Daily, Employment in families with children in 2016. On the Internet at https://www.bls.gov/opub/ted/2017/employment-in-families-with-children-in-2016.htm/. Accessed May 17, 2019

[43] Karsenti T, Collin S. The impact of online teaching videos on Canadian pre-service teachers. Campus-Wide Inf Syst. 2011; 28(3):195-204

[44] Roberts MY, Kaiser AP. The effectiveness of parent-implemented language interventions: a meta-analysis. Am J Speech Lang Pathol. 2011; 20(3):180-199

[45] Breitenstein SM, Gross D, Christophersen R. Digital delivery methods of parenting training interventions: a systematic review. Worldviews Evid Based Nurs. 2014; 11(3):168-176

[46] Greenberg JH, Ferguson CA, Moravcsik EA. Universals of Human Language. Stanford, CA: Stanford University Press; 1978

[47] Gierut JA, Champion AH. Syllable onsets II: three-element clusters in phonological treatment. J Speech Lang Hear Res. 2001; 44(4):886-904

[48] Zhang J, Meng Y, He J, et al. McGurk effect by individuals with autism spectrum disorder and typically developing controls: a systematic review and meta-analysis. J Autism Dev Disord. 2019; 49(1):34-43

[49] Derrick D, Bicevskis K, Gick B. Visual-tactile speech perception and the autism quotient. Front Commun. 2019; 3

[50] Peeva MG, Tourville JA, Agam Y, Holland B, Manoach DS, Guenther FH. White matter impairment in the speech network of individuals with autism spectrum disorder. Neuroimage Clin. 2013; 3:234-241

[51] Gopin CB, Berwid O, Marks DJ, Mlodnicka A, Halperin JM. ADHD preschoolers with and without ODD: do they act differently depending on degree of task engagement/reward? J Atten Disord. 2013; 17(7):608-619

# 第9章 同时改善语音障碍和读写能力

## Promoting Early Literacy Skills When Treating Speech Sound Disorders

*运动塑造孩子的大脑。*

——Gill Connell 和 Cheryl McCarthy

家长常常会问,患有语音障碍的学龄前儿童未来发生读写困难的风险是否会更高。这不是一个能简单回答的问题,因为不能确定哪些学龄前儿童的发音错误持续到小学阶段,而这种持续存在的发音错误意味着读写困难的风险增加[1]。同时也可能存在其他影响因素,如可能忽略了儿童的阅读障碍家族史,这会显著增加读写困难的风险[2]。

最近的研究表明,诊断为单纯语音障碍的学龄前儿童,可能在5岁半时存在音位意识和拼写能力较差,在8岁时阅读能力较差[2]的风险仅略有增加,但这并不意味着不需要求助言语-语言病理学家了。

## 一、未来患读写障碍的风险因素

读写障碍高风险因素包括有阅读障碍家族史[2],有共患语言障碍[2, 3]或其他提示预后不良的因素包括儿童言语失用症[4]、词义理解[5]、音韵意识技能[6]、字母/文字知识[7]、语音记忆[8]、语音信息处理[9]和叙事能力[10]等方面表现不佳。此外,多种危险因素共存预示着阅读障碍风险增加,尤其是伴随语言障碍或有阅读障碍的家族史[2]。

## 二、发音错误是否预示日后读写能力的缺陷

值得注意的是,最近的研究表明在预测读写障碍方面,语音障碍的严重程度对读写技能的发展似乎没有多大的影响。研究还表明,尽管非典型的语音错误预示着5岁半时阅读能力较差,但这些差异在8岁时会得到纠正[2]。然而,也有大量证据表明,非典型错误可能在读写障碍方面具有一定的预测价值[5, 11, 12, 13]。

## 三、非典型错误模式

对于言语-语言病理学家来说,识别典型与非典型错误模式的能力对于有效评估和治疗语音障碍至关重要。有证据表明,学龄前非典型错误模式可能提示小学时期患读写障碍的风险增加,因此区分典型错误模式和非典型错误模式具有临床意义[5, 11, 12, 13]。

Preston 在第 7 章中列出了大量非典型错误模式，这些研究指出，学龄前儿童发音错误中，如果非典型错误超过 10%，他们在小学阶段患读写障碍的风险将增加[12]。在没有前述高风险因素的情况下，大量的非典型错误可能表明需要对儿童进行进一步音韵意识评估。研究中我们广泛使用了一种有常模参照的语音加工综合测试（第 2 版），其适用范围为 4—24 岁人群[14]。

## 四、多音节词和省略

最近研究表明，多音节单词（3～4 个音节）发音错误的儿童发生读写障碍的风险更高。具体来说，多音节发音错误中最有可能引起读写障碍的风险因素包括发音删除、音位调换（单词中的音节迁移到另一个地方）或发音时长改变（单词中不恰当的停顿）[8]。

此外，还有一项研究表明，发音删除是一个危险信号，因为经常发音删除的儿童更有可能同时合并语言障碍[15]。通常情况下，这种语言障碍的存在提示以后患阅读困难的风险将增加。综上所述，两项研究均支持该结论，即发音删除提示儿童音系表征上完全缺失，语言系统受损。而发音歪曲的儿童在语言系统上的能力比删除要强，因为音系表征至少部分存在[15]。

请看表 9-1 练习识别非典型错误、删除和多音节错误，以决定是否需要进一步测试音韵意识。

## 五、早期读写干预

本章将介绍如何应用孩子的治疗目标来促进言语感知能力，用以增强早期读写能力；还将介绍一些策略，用以提高孩子的音韵觉察、音位识别、书面语习得及叙事能力的提升，这些策略穿插在语音障碍治疗过程中并予以明确的指导[21]。

表 9-1　通过识别语音错误提示进一步音韵意识测试（见第 7 章）

| 刺激项目→儿童发音 | 识别错误类型，如歪曲、典型性错误、同化、非典型错误、多音节单词错误、删除 | 错误是否提示以后有读写障碍风险（是 / 不是），为什么是或为什么不是 |
| --- | --- | --- |
| Mouse: /maʊs/→/maʊt/ | | |
| Lemonade: /ˈlɛməˈneɪd/→/ˈwɛməˈneɪd/ | | |
| Watermelon: /ˈwɔtərˌmɛlən/→/ˈtərˌmɛwən/ | | |
| Door: /dɔr/→/gɔr/ | | |
| Spoon: /spun/→/sun/ | | |
| Gate: /geɪt/→/geɪ/ | | |
| Lake: /leɪk/→/leɪt/ | | |
| Bakery: /ˈbeɪkəri/→/ˈkərbi/ | | |
| Van: /væn/→/fæn/ | | |
| Swing: /swɪŋ/→/fwɪŋ/ | | |
| Lemonade: /ˈlɛməˈneɪd/→/ˈnɛməˈneɪd/ | | |
| Grapes: /greɪps/→/gweɪps/ | | |

**对有歪曲性发音错误的儿童开展读写活动是否重要**

- 最近的研究表明，如果 /s/ 和 /r/ 发音错误，很可能被别人误解[16]。这是两个高频发音，在语法语素的发展中起着关键作用。尽管学龄前发音删除比发音歪曲更能说明语言缺陷[13]，但持续到小学阶段的发音歪曲也会对读写能力产生负面影响[1]。

- 为保险起见，可以在学前活动中融入丰富的读写活动和读写干预策略。研究表明，在治疗语音障碍时，也可把音韵意识技能提升作为目标[17, 18]。因为年幼时大脑可塑性更强，可通过重塑神经元来预防可能发生的缺陷[19, 20]。

请记住，在将读写策略纳入治疗时，精确的言语目标设定不能受到影响[22]。在有限的治疗时间内鼓励儿童积极参与学习过程，通过听和看参与口语与非口语学习。

如果儿童听到正确的言语示范后其发音能自然改善，他是不需要治疗的。有困难的儿童即使每天接触不同的人和不同的环境，暴露在大量、正确的言语模式中，但他仍然有语音处理困难和发音歪曲的问题，每一个错误的发音会逐渐成为一种发音习惯。因此，要强化正确发音的频率，以发展新的运动模式。

读写干预的详细描述见第 6 章。读写干预的过程与语音障碍治疗过程非常相似。治疗师要关心的不是儿童能做到什么，而是在最大限度地支持下他能做什么，或者儿童的最近发展区在哪里[23]。给予儿童最高能力水平的训练，使其大脑的可塑性处于更高水平，从而获得最佳的训练效果。治疗中，治疗师不是在测试儿童，而是在教会他们，当新的学习行为正确率能保持在 80% 以上时，可以逐渐减少帮助力度，甚至去除帮助。

因此，治疗师可以应用动态、触觉、时间、视觉及听觉提示的策略。为确保不少于 80% 的成功率，治疗师可以插入和移除此类支持为前提，给予必要的提示。重要的是，这些提示整合了多种模式，对学龄前儿童来说，新引入的抽象读写概念会更具吸引力。

在最初阶段，反复重复相同的语言，这样儿童就可以专注于读写技能，而不是学习各种词汇的语义。此外，反复使用学术词汇有助于儿童获得控制感，他可以用现有的词汇独立地说出概念性物体和促进自我学习。

幼儿读写专家 Anne van Kleeck 教授把学术演讲定义为"一种在教学及学习过程中广泛使用的语言模式，可以让教师和其他成人传授指导儿童发展并可以讲出自己的想法和学到的知识"。van Kleeck 教授主张将学术演讲纳入学前干预措施，尤其是治疗合并有语言障碍的儿童。她还推荐使用学术演讲的方式治疗不同文化和语言群体的儿童，帮助他们做好小学课程常用词汇的储备[24]。

第 5 章讨论了学术演讲和使用二级词汇进行简单定义或"标注"。二级词汇是学术、推理、批判性思维的词汇，可以跨学科使用。在本章将进一步深入使用二级词汇来提高音韵意识觉察、叙事发展和发展语篇语法知识。

在治疗的初始阶段，治疗师会根据儿童需求提供一系列多模式提示，儿童可以利用这些提示逐渐获得独立能力。最终，儿童会在正确学习读写技能上获得内部控制点。

## 六、语音感知觉

首先，简要介绍如何评估儿童的语音感知，该过程可以简单地定义为声音是如何被听到、被处理和被理解的。需要重点提出的是，最近的研究表明，语音感知觉对后来的读写能力缺陷的预测比最初的假设要低。学龄前期音韵意识对学龄期阅读能力的预测价值远高于语音感知。

ASHA 目前推荐将语音感知评估作为言语评估的一个组成部分[25]。观看视频 9-1 并参考表 9-2。在这段视频中，会看到 Ms.Becca 参考（图 9-1）让 Santiago 去评估木偶发出的声音是对还是错，并让他成为自己的老师对自己的发音进行自我评价。

Santiago 扮演老师的角色，通过指笑脸或伤心脸来告诉 Ms. Becca 目标单词是"对的"还是"错的"；以随机混合的顺序说出错误和正确的目标单词，正确和错误的比例约各占 50%。

表 9-2　评估读写活动

视频编号：_____

| 请根据视频提供的读写活动，陈述你的同意程度 | 非常不同意 | 不同意 | 中　立 | 同　意 | 非常同意 |
|---|---|---|---|---|---|
| 1. 读写活动很有趣，很吸引人，并且适合发展年龄 | 1 | 2 | 3 | 4 | 5 |
| 2. 重复使用相同语言来教授新概念（如押韵一律定义为"单词结尾听起来一样"） | 1 | 2 | 3 | 4 | 5 |
| 3. 重复使用相同的多模式提示来教授新概念（如把拳头放在一起或分开拳头来表示复合词中的删除） | 1 | 2 | 3 | 4 | 5 |
| 4. 尽可能使用三维材料（二维以上） | 1 | 2 | 3 | 4 | 5 |
| 5. 材料放置有策略性，使儿童能够将注意力集中在新呈现的概念上，并准确地实现治疗目标 | 1 | 2 | 3 | 4 | 5 |
| 6. 儿童多次使用治疗目标提要求 | 1 | 2 | 3 | 4 | 5 |
| 7. 动态地减少或加强提示强度，以促进儿童独立性，同时确保最低 80% 的成功率 | 1 | 2 | 3 | 4 | 5 |
| 8. 读写提示是多模式的，必要时可整合空间运动、口语、视觉和触觉反馈 | 1 | 2 | 3 | 4 | 5 |
| 9. 儿童在实践治疗目标时，以口语及非口语的方式参与读写概念的学习 | 1 | 2 | 3 | 4 | 5 |
| 10. 在适合的情况下，有意识地运用二级读写词汇，鼓励发展学术演讲 | 1 | 2 | 3 | 4 | 5 |
| 11. 提供"大声说出"或简单方法来定义二级学术词汇 | 1 | 2 | 3 | 4 | 5 |
| 12. 采取明确引用文字标签、回答提问、解决问题、阅读、报告结果等多种治疗方式 | 1 | 2 | 3 | 4 | 5 |
| 13. 制订个性化治疗的节奏，维持儿童的注意力，鼓励儿童完成任务和形成想法 | 1 | 2 | 3 | 4 | 5 |
| 14. 在进行音韵意识的治疗活动中，治疗师向儿童传达喜悦和热情，就像玩玩具一样玩声音 / 词汇 | 1 | 2 | 3 | 4 | 5 |
| 15. 在适合的情况下，治疗师有能力将一项活动分解成多个步骤，让儿童讲述如何在被要求的活动中完成各个步骤，并在合适的情况下训练理解"如何" | 1 | 2 | 3 | 4 | 5 |

优势：

劣势：

改进建议：

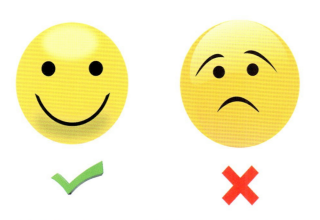

▲ 图 9-1 "听到对的"与"听到错的"评估"木偶声音"的活动

学龄前儿童用笑脸和伤心脸来表示语音感知

为了确保儿童反应的灵活性，著者团队倾向于从一开始就以随机混合的顺序（如正确 – 错误 – 正确 – 正确 – 错误 – 错误）呈现单词。为了达到最佳的学习效果，治疗师可以根据儿童的表现添加声音和面部提示，必要时夸大错误，以保证至少 80% 的正确率。阅读本章中有关读写干预治疗的内容（表 9–2）。

## 七、提高音韵和音位意识技能

音韵意识是一个宽泛、有广泛函义的术语，涉及识别和操纵口语中的音、音节和单词。音位意识特别指的是识别和处理单个声音的能力。

著者研究过读写前技能并在发音正常的学龄前儿童中得到有效地应用，读写前技能需要口语结合手势和动作的共同参与。每次干预，学龄前儿童只需参加 6 次、每次 40 分钟的音韵意识技能小组课，课程结束后进行音韵意识测试表（第 2 版）[26]，训练小组始终表现出约 25% 的提高 [27]。

著者团队通过使用运动等多模式来教授音韵技能，包括文字参考（当说单词时手指单词），计算单词中的音节（说话时根据音节拍手），以及识别单词开头和结尾的音素（使用美国手语"我

爱你"手势时，治疗师们的手假装成摆动的"猴子"）。头（拇指）代表开始的声音，尾（小拇指）代表结束的声音。在音韵意识干预中，学习非言语动作与使用口语一样重要，可以确保儿童主动学习，学习效率更高且记忆更牢固 [28]。

## 八、通过词中的位置识别音位

视频 9-2 中会看到另一个音位意识活动，在这个活动中，Xavier 将识别单词开头或结尾为 /g/ 的音。他第一次被教授使用摇摆猴子的手势提示。

Alicia 选择不把"please"加在短语的末尾，因为 Xavier 在最大限度提示下 /l/ 仍滑音化，而 Alicia 不想再强调滑音化（在视频 9-2 中没有使用真实的三维物体，尽管通常情况下实物应该是首选，因为使用磁性钓鱼竿实在太重了）。

此外，请观看视频 9-3。视频中 Elowen 使用猴子手势提示 Ms. Holly。

## 九、押韵

在学龄前阶段押韵仅仅是两个或多个词尾发音相似。识别押韵词已被视为关键潜在的基本技能，用以预测音韵发展过程的其他相关领域 [31]。

视频 9-4 中 Becca 使用了最大限度的支持策略，通过夸张的声音、夸张的面部表情，以及提供音位支持来帮助 Santiago 发出押韵数字。

## 十、组合

组合是一种音位意识技能，在这种技能中，给儿童提供组成单词的单个音素成分，儿童可把这些音素组合起来形成单词。组合能力能预测以后的读写能力，对患有语音障碍的学龄前儿童来说具有相当的挑战 [5, 8]。

视频 9-5 中 Becca 通过缩短音素的时间来动

## 怎样结合运动使读写教学效果更好

- 在一项研究中，要求典型神经发展的学龄前儿童在听到单词时识别第一个音和最后一个音（如"Pot 这个单词的开头音是什么？单词的结尾音是什么？"），并使用音韵意识测试表（第 2 版）对比基线数据和干预后数据。

- 当不结合运动时，典型神经发展的学龄前儿童并没有达到预期平均 25% 的预期改善率。事实上，他们辨认首辅音的成绩甚至差了 13%，辨认尾辅音的成绩仅提高了 10%[29]。这种无效干预的原因可能在于，学龄前儿童在学习读写技能时没有像在其他研究中那样结合身体运动。著者让孩子根据目标声音在单词中的位置，在"开始"或"结束"框中排列相应的声音，而不是让孩子使用身体运动来识别开始和结束的声音。

- 假设在训练中无动作使用的儿童只有较低程度的提升。第 2 年，著者完全重复了这项研究，使用的所有材料和活动均相同，同时还使用了年龄和基线表现均匹配典型神经发育的儿童作为干预对照组。著者控制了除运动之外所有的干预变量。运用的运动是一个肢体手势提示，儿童做出"我爱你"的手势，以拇指（"猴子的头"）表示开始音，以小拇指（"猴子的尾巴"）表示结束音（图 9-2 和图 9-3）。

- 这个手势是为学龄前儿童设计的，他们可以自发选择是否使用这个提示。经过 6 次训练后，典型神经发育的学龄前干预组在识别起始音方面成绩平均提高了 20%，在识别结束音方面平均提高了 24%。这只是一项小型研究，但它表明运动是对学龄前儿童读写能力有效干预的一个积极因素[28]。

## 把动作融入音素意识教学的活动

- 使用三维材料进行音位开始和结束活动的设计。欢迎使用图 9-2。著者最初的想法是使用小狗图标；然而，她非常幸运地在 2017 年洛杉矶举办的 ASHA 年会上见到了冰岛大学的 Thora Másdóttir 教授。当她展示其无效的非运动、音位意识分类干预壁报时，Másdóttir 博士建议她在下一个研究中使用猴子手势。与狗不同，猴子会摆动，而且有一条长长的尾巴。

- 分享该故事的目的是，治疗师可以改进干预策略，并应不断以成长的心态来对待干预策略。如果著者没有向他人学习并不断进步[30]，就不是一个好的治疗师或临床教育家。

- 采用一种成长的心态去改进本书中提出的基于循证的策略。治疗师们也可以为本书增加很多建议。慷慨的父母和著者的研究生们无私地分享了他们在训练中的智慧和训练心得，这些并非是徒劳。本书编写的目的就是分享和收获，分享父母、研究人员和著者了解的相关内容，以便帮助其他治疗师发挥自己的天赋来丰富所学，进一步发展实践。

- 起始音与结束音的动作提示。

- 治疗师可以使用猴子的拇指和小指手势，也可以创造自己的手势。想想怎样才能通过动作突出并有意义地教授抽象的音韵意识技能。当治疗师觉得动作提示对治疗真正有帮助时，会更积极地使用口语和非口语来促进与孩子的沟通。因此，儿童会以一种有意义的方式来体验提示，从而更快、更深入地学习它们。

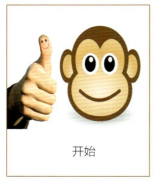
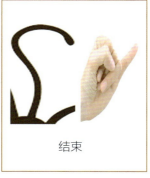

开始　　　　结束

▲ 图 9-2　起始音（猴子的头）和结束音（猴子的尾巴），根据单词中位置对图标进行排序

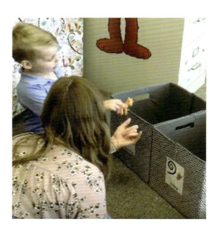

▲ 图 9-3　摇摆的猴子的头（拇指）和尾巴（小指）作为开始音和结束音的动作提示

态地提示 Santiago，用最大限度提示辅助儿童成功。之后，她会增加音素的间隔时间。你还会看到她和 Santiago 一起使用精灵的手臂，并重复言语，以确保 Santiago 积极参与到音素组合中。请注意，这一过程与治疗语音障碍时提供最大支持，以保证准确性是多么相似。

请观看视频 9-6，在该视频中 Emory 使用精灵手臂方法来进行单词发音组合。

## 十一、删除

删除是指给儿童提供一个单词，然后删除单词的一部分（如单词、音节、音素），要求儿童识别剩下的部分。它可以是删除复合词中的一个单词（如 cupcake-cup=cake），也可以是从一个单词中删除一个音节（如 baby-ba=by），或者从一个单词中删除一个音素（如 fish-f=ish）。学龄前阶段，删除困难对学龄期读写障碍具有高度预测作用 [8]。

在视频 9-7 中，Becca 女士正在实施一种"从多到少"的提示层次，她使用拳头提供多模式提示，同时慢慢减少视觉支持，这是她首次对学龄前儿童精准无误地教授这一极具挑战性的技能。

观看视频 9-8，Torey 女士首次使用拳头提供多模态提示策略有效地教授 Cooper 使用删除。

## 十二、音节计数

音节计数是音韵意识的一个组成部分，在该学习过程中，学生将学会把单词分成音节。当计算音节时，学龄前儿童学习理解音节可以组合成单词的一部分，而单词也可以分解成不同的音节。

在视频 9-9 中，请注意 Mary Lyn 是如何教 Anthony 这项新技能的，她使用拍手策略来提供最大限度支持，以确保准确性。

观看视频 9-10，KateLyn 女士在和 Deenie

进行的丰富的读写活动中计数音节。不管有什么限制，重要的是让所有的儿童都参与到富有教育性、与发音发展年龄相当的活动中。Deenie 在每次小船旋转时都会体验到音节。

---

**拍手数音节的活动**

创建一个包含拍手数音节的有趣活动。同时画一个图表，让学龄前儿童可以记录每个单词中的音节数。

---

## 十三、字母文字知识和字母发音觉察

文字知识是识别字母、识别字母发音，以及识别文字代表性的概念（如符号、象征性符号、数字、字母、单词、句子、著者、标题等）。研究表明，教授字母与语音配对并不会减弱音韵意识的教学。因此，推荐进行配对训练，以增加接触有意义文字的机会 [32]。

此外，有循证证据支持引用明确的文字提示将促进儿童未来读写能力的发展 [33]。使用明确的文字提示可以与任何活动相整合。常见的例子是搜索环境中的文字以"寻找特定单词"，以及"在封面上找到标题和著者"。

在视频 9-11 中，Becca 在制作"字母汤"过程中提高了对字母 / 文字知识的了解。

观看视频 9-12，该例子是使用打印有文字的飞机票结合运用有挑战性的眼动技能，定位国家的国旗。在视频 9-13 中看到 Jillian 不仅要有文字知识，而且还要应用这些知识解决问题，在她护照上给去过的地方盖章。

## 十四、发展叙事能力

2004 年，Law 及同事的 Meta 分析表明，没有证据表明言语 – 语言治疗可以显著改善接受性语言障碍儿童的理解力 [34]。然而，最近采取讲故事和复述故事的干预方式，在不同人群的学龄前儿童中均获得了令人欣喜的进步[35, 36, 37]。

讲故事和复述是一个复杂的过程，对儿童搜索词汇、进行学术演讲、使用连接词和组织新信息均具有挑战。当句子长度和复杂程度增加时，儿童的工作记忆也面临一定挑战。研究还表明，将精力放在词法和句法的训练上，保持最佳水平的训练，将对早期语法发展和句法结构形成产生级链效应[38, 39]。

在视频 9-14 和视频 9-15 中会看到一个"从多到少"的提示层次阶梯，用以促进语言输出有限的儿童增加语言表达。Madison 和 Mikey 均为 4 岁，他们开始了 5 期的暑期课程，课程主要是用 2~3 个单词来表达。治疗师希望他们都能通过"从多到少"的阶梯性提示来发展复杂句子，类似于语音障碍治疗中采用逐递减少提示的方式。这两个儿童的治疗目标是"We have toys so we can play"。随着独立性的提高，每个儿童都能独立地说出复杂句子，反应也变得更生动和多样。在第一段视频中可以看到 Madison 在治疗的第三天接受了中等程度的口语和手势提示。

在下一段视频中，治疗师已经减少了口语提示，但仍继续为 Mikey 提供手势提示。

将第 6 章中介绍的"从多到少"逐级递减的方法运用到语言干预中。最后一步是让 Madison 和 Mikey 独立地、自发地说出复杂的句子，因为他们均具备内控力，他们是自己的老师。

## 十五、增加语言长度和复杂度

视频 9-16 中会看到一个儿童是如何学习使用"首先、然后和最后"等连接词来完成一个有先后序列的句子。建立时间序列将使儿童更容易地组织简单叙述，从而更专注于获取和执行想法。

提示策略与语音障碍治疗中使用的提示策略一致。当儿童表现出更强的独立性时，"从多到

少"的分层提示会动态性地递减或消失，但是在需要协助时可动态地给予支持，使儿童产生力所能及的最复杂语言，这对早期句式结构发展产生层叠效应，最终获得更大的变化。

这种无错误的学习方法需要根据情景在 3~5 秒内给予提示。然而，等待给出提示的时间会有很大差异。在一些有注意力缺陷的儿童中，需要立即给予提示来保持注意力。对可以保持注意力的儿童，可给予更长的等待时间，让他们独立地进行单词检索、增加语句长度和复杂性。

在这些需要努力的停顿期，治疗师会感觉到神经突触连接正在形成。当儿童走出舒适区，独立地表达出更高层次的复杂话语时，其自豪感是弥足珍贵的。这种克服困难的成长历程培养了儿童自信心、自我胜任感和勇气。在培养儿童成长心态时，需要总是作出客观的反馈，强调看到的努力，而不是总赞扬儿童的能力[30]。

### 让孩子用复合句描述过程的活动

- 在阅读中，经常用复合句中的连接词来表达因果关系。设计一个有吸引力的多步骤活动，让儿童在回答"怎么"的复杂语境中，说出一串复杂的治疗目标句。
- 大人：我们怎么画画？
- 儿童：首先，我们把刷子在颜料里蘸一下。然后，我们把颜料晕染开。最后，我们把颜料涂在纸上，我们就是这样画的。

## 十六、学习故事中的要素

叙事的发展不仅可以大幅增加句子长度和复杂度、故事语法知识，而且更重要的是，它是一种情感保护因素。对于学龄前儿童来说，有能力讲述他们对社会和学业挑战的想法，有助于学龄儿童和学龄期儿童获得整体幸福感[40]。

在提高叙事技巧方面，著者接受了商业叙事干预项目《Story Champs：多级语言干预计划》

的启发[41]。这项干预措施得到了实践的支持，证明了不同学龄前儿童群体在语言技能、叙事技能和故事语法知识方面的显著进步[36, 37, 42, 43]。著者对患者有效地使用了所有的 Story Champ 故事后，发现自己已经没有可以补充讲述和复述的故事了。

于是，著者利用故事的基本元素，通过引人入胜的手势和视觉图标创作了自己的故事。韦恩州立大学言语-语言病理学研究生 Elisa DeLuca 是著者的助手，Elisa 担任芭蕾舞教练和编舞，著者教瑜伽。因此，他们非常享受有创造力、吸引人、有意义的手势过程，这些手势能非常清晰地让著者团队与学龄前儿童进行交流。不管是言语、读写或语言干预，设计手势提示对治疗师来说非常有用。如果治疗师不能真正使用手势提示，儿童的接受度会降低。

下一段视频将再次证明儿童积极参与学习的重要性，不管是通过非口语的姿势动作，还是通过口语的重复，儿童在学习讲故事六个要素的提纲或组织大纲。当这个提纲在儿童中能自动呈现时，儿童就能够更容易地理解和表述故事。在视频 9-17 中，Alicia 第一次以最大限度支持，教授 Xavier 故事的手势和要素。

关于另一个第一次学习故事元素的例子，请

### 使用故事要素创造故事的活动

- 应用故事要素的顺序格式，把各张代表故事元素的故事卡连接在一起，进行故事创作：人物→情境→问题→情感→行动→结果。
- 用以下要素为学龄前儿童写一个引人入胜的故事。
- 人物：故事是关于谁的。它可以是人、动物或拟人化的物体。
- 情境：事件的地点和（或）时间（过去、未来、现在）。
- 问题：冲突或大事件（可以是积极或消极的）。
- 情感：角色的感受。
- 行动：角色对问题或事件的反应。
- 后果：事件展开后的解决方案。
- 确保使用从互联网上搜索到的授权使用的图片（或自己手绘的简笔画），以及附带的文本。欢迎治疗师使用视频中的手势和图标，也可以自己创造手势和图标。
- Elisa 与著者一起为学龄前儿童编写了约 50 个故事。在创造故事时，要利用对学龄前儿童来说有意义的事件，如去玩又大又吓人的滑水梯、在动物园迷路，或者在游乐园里因身高太矮而无法乘坐游乐设施。著者的故事库里每年都会增加新的小故事，当使用故事要素作为故事创作指导时，写小故事将变得很容易。

观看视频 9-18 中的 Becca 和 Harris。视频 9-19 讨论了从学龄前到成年，学习故事要素在提高读写能力上的价值。

本章介绍了提高音韵意识技能、文字知识和叙事发展的读写活动。读写干预方法类似语音障碍治疗方法，即选择最复杂的治疗目标，并让儿童进行学术演讲，以最大限度地激发神经系统的变化。治疗师强调以儿童需要为导向，动态地提供时间、触觉、视觉和口语提示，以保证最低 80% 的准确率。这样可以避免消极的练习，同时强化新学到的技能。

需反复强调的是，儿童需要积极地使用词汇和动作来学习抽象的音韵意识概念，并逐渐有效且更深入地发展叙事技能。始终在最大提示下给孩子最高能力水平的训练，或者集中在他的最近发展区，然后逐渐减弱支持系统，以发展内部自控能力[23]。

最后，着重要强调的是，当把读写干预整合进言语治疗时，重点仍然是在高密度训练下准确地为儿童制订目标，以实现最佳的言语改善。学习应该包括看和听，而儿童应积极加入口语和非口语的活动[44, 45]。

# 参考文献

[1] Nathan L, Stackhouse J, Goulandris N, Snowling MJ. The development of early literacy skills among children with speech difficulties: a test of the "critical age hypothesis.". J Speech Lang Hear Res. 2004; 47(2):377-391

[2] Hayiou-Thomas ME, Carroll JM, Leavett R, Hulme C, Snowling MJ. When does speech sound disorder matter for literacy? The role of disordered speech errors, co-occurring language impairment and family risk of dyslexia. J Child Psychol Psychiatry. 2017; 58(2):197-205

[3] Raitano NA, Pennington BF, Tunick RA, Boada R, Shriberg LD. Pre-literacy skills of subgroups of children with speech sound disorders. J Child Psychol Psychiatry. 2004; 45(4):821-835

[4] McNeill BC, Gillon GT, Dodd B. Phonological awareness and early reading development in childhood apraxia of speech (CAS). Int J Lang Commun Disord. 2009; 44(2):175-192

[5] Preston J, Edwards ML. Phonological awareness and types of sound errors in preschoolers with speech sound disorders. J Speech Lang Hear Res. 2010; 53(1):44-60

[6] Anthony JL, Aghara RG, Dunkelberger MJ, Anthony TI, Williams JM, Zhang Z. What factors place children with speech sound disorders at risk for reading problems? Am J Speech Lang Pathol. 2011; 20(2):146-160

[7] Murphy KA, Justice LM, O'Connell AA, Pentimonti JM, Kaderavek JN. Understanding risk for reading difficulties in children with language impairment. J Speech Lang Hear Res. 2016; 59(6):1436-1447

[8] Masso S, Baker E, McLeod S, Wang C. Polysyllable speech accuracy and predictors of later literacy development in preschool children with speech sound disorders. J Speech Lang Hear Res. 2017; 60(7):1877-1890

[9] Hakvoort B, de Bree E, van der Leij A, et al. The role of categorical speech perception and phonological processing in familial risk children with and without dyslexia. J Speech Lang Hear Res. 2016; 59(6):1448-1460

[10] Wellman RL, Lewis BA, Freebairn LA, Avrich AA, Hansen AJ, Stein CM. Narrative ability of children with speech sound disorders and the prediction of later literacy skills. Lang Speech Hear Serv Sch. 2011; 42(4):561-579

[11] Holm A, Farrier F, Dodd B. Phonological awareness, reading accuracy and spelling ability of children with inconsistent phonological disorder. Int J Lang Commun Disord. 2008; 43(3):300-322

[12] Preston JL, Hull M, Edwards ML. Preschool speech error patterns predict articulation and phonological awareness outcomes in children with histories of speech sound disorders. Am J Speech Lang Pathol. 2013; 22(2):173-184

[13] Brosseau-Lapré F, Roepke E. Speech errors and phonological awareness in children ages 4 and 5 years with and without speech sound disorder. J Speech Lang Hear Res. 2019; 62(9):3276-3289

[14] Wagner RK, Torgesen JK, Rashotte CA, Pearson NA. Comprehensive Test of Phonological Processing. 2nd ed. Austin, TX: Pearson; 2013

[15] Macrae T, Tyler AA. Speech abilities in preschool children with speech sound disorder with and without co-occurring language impairment. Lang Speech Hear Serv Sch. 2014; 45(4):302-313

[16] Hearnshaw S, Baker E, Munro N. The speech perception skills of children with and without speech sound disorder. J Commun Disord. 2018; 71:61-71

[17] Denne M, Langdown N, Pring T, Roy P. Treating children with expressive phonological disorders: does phonological awareness therapy work in the clinic? Int J Lang Commun Disord. 2005; 40(4):493-504

[18] Moriarty BC, Gillon GT. Phonological awareness intervention for children with childhood apraxia of speech. Int J Lang Commun Disord. 2006; 41(6):713-734

[19] Gierut JA. Phonological complexity and language learnability. Am J Speech Lang Pathol. 2007; 16(1):6-17

[20] Storkel HL. Implementing evidence-based practice: selecting treatment words to boost phonological learning. Lang Speech Hear Serv Sch. 2018; 49(3):482-496

[21] Kaderavek JN, Justice LM. Embedded-explicit emergent literacy intervention II: goal selection and implementation in the early childhood classroom. Lang Speech Hear Serv Sch. 2004; 35(3):212-228

[22] Edeal DM, Gildersleeve-Neumann CE. The importance of production frequency in therapy for childhood apraxia of speech. Am J Speech Lang Pathol. 2011; 20(2):95-110

[23] Vygotsky LS, Cole M. Mind in Society: The Development of Higher Psychological Processes. Cambridge, MA: Harvard University Press; 1978

[24] van Kleeck A. Distinguishing between casual talk and academic talk beginning in the preschool years: an important consideration for speech-language pathologists. Am J Speech Lang Pathol. 2014; 23(4):724-741

[25] ASHA. Speech sound disorders-articulation and phonology: comprehensive assessment. https://www.asha.org/PRP SpecificTopic.aspx?folderid=8589935321&section= Assessment/. Accessed April 4, 2019

[26] Robertson CR, Salter W. Phonological Awareness Test-Second Edition. East Moline, IL: Linguisystems; 2007

[27] Vess K, Hunter S. Integrated ASD literacy peer groups: the impact on literacy skills of typically developing preschoolers. Poster presented at: Annual American Speech, Language and Hearing Association Convention; November, 2014; Orlando, FL

[28] Vess K, Abou-Arabi M, De Luca E. Accelerating preschoolers' phonemic awareness skills through kinesthetic hand prompting. Poster presented at: Annual American Speech, Language and Hearing Association Convention; November, 2018; Boston, MA

[29] Vess K, Bradley L. Accelerating early literacy development through use of phonological awareness and print referencing strategies. Poster presented at: Annual American Speech, Language and Hearing Association Convention; November, 2017; Los Angeles, CA

[30] Dweck CS. Mindset: The New Psychology of Success. New York: Ballantine; 2016

[31] Anthony JL, Lonigan CJ. The nature of phonological awareness: converging evidence from four studies of preschool and early grade school children. J Educ Psychol. 2004; 96(1):43-55

[32] Olszewski A, Soto X, Goldstein H. Modeling alphabet skills as instructive feedback within a phonological awareness intervention. Am J Speech Lang Pathol. 2017; 26(3):769-790

[33] Justice LM, Kaderavek JN, Fan X, Sofka A, Hunt A. Accelerating preschoolers' early literacy development through classroombased teacher-child storybook reading and explicit print referencing. Lang Speech Hear Serv Sch. 2009; 40(1):67-85

[34] Law J, Garrett Z, Nye C. The efficacy of treatment for children with developmental speech and language delay/disorder: a meta-analysis. J Speech Lang Hear Res. 2004; 47(4):924-943

[35] Isbell R, Sobol J, Lindauer L, Lowrance A. The effects of storytelling and story reading on the oral language complexity and story comprehension of young children. Early Child Educ J. 2004; 32(3):157-163

[36] Spencer TD, Kajian M, Petersen DB, Bilyk N. Effects of an individualized narrative intervention on children's storytelling and comprehension skills. J Early Interv. 2014; 35(3):243-269

[37] Petersen DB, Spencer TD. Using narrative intervention to accelerate canonical story grammar and complex language growth in culturally diverse preschoolers. Top Lang Disord. 2016; 36(1):6-19

[38] Van Horne AJO, Fey M, Curran M. Do the hard things first: a randomized controlled trial testing the effects of exemplar selection on generalization following therapy for grammatical morphology. J Speech Lang Hear Res. 2017; 60(9):2569-2588

[39] Thompson CK. Complexity in language learning and treatment. Am J Speech Lang Pathol. 2007; 16(1):3-5

[40] Lyons R, Roulstone S. Well-being and resilience in children with speech and language disorders. J Speech Lang Hear Res. 2018; 61(2):324-344

[41] Spencer TD, Petersen DB. Story Champs: A Multi-tiered Language Intervention Program. Laramie, WY: Language Dynamics Group; 2012

[42] Spencer TD, Petersen DB, Adams JL. Tier 2 language intervention for diverse preschoolers: an early-stage randomized control group study following an analysis of response to intervention. Am J Speech Lang Pathol. 2015; 24(4):619-636

[43] Spencer TD, Petersen DB, Restrepo MA, Thompson M, Arvizu MNG. The effect of Spanish and English narrative intervention on the language skills of young dual language learners. Top Early Child Spec Educ. 2018; 38(4):204-219

[44] Callcott D, Hammond L, Hill S. The synergistic effect of teaching a combined explicit movement and phonological awareness program to preschool aged students. Early Child Educ J. 2015; 43(3):201-211

[45] Pieretti RA, Kaul SD, Zarchy RM, O'Hanlon LM. Using a multimodal approach to facilitate articulation, phonemic awareness, and literacy in young children. Comm Disord Q. 2015; 36(3):131-141

# 第 10 章　研究实践，打磨技术
## Researching Your Practice to Hone Your Craft

*不断思考如何做得更好，并质疑自己。*

——Elon Musk

尼采说过："任何不能杀死你的，都会使你更强大。"作为一名言语－语言病理学家，要处理很多病例，虽然大量的病例会让人望而却步，但却提供了潜在的参与机会，通过进行基于证据的实践研究，探索哪些实践是还不错的，哪些是非常优秀的。但是，要在患者父母知情同意和允许下，以保证儿童最大利益为原则，方可发布和展示研究结果。著者的研究获得了美国相关部门的支持，甚至提供免费的法律顾问来批准著者的申请，但需要与雇主密切合作来制订知情同意书并获得发布数据的许可。

研究除了提高实践水平外，其结果也常常令人兴奋。著者毫不掩饰，在等待治疗变量的比较结果时，她就像一个平安夜在圣诞树下等待打开礼物的孩子。她总是渴望发现一个变量是有效或无效，以及它会对治疗结果产生什么影响。一项研究结果的实施将带来更多发现并激发进一步研究。我相信治疗师们会发现，有效实施自己的研究结果，避免盲目自大，将使工作更令人兴奋和回报更多。

担任了临床医生和研究人员双重角色的治疗师们要承认存在研究者偏倚的情况。在研究者认为正确的方向上会对研究结果造成影响[1]。如果研究者相信一种策略比另一种更有效，可能会无意中向儿童传递成功或失败的预期。由于治疗师的偏见，儿童可能会因此表现得更好或更差。

## 一、研究实践中的控制变量

言语－语言病理学家可以从 Google、Yahoo、Amazon、Netflix、Facebook、Twitter、Expedia 和 Airbnb 等成功的公司学到什么？这些公司尽管存在差异，但还是常规地在自己的网站上进行 A/B 测试。A/B 测试，也被称为区分测试，除了两个变量（变量 A 和变量 B）外，所有变量都被控制，以确定哪个版本能更有效地增加访客的互动及网站停留时间。

为什么著者对企业在其网站上使用 A/B 测试感兴趣？因为她的工作，就像这些大公司该项工作一样，十分重要。著者团队处理的不是企业价值数十亿美元的任务，而是某个人的人生，风险很高。治疗师今天所做的干预可能会决定一个儿童长大后是否有朋友、能否上大学或能否独立工作和生活[2]。

最近的研究表明，治疗可以促使神经元建立突触连接、重塑连接和重塑大脑以促使神经可塑性达到最高水平[3]。治疗师应该有意识地应用最有效的循证实践来完成重要任务，那么如何确保治疗可产生最佳效果？通过在工作中使用 A/B 测试，可以明智而审慎地进行实战研究。

A/B 测试通常是如何运行的？简单地说，浏览者被随机分配到两个网站中的一个。例如，一个网站有一个蓝色的搜索引擎按钮（A），而另一个网站有一个绿色的搜索引擎按钮（B）。随着时间的推移，企业根据有统计意义的浏览者反应，例如搜索引擎按钮的颜色，逐步且持续地对网站实施小修改，从而优化网站功能。

尽管 A/B 测试很简单，但它可以帮助治疗师在治疗中做出重要的、有影响力的决定。与单一变量相比，基于循证证据的策略将无效实践的风险降至最小，治疗师可以更清楚地将变化归因于单一变量。

A/B 测试中设计了两个自变量，即变量 A 和变量 B。为了达到干预研究目的，两个变量的效应都需要得到实践和理论的支持。这些自变量是可以被操纵来影响主效应的因素。主效应（也称因变量），是自变量的可测量结果。在设计研究实验时，著者最佳建议是，除了自变量之外，尽量保持其他一切相同。

## 二、实验研究中如何进行 A/B 测试

实验研究是科学研究中最复杂的研究方法，参与者被随机分组。在 A/B 测试中，治疗师只能检查被操纵的自变量与其他自变量相比对一个或多个因变量的相对影响。

治疗师只能确定相对的影响，而不是绝对的影响。因为把学龄儿童作为对照组不进行干预或只提供安慰干预显然是不道德的。特别是考虑到小年龄儿童大脑处于最佳可塑性期，治疗师不可能不对学龄前儿童进行干预。

相比于传统干预，替代干预研究的优势在于，通过控制注意力，观察注意力对治疗效果的影响。结果发现，治疗组儿童因为增加了注意而获得更佳的治疗效果，而对照组的儿童则没有。

基于这些原因，建议采用 A/B 测试干预方法，将儿童随机分配到两种基于证据的干预策略或干预条件中 [4]。就干预时间而言，Meta 分析研究表明，言语和表达性语言在干预 8 周后有明显变化。在治疗强度方面，一定要确保在 A/B 条件下干预措施、干预频率和干预持续时间上保持不变 [5, 6]。

细节非常重要，对细节把控将使治疗师成为一个有效的干预者，努力从证据基础和理论角度解释治疗师治疗的每个细节。盲目地采用综合干预方法如同自动驾驶模式一样，治疗师会在不知不觉中从事无效的实践。鉴于目前的时间限制和不断增加的病例数量，治疗师需尽快确定和减少这些无效的实践。

治疗师的目标是提供最有效的综合实践方法。当向低年资治疗师解释如何开发最有效的综合实践方法时，著者常常将其比喻成"最佳炖菜"。通过努力研究、实践，著者团队陆续开发了针对语音障碍、语言迟缓、读写障碍、口头表达能力极低的孩子的"最佳炖菜"菜单，并把最有效的循证证据运用于实践中。

对患者最负责的做法是基于目前最好的研究提供最佳的实践进行治疗。为了分辨干预策略的有效性，需要不断地钻研实践细节。继续寻找产生最大影响的有效策略。如表 10-1 所示，著者团队用 A/B 测试设计的例子，这将进一步发挥大家的潜能。

## 三、参与者分组

在完成 A/B 测试研究时，以下是参与者分组的常见例子。

**表 10-1　使用 A/B 测试设计回答研究问题的实践应用**

以下是使用 A/B 测试设计方法研究过的问题。这项研究使语音障碍、增加言语输出、增加语句长度和复杂性，以及提高儿童读写能力的治疗得以改善。

1. 在学龄前儿童治疗中，将治疗目标（A）放在提高单个单词水平还是将治疗目标（B）嵌入到载体句子中，能够让其获得更大的标准化测试语音清晰度受益（因变量）？

2. 在治疗中，选择（A）二元素辅音组合还是（B）三元素辅音组合作为治疗目标，能够使学龄前儿童获得更大的标准化测试语音清晰度受益（因变量）？

3. 在治疗中，使用（A）多个复杂辅音组合还是（B）一个复杂辅音组合作为治疗目标，学龄前儿童在辅音正确率（因变量）方面有更大的提高？

4. 是使用（A）图片交换沟通系统时还是（B）通用核心词汇板时，儿童能说的词汇量（因变量）可以得到更多增加？

5. 对学龄前 ASD 儿童，是使用（A）记录自发发音还是（B）记录模仿发音能让儿童在单词标准化测试（因变量）中表现得更好？

6. 对 ASD 语言能力最低的学龄前儿童，是在（A）坐着活动还是（B）运动活动中，会产生更多的单词和令人欣喜的发声（因变量）？

7. 对学龄前 ASD 儿童，是（A）即刻自然奖励还是（B）延迟 3~5 秒进行奖励（B），能够让孩子产生更多的单词和发声（因变量）？

8. 在学龄前儿童治疗中，是（A）不伴随动作手势还是在（B）伴随动作手势的情景下，能让儿童在音韵意识技能测试时（因变量）表现出更大的改善效果？

9. 对学龄前 ASD 儿童，在唱动作性歌曲中，是回应（A）现场场景、人、示范性音乐模仿动作还是回应（B）现场场景、人、示范性音乐模仿动作并增加额外的视觉化交互式电子展示版 SmartBoard，能让儿童表现出更多的运动模仿行为（因变量）？

## （一）测试前、测试后随机分配设计

在测试前和测试后，按照最科学严谨的研究方案，进行随机对照设计，将儿童随机分成 A/B 两组，进行有循证证据支持的干预策略或情景的研究。在这种条件下，分组具有可比性，可清楚观测到干预策略或情景对效果的影响。

儿童也可以被随机分配到干预情景中。例如，儿童被随机分配到和同伴物理距离不同的干预情景。在一个自然奖励活动中，一个不会说话的儿童可以坐在交流对象的旁边来交换一个句子条（条件 A），也可以被要求走 5 英尺（约 1.52 米）来交换一个句子条（条件 B）以获得一个想要的物品或一项想要的活动。可以将辅音发声、近似单词发音、词汇表达等方面作为语言输出的因变量来进行不同情景下的比较。

## （二）随机区组设计

随机区组设计涉及创建亚组，以便将参与者与类似的参与者进行比较。随机区组设计的同一组内的参与者可能在疾病、年龄和严重程度方面具有高度的异质性。例如，著者正在进行的综合读写能力对音韵意识技能影响的研究中，其参与者就包含了不同的疾病群体，包括患有孤独症谱系障碍的学龄前儿童和正常的同龄人。

以下为随机区组设计的示例。首先可以根据病因将儿童分为两个亚组，学龄前 ASD 儿童组和正常学龄儿童组。接下来，每个儿童可以被随机分配到读写干预策略 A 组或读写干预策略 B 组。ASD 儿童可以被随机分配到干预策略 A 组或被分配到干预策略 B 组。正常儿童也可以被随机分配到干预策略 A 组或干预策略 B 组。

在这种情景下使用随机区组设计，对相同病

因的儿童采用不同干预方式进行比较，去除了疾病的影响，从而排除了混杂变量对研究结果的影响。混杂变量是可能影响因变量的额外变量。随机区组设计使治疗师能够更清楚地研究自变量对因变量的影响，而不是与疾病有关的混杂变量对因变量的影响。

### （三）预实验研究

预实验研究类似于真正的实验研究。然而，由于预实验研究的实验对象不是随机分配的，所以它是预实验，字面意思就是"类似实验的"。在著者团队进行的一项预实验研究中，学龄前儿童没有被随机分配到每种治疗条件下。相反，著者团队根据个体化的测试结果来进行分组，儿童被分入更适合的那一组，选择二元素辅音组合或三元素辅音组合作为其治疗目标。

在这项研究中，如果一个儿童在两个音系历程出现问题，如摩擦音塞音化和滑音流音化，研究生可能会选择二元素辅音组合 /sl/ 作为治疗目标，以增加对这两个音系历程的关注。如果儿童表现在三个音系历程出现问题（如塞音化、软腭前置化和滑音流音化），治疗师将选择目标 /skɹ/ 来同时进行处理。

预实验研究可以让著者团队了解后期、对严格的随机设计和更大规模的研究的趋势。在对预实验研究的数据进行分析时，需对治疗组进行分析，以确保组间的差异是由自变量引起而非受试者的组间差异引起。

在学龄前语音障碍的预实验研究中，有必要检查治疗组在症状表现、年龄、损害严重程度、病因和同时存在的社交、语言、认知或运动迟缓等方面是否匹配。

### （四）交叉设计

当由于参与者数量少而无法进行随机分配时，需要采用交叉设计或重复测量设计。在交叉或重复测量设计中，受试儿童在不同条件或干预措施中进行自身前后比较。由于交叉设计中没有设立对照组，所以它不被视为实验设计，而是视为一种预实验设计。

交叉设计（也称为交替治疗设计）的缺点是，第一个自变量暴露史可能会影响儿童对第二个自变量的反应，从而导致交互效应。交互效应指的是两个自变量对因变量的累加影响，其中每个自变量对因变量的相对影响都不明确。因此，可能存在只有一个独立自变量贡献了所有对因变量的影响，使得研究人员无法确定每个自变量对因变量效应的大小。

顺序效应是指不同自变量的顺序使参与者呈现不同的效应。在交叉设计中，顺序效应会影响研究结果。正因为如此，对自变量的排列顺序进行轮换则很重要。

最后，与同时引入干预变量的对照组实验不同，交叉设计需要分别进行干预，导致了更高的成熟效应的风险。成熟效应是指随发育而发生的改变。不管干预措施如何，受试者将随着时间的推移呈现发育的变化。研究的时间越长，成熟效应在因变量变化中的影响越大。因此，长时间积累的规范性语言数据[7]，如句子平均长度的变化，可以帮助你更好地理解成熟对因变量的效应大小。

## 四、形成一个研究问题

治疗师应该把对患者的热情、见解和知识转化为研究重要问题的驱动力。最不好的做法就是回顾所有已发表的研究来对一个目前没有答案的问题提出假设。假设没有答案的问题也很荒谬，有些问题因为缺乏相关性而没有进行研究。

事实上，现有的研究基础较为有限。最近的 Meta 分析表明，目前发表的大多数语音障碍干预研究都只是个案研究[8, 9]。虽然个案研究可以为进一步的研究提供方向，但在临床实践的推广性和迁移性方面缺乏科学的严谨性。

在思考研究问题的方向时，可以自问：我可以做一件什么样的事情来使我治疗的病例效果更好？思考这样的问题将使治疗师走上正确的轨道，并提出真正重要的问题。提出问题后，可以参考已有研究来进一步完善它。只有重要的问题才会产生有意义的研究。

在收集研究主题时，需要从各个角度进行观察。可以从神经学、医学、运动学、作业治疗、物理治疗、心理学、语言学、教育学和应用行为等不同领域更深入全面地了解你的学科。本章已经在应用人工智能网络进行 A/B 研究方法来改进临床实践。

在选择有效研究中的重要变量时，建议参考 Baker 及其同事在美国言语 - 语言病理学杂志上发表的"语音干预分类法"（Phonological Intervention Taxonomy），其中有一个清晰且详细的图表。他们提出疗效的影响变量包括治疗目标、语言环境、提示方法、提示水平、提供反馈、干预情境、干预材料、活动类型、活动强度、活动频率、成品的多少、培训人员、家长参与度和评估方式。

对于实验设计的实践，可参考表 10-2。明确地定义可测量的结果指标（因变量）及独立的自变量（A 和 B）的治疗策略。最后，治疗师将尽量保证分配受试者时，其他所有变量不变。

## 五、获得知情同意

在大学机构内，可以通过机构审查委员会批准知情同意书，表明患者对研究知情，其权益在研究中受到保护。然而，在学校、私人诊所和非学术的临床环境中，治疗师很可能没有机会获得机构审查委员会批准。在这些非大学环境中，治疗师将需要与相关行政部门及其法律团队密切合作，以确保知情同意过程有效且符合道德规范。

在起草知情同意书以进行行政审查和法律审查时，请务必参考以下知情同意的基本方面[1]。

关于自愿参与，必须告知患者以下内容。

• 他们正在参与科学研究。
• 不参与研究也不会带来任何不良后果。
• 他们可以随时退出研究。
• 关于干预本身，应就下列事项作出解释。
• 干预的目的、流程和持续时间。
• 合理预期到的利益和风险。

表 10-2　跨语言领域 A/B 测试干预研究提出好问题的实践应用

| 领域：将因变量定义为可测量的结果 | 定义治疗或状况（自变量 A） | 定义治疗或状况（自变量 B） | 你将如何分配参与者 | 哪些变量需保持不变，否则可能会作为混杂变量影响研究结果 |
|---|---|---|---|---|
| 辅助与替代沟通系统 | | | | |
| 读写能力 | | | | |
| 词形 | | | | |
| 语用 | | | | |
| 音系 | | | | |
| 语义 | | | | |
| 句法 | | | | |

## 六、测试工具的试用

效度指的是所评估的因变量的准确性，它关系到研究结果的可靠性，所以需要根据测试的质量尽可能选择效度高的评估工具。此外，还要考虑可靠性，也就是测试结果的一致性。同时，选择的测试也需适合参与者当前的水平，因此对存在沟通交流障碍的学龄前儿童（如学龄前 ASD 儿童）进行评估可能极具挑战性。

治疗师可以举一个促进学龄前儿童音韵意识技能的研究例子，来说明选择的高质量工具和评估人群的不匹配情况。治疗师的目标是使用一种规范的标准化评估来评估不同的治疗组，以便以后进行比较。

著者团队牺牲了一个非常宝贵的休息日，准备获得正常儿童的基线数据，以便让正常同龄儿童参加他们为学龄前 ASD 儿童提供的综合读写能力研究。著者团队有一个规范通用的音韵意识测试，用于一整天的基线测试，但最后发现多数正常同龄儿童在关于兴趣的子测试中准确率达到100%。相反，ASD 儿童该测试得分一致为 0%。

正常学龄前儿童的测试表明存在天花板效应，即测试项目太容易了，因此无法真正评估儿童目前的表现水平。相反，对学龄前 ASD 儿童使用完全相同的标准化测量则存在地板效应，很难评估儿童目前的表现水平。两种情况使最终得到的关于儿童实际读写能力的基线信息有限。

"事后诸葛亮"看来是有道理的。在进行一整天的测试之前，随机挑选的孩子进行评估，有利于选择更加合适的工具，也有利于更好地利用有限的时间资源。

在任何情况下，基线测试的极端分数，在均值回归（也称为统计回归）中将对测试工具的合理选择造成一定的威胁。当离群值（在频谱的最高和最低端）随着时间的推移向平均方向移动时，就会出现回归，而与自变量无关。如果在基线测试中表现异常出色或糟糕，那么在后期测试时，会更有可能接近平均表现水平。

## 七、如何确保研究保真度

视频 10-1 至视频 10-4 展示了当前研究的一种干预策略。在该策略中，患有语音障碍的学龄前儿童被随机分配到变量 A 组（复合句语境）或变量 B 组（段落语境）。这项研究中，因变量是标准化语音测试中的错误数、辅音正确率及从基线到干预后的句子平均长度。

回顾视频 10-1 至视频 10-4，干预措施完全忠于自变量的实施要求（也就是坚持干预措施的统一管理以期观察自变量的干预效果）在视频中，学龄前儿童接受了相同的活动、相同的干预，因为每个治疗师进行干预时都做了内部平衡，他们对组内每人均要实施一个复合句（变量 A）和段落（变量 B）作为语言语境。治疗师轮流在两组变量情况下对儿童进行干预，因此最后每个儿童都得到了相同的干预。观看视频还能在四个视频中找到可能影响因变量的混杂变量吗？

在视频 10-1 中，请看 Holly 女士和 Tierce，要求使用复合句语境。

在视频 10-2 中，请看 Katelyn 女士与 Marabeth，要求使用段落语境。

在视频 10-3 中，请看 Torey 女士和 Jillian，要求使用复合句语境。

在视频 10-4 中，请看 Torey 女士和 Conrad，要求使用段落语境。观看视频 10-5，其中著者总结了本研究中比较过的简单设计和 A/B 变量。

## 八、分析数据

随机分布研究设计的 A/B 测试使除自变量外，所有变量都得到了控制。从而可以进行简单的数据评估，并有效地推进实践。这意味着通常不必通过控制多个变量的影响来进行复杂的回归分析，也就不必再购买昂贵的统计软件，同时也不需要参加高级数据分析培训。

首先，确保治疗师机构在使用搜索引擎时具有更高的隐私级别。在将数据输入到搜索引擎表格中时，可以为每个儿童分配一个带有干预变量 A 或 B（ 如 Child1A、Child2A、Child1B、Child2B 等 ）的数字来代替姓名以保护患者隐私。为了保护数据的安全性，姓名与编号的对应关系应该只有治疗师（及研究的主要研究者）知道。如表 10-3 和表 10-4 所示，其中说明了如何使用 Google 表格和互联网免费完成简单的 t 检验数据分析。

## 九、反思成功和失败并寻找原因

在研究中，失败和成功同样重要。数字是真理，而感知和自我感觉却常常说谎。在过去 18 年里，无论成功与否，研究都让著者减少浪费时间，抛弃了无效的做法及策略。

失败也会告知治疗师干预变量成功与否的原因。在对除一个变量以外的所有变量进行控制时，发现成功变量的共同之处恰恰是无效变量都普遍缺乏的。从这点出发，治疗师可以直接用 A/B 测试来验证假设，科学地回答干预成功或失败的原因。

在提高学龄前儿童音韵意识技能的工作中，著者团队发现运动整合对音韵意识技能的提高产生了影响。于是运用 A/B 测试实验性地研究运动对音韵意识技能的影响，主要方法是比较在有运动（变量 A）和没有运动（变量 B）的情况下音素意识技能（识别单词中的首字母和末字母音位）的教学表现（因变量）。变量 A 提示为正收益，

表 10-3　虚构的数据示例，用于说明如何使用搜索引擎表格进行简单的统计分析

| | A | B | C | D |
|---|---|---|---|---|
| 1 | 变量 A 组：三音节单词目标 | 语音测试错误数量的减少 | 变量 B 组：三元素辅音组合 | 语音测试错误数量的减少 |
| 2 | 儿童 1A | 5 | 儿童 1B | 9 |
| 3 | 儿童 2A | 5 | 儿童 2B | 8 |
| 4 | 儿童 3A | 7 | 儿童 3B | 5 |
| 5 | 儿童 4A | 8 | 儿童 4B | 10 |
| 6 | 儿童 5A | 4 | 儿童 5B | 8 |
| 7 | 儿童 6A | 6 | 儿童 6B | 6 |
| 8 | 儿童 7A | 3 | 儿童 7B | 8 |
| 9 | 儿童 8A | 5 | 儿童 8B | 9 |
| 10 | 儿童 9A | 6 | 儿童 9B | 10 |
| 11 | 儿童 10A | 4 | 儿童 10B | 10 |
| 12 | | = 均值（B2：B11） | | = 均值（D2：D11） |
| 13 | =t 检验（B2：B11；D2：D11，2，3） | = 标准差（B2：B11） | | = 标准差（D2：D11） |
| 14 | | | | |

**表 10-4 如何使用 Google 表格完成简单的 t 检验数据分析（表 10-3）**

以下是使用 Google 表格比较 A/B 变量治疗组的简单数据分析（表 10-1）。此方法假设两组在参与者数量和平均值方面完全匹配。

第 1 步：在儿童的代码名称（如 Child1A、Child1B）旁边输入儿童的数据，再在旁边两列分别输入变量 A 和变量 B 的数据。

第 2 步：获得两组的均值。在公式栏中输入 =AVERAGE（B2：B11）=AVERAGE（D2：D11）。

第 3 步：评估统计概率。通过在公式栏中输入 =TTEST（B2：B11；D2：D11，2，3），使用 t 检验（双尾概率）比较两组的均值。0.05（P=0.05）或以下的概率通常表示存在显著差异，而并非偶然。

第 4 步：评估标准差。标准差衡量数据与均值的分散程度 [a]。通过在公式栏中输入变量 =STDEV（B2：B11）=STDEV（D2：D11），算出每组的标准偏差。

第 5 步：评估效应大小。如果两组样本相同，则使用 "Cohen's d" 作为效应量，如果两组的样本量不同，则使用 "Hedge's g" 作为效应量。网络上可靠的计算器的网址是 https：//www.socscistatistics.com/effectsize/。

第 6 步：评估组间等效性。寻找影响学龄前儿童干预反应的变量，获得并报告上述变量的组内平均值（第 2 步），如儿童的年龄、基线测试表现、病因和并发症。组间的巨大差异表明需要进行额外的统计检验 [b]。

第 7 步：至少完成第 2~6 步，对你的发现进行基本解释。在作品出版之前，请咨询统计学家，请其数据分析并进行检查。

a. 标准差越大，说明数据点离均值越分散。高标准差的数据比低标准差的数据更不可靠

b. 当变量 A 和变量 B 干预组存在显著差异时，可采用更高级的统计检验来控制组间差异，如 Welch't 检验。Welch't 检验可以在如下网址使用：http：//www.statskingdom.com/150MeanT2uneq.html

而变量 B 提示结果不理想，变化从负值到轻微变化。为确保基线相同，两组所有的变量，包括基线测试表现、年龄、病因均进行了组间匹配，参与者被随机分配到其中一组。

将研究融入治疗时，假设治疗师扮演的是厨师，每个有效的干预策略或条件都可作为 "使用" 原料放置在储藏室。相反，无效的策略应该被丢弃。在提供治疗时，创建治疗师自己的最佳烹饪法，结合使用最有效的策略来治疗语音障碍、语言障碍、行为障碍和读写障碍。

## 十、评估他人的研究

统计学中的显著差异可能并不意味临床上有显著差异。效应量可简单理解为两个组或两种情况的组均值（平均值）差异。效应量很容易理解为钟形曲线上标准差的百分比。

在评估干预研究时，需同时考虑统计学差异和效应量大小。治疗组的研究可能会显示统计学差异，这是因为有大量的参与者。但是，实际上效应量差异微不足道。

一个典型的例子是一位对 22 000 多名每天服用阿司匹林患者进行预防心脏病发作的研究。由于发现每天阿司匹林摄入量与心脏病发作减少具有极显著统计学差异（P=0.00001），该研究提前终止 [11]。

然而，进一步探究表明，其效应量微不足道。据报道，每天服用阿司匹林的受试者在 $r^2$（$r^2$=0.001）上差异小于 1%（0.77%）（$r^2$ 是 Pearson 相关系数 r 的平方，它表示可归因于该变量的方差百分比）。因此，该研究表明，治疗组每天摄入阿司匹林和非治疗组在心肌梗死方面的差异性只有 0.1% [12]。

该项 "具有统计学意义" 的研究结果，医生建议一些患者每天服阿司匹林，但阿司匹林的不良反应（如胃肠道问题、胃灼热、恶心、皮疹和出血）远远超过预防心脏病发作的收益。

## 十一、无统计学意义不一定是无意义

相反，可能有较大的效应量时，如 $d=0.8$，但统计学上缺乏意义（如 $P=0.10$），这是因为测试的参与者数量有限，但如果研究者并不了解这一原因，可能会误导临床实践。假设有一个 A/B 干预测试，针对 10 名患有儿童言语失用症的学龄前儿童（$n=10$）。他们被随机分配到治疗目标组 A（$n=5$）或治疗目标组 B（$n=5$）。

在这项虚构的、精心设计的研究中，两组的唯一区别是治疗目标，治疗方法、开展活动、治疗频率、地点、时间、干预密度、人员培训、家长参与和干预人员保持一致，只有治疗目标动词不同。A 组被分配了一个三元素辅音组合组成的动词作为治疗目标，"Can you scrape（/skɹeɪp/）it to me please？"；B 组的儿童被分配了一个三音节动词治疗目标，"Can you recycle（/ɹiˈsaɪkəl/）it to me please？"。在 8 周的时间内，儿童完成请求任务，以获得自然奖励和活动。这两个动词都包含音素 /s/、/k/ 和 /r/。A 组在三元素辅音组合、单音节动词中呈现这些声音，而 B 组在三音节动词中呈现相同的声音。

收集 A 组和 B 组基线和治疗后辅音正确率。假设 A 组（三元素辅音组合）在连读语音中辅音正确率方面比 B 组（一个三音节单词）表现出了较大的效应量 $d=0.8$。但统计结果为 $P=0.10$ 不具有统计显著性，从而将接受零假设（$H_0$），这意味着任何差异都是由于偶然，而不是可识别的原因。

考虑到效应量大、参与者少，本研究可以被称为一个动力不足的研究。动力不足的研究由于样本量不足（$n=10$），缺乏统计概率（$P=0.10$），尽管有大的效应量（$d=0.8$），也只能接受两组没有显著差异的零假设。

因为 CAS 是一种罕见疾病，考虑到这项动力不足研究的巨大效应量，其结果不应仅仅解释为缺乏统计学证据。彻底回顾这项无显著统计意义的研究仍较有益，它可以为进一步研究及探讨提供逻辑信息，甚至通过更仔细地检查目标对结果的影响，为临床实践提供一些指导。

为什么统计学上显著的概率水平（$P=0.05$）如此重要？这一统计显著水平表明，可以接受替代假设（$H_1$）。替代假设（$H_1$）表明，因变量的变化是由于自变量的影响，而不是由于偶然性。

这一概率水平（$P=0.05$）被广泛用于表明两组的差异不是因抽样变异性造成。抽样变异性是研究样本与实际人群的差异。通常，样本越大意味着抽样变异性越小，因为更大的样本更将代表真实人群。一般说，随着样本量的增加，效应量会减少[13]。而且，样本量过大也会浪费资源，而这些资源应该经济地应用于其他研究项目，以进一步扩大我们的知识基础。

## 十二、评估描述性研究

相关性研究通过检验判断两个变量或多个变量是如何影响可预测结局的研究。它可以帮助我们理解多个变量的关系及子群体中人类行为的各个方面。这种类型的研究通常被称为队列研究。在这些研究中，我们了解到特定人群固有的特征或风险因素。

最近对极低口语能力的 65 名孤独症谱系障碍儿童和青少年进行了研究。研究结果表明，在统计学上，极低口语能力的 ASD 儿童可能共患精神疾病和不良适应行为[14]。相关性并不意味着因果关系[15]。

我们不知道为什么这些儿童共患精神疾病和适应不良行为的风险增加。最近的研究表明，多个变量相互作用，可能包括我们目前还不知道的神经变量，导致了这种精神病理改变[16]。即便如此，这一信息对于积极治疗极低口语能力的 ASD

非常有用，因为他们是出现行为问题的高风险人群。

在评估关联程度时，通常使用 Pearson 相关系数，记为 r。它是一个从 –1（完全负相关）到 +1（完全正相关）的连续数值。负相关表示当一个变量增加时，另一个变量随之减少。正相关表示当一个变量增加时，另一个变量也会随之增加。相关系数为 0 表示这两个之间完全没有关系。

在相关研究中，Cohen 建议用以下准则解释 r：小 / 弱关联（$r=0.10$）、中等关联（$r=0.30$）、极大关联（$r=0.50$）[17]。$r$ 平方测量（表示为 $r^2$）用于确定由指定变量确定的组间方差百分比。要衡量由特定变量引起的方差，只需将 $r$ 乘 $r$ 本身。例如，如果报道显示 $r=0.50$，这表明变量的相关性很大，我们可以将 $r$ 进行平方，并报告该变量的组间方差百分比为 25%（$r^2=0.25$）。

## 十三、发表偏倚

最后，作为一名读者和研究者，重要的是认识到发表偏倚的存在。在社会科学领域，具有统计意义的发现比无统计意义的发现更有可能被接收和发表。与无统计意义的结果相比，具有统计学显著性的结果被接收的可能性要高 60%，被发表的可能性要高 40%[18]。

作为研究的消费者，应该意识到出版物在很大程度上依赖于有统计意义的学术研究结果，学术界的职位和晋升在很大程度上取决于文献发表，因此质疑研究人员的客观性是合乎逻辑的。

此外，研究表明，在竞争和发表压力较大的学术环境中，存在更多的科学偏见。因此在人均出版率更高的国家，阳性结果出现的频率更高[19]。因此应该提醒读者以一定的怀疑态度看待已发表的研究，考虑一下"要么发表要么灭亡"的不利环境吧。

## 十四、神经科学在未来干预中的作用

未来呈现的神经学数据将为儿童提供一个未经过滤的声音，这将极大地改善实践效果。可以预见脑电图、肌电图（electromyography，EMG）、事件相关电位（event related potentials，ERP）、正电子发射断层扫描（positron emission tomography，PET）和功能性磁共振成像等神经测量技术将极大提高分析大脑活动的准确性和可靠性。而且，随着时间的推移，扫描技术将更舒适和安全地应用于儿童，并实现风险最小化。随着这些技术的进步，治疗师将能够更准确地理解这些疾病，并获得特定治疗行为对大脑产生效应的清晰图像，并依托有效神经影像等技术，让差异化神经发育的个体得到更有效的治疗。

神经科学技术不仅能帮助治疗师更好地理解言语障碍发生的部位和原因，更重要的是，治疗师能做些什么，通过测量大脑对特定治疗方法的即刻和长期神经反应来实现。这种思路极具潜力，在神经可塑性处于最高水平时，进行针对性的训练，使大脑突触重新连接和有效重组，从而对人生结局产生极大的影响。

目前，对成人群体的研究表明，语言复杂性的增加会导致广泛的神经元活动的增加[3]。随着医学的进步，很快就会有更客观的儿童神经学研究，以清楚地评估语言复杂性，在加速神经发展，引发最大的神经功能变化方面的作用。

"世界是平坦的"这一概念比以往任何时候都更适用于今天的言语 – 语言病理学家。以前，一个人只有成为学术机构的活跃成员，广泛获得相关信息，才能避免在在研究上的过度花费。现在却已经截然不同了。

跨学科可以免费获取一些最严谨的科学期刊。此外，通过互联网连接，如通过谷歌学术等著名的搜索引擎，可以广泛获得可靠的信息。

沟通障碍的影响是多方面的。因此，它们需要一个多方面的方法来评价和治疗。更加努力的工作并不意味着高效，也不意味着治疗的病例更多。反之，更聪明的工作将会提高工作效率，也意味着更高效地治疗更多的患者。

跨学科地阅读相关文献，针对多个发展领域，创建内容丰富的教育活动，并有意识使用有循证证据支持的干预策略，言语 – 语言治疗师可更有效地服务于儿童。

采用更广的视角观察你的实践，同时进行自我反省。需要强调的是，服务的儿童可能与来自发表研究中提到的儿童不同，两者可能有不同的成长环境。正如视频 10–5 中所说，临床研究非常重要，定期问"变量 A"和"变量 B"的临床问题，你将发现这会不断让你在实践中进行细节优化，造就终身改变。

## 参考文献

[1] Dollaghan CA. The Handbook for Evidence-Based Practice in Communication Disorders. Baltimore, MD: Paul H. Brookes Publishing; 2012

[2] Law J, Rush R, Schoon I, Parsons S. Modeling developmental language difficulties from school entry into adulthood: literacy, mental health, and employment outcomes. J Speech Lang Hear Res. 2009; 52(6):1401-1416

[3] Kiran S, Thompson CK. Neuroplasticity of language networks in aphasia: advances, updates, and future challenges. Front Neurol. 2019; 10:295

[4] Law J, Garrett Z, Nye C. The efficacy of treatment for children with developmental speech and language delay/disorder: a meta-analysis. J Speech Lang Hear Res. 2004; 47(4):924-943

[5] Allen MM. Intervention efficacy and intensity for children with speech sound disorder. J Speech Lang Hear Res. 2013; 56(3):865-877

[6] Kaipa R, Peterson AM. A systematic review of treatment intensity in speech disorders. Int J Speech Lang Pathol. 2016; 18(6):507-520

[7] Rice ML, Smolik F, Perpich D, Thompson T, Rytting N, Blossom M. Mean length of utterance levels in 6-month intervals for children 3 to 9 years with and without language impairments. J Speech Lang Hear Res. 2010; 53(2):333-349

[8] Baker E, McLeod S. Evidence-based practice for children with speech sound disorders: part 1 narrative review. Lang Speech Hear Serv Sch. 2011; 42(2):102-139

[9] Baker E, McLeod S. Evidence-based practice for children with speech sound disorders: part 2 application to clinical practice. Lang Speech Hear Serv Sch. 2011; 42(2):140-151

[10] Baker E, Williams AL, McLeod S, McCauley R. Elements of phonological interventions for children with speech sound disorders: the development of a taxonomy. Am J Speech Lang Pathol. 2018; 27(3):906-935

[11] Bartolucci AA, Tendera M, Howard G. Meta-analysis of multiple primary prevention trials of cardiovascular events using aspirin. Am J Cardiol. 2011; 107(12):1796-1801

[12] Sullivan GM, Feinn R. Using effect size—or why the p value is not enough. J Grad Med Educ. 2012; 4(3):279-282

[13] Slavin R, Smith D. The relationship between sample sizes and effect sizes in systematic reviews in education. Educ Eval Policy Anal. 2009; 31(4):500-506

[14] Plesa Skwerer D, Joseph RM, Eggleston B, Meyer SR, Tager-Flusberg H. Prevalence and correlates of psychiatric symptoms in minimally verbal children and adolescents with ASD. Front Psychiatry. 2019; 10:43

[15] Justice L. Causal claims. Am J Speech Lang Pathol. 2009; 18(1):2-3

[16] Ibrahim K, Eilbott JA, Ventola P, et al. Reduced amygdala-prefrontal functional connectivity in children with autism spectrum disorder and co-occurring disruptive behavior. Biol

Psychiatry Cogn Neurosci Neuroimaging. 2019; 4(12):1031-1041

[17] Cohen J. Statistical Power Analysis for the Behavioral Sciences. London: Lawrence Erlbaum; 1988

[18] Franco A, Malhotra N, Simonovits G. Social science. Publication bias in the social sciences: unlocking the file drawer. Science. 2014; 345(6203):1502-1505

[19] Fanelli D. Do pressures to publish increase scientists' bias? An empirical support from US States Data. PLoS One. 2010; 5(4): e10271

# 附录 A
## Appendix A

儿童姓名：_____ 日期：_____ 生日：_____ 月龄：_____

主试：_____

## 辅音组合筛查

对儿童说："我们要玩一个游戏，我说什么你就说什么，准备好了吗？"得到反馈继续对儿童说："wagon"。用国际音标准确写出儿童所说的内容。发音准确者得 1 分，只有初始辅音混合词不准确者得 0 分。儿童模仿完所有的单词后，合上书。得到反馈继续对儿童说："现在我们要像老师一样把单词说得非常清楚，你可以和我一起说这些词。"每模仿一个错误的单词，就提供最大限度提示 1～2 次，并与孩子齐声说。发音准确者得 1 分，发音不准确者得 0 分。如果在最大限度提示下，声音轻度歪曲者给 0.5 分（这可能是一个适当的目标辅音组合）。当模仿正确时，自动打 1 分，这表示可诱导性。

| 项　目 | 儿童的反应 | 是否准确<br>Y=1/N=0 | 是否具有可诱导性<br>Y=1/N=0 |
|---|---|---|---|
| 示例 **"Say，Wagon"** | **"Wagon"** | 1 或不得分 | 1 或不得分 |
| 1. fries | | | |
| 2. scribble | | | |
| 3. drum | | | |
| 4. queen | | | |
| 5. three | | | |
| 6. plane | | | |
| 7. slide | | | |
| 8. tree | | | |
| 9. spray | | | |
| 10. tweet | | | |

（续表）

| 项　目 | 儿童的反应 | 是否准确<br>Y=1/N=0 | 是否具有可诱导性<br>Y=1/N=0 |
|---|---|---|---|
| 示例 "Say，Wagon" | "Wagon" | 1 或不得分 | 1 或不得分 |
| 11. star | | | |
| 12. flashlight | | | |
| 13. snake | | | |
| 14. block | | | |
| 15. grapes | | | |
| 16. cloud | | | |
| 17. straw | | | |
| 18. spoon | | | |
| 19. swing | | | |
| 20. square | | | |
| 21. pretzel | | | |
| 22. shrimp | | | |
| 23. skate | | | |
| 24. crown | | | |
| 25. smoke | | | |
| 26. glue | | | |
| 27. splash | | | |
| 28. broom | | | |
| 29. puke | | | |
| 30. beautiful | | | |
| 31. tiara | | | |
| 32. cute | | | |
| 33. meow | | | |
| 34. hyena | | | |
| 35. skewer | | | |
| 36. juice | | | |
| 正确率%：模仿正确的总数 ÷36= | | | |
| 可诱导性%：可诱导的总数 ÷36= | | | |

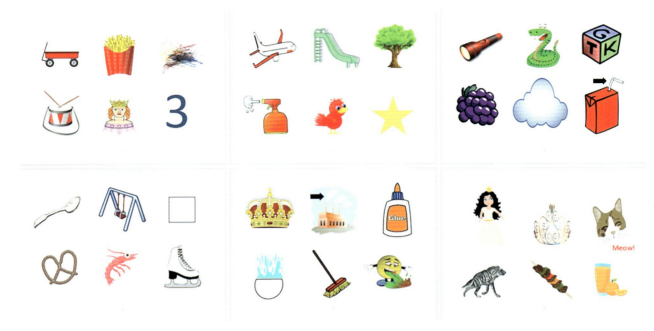

▲ 附图 A-1  辅音组合筛查

儿童姓名：_____  日期：_____  生日：_____

说明：从辅音组合筛查中打分，正确者打 1 分，不正确者打 0 分，轻度歪曲者为 0.5 分。计算模仿和"可诱导性"的百分比。

| 三元素辅音组合和塞擦音混合（得分为 0 分或 1 分） | | | | | | | | | 总数 # |
|---|---|---|---|---|---|---|---|---|---|
| 辅音组合 | skr（2） | dr（3）/dʒr | tr（8）/tʃr/ | spr（9） | str（17） | skw（20） | spl（27） | ski（35） | 正确 /8=<br>% 正确率 |
| 模仿 | | | | | | | | | 模仿 % |
| Max Pt | | | | | | | | | 可调节性 % |

| 两种元素的 S 混合（得分为 0 分或 1 分） | | | | | | | | 总数 # |
|---|---|---|---|---|---|---|---|---|
| 辅音组合 | SI（7） | st（11） | sn（13） | sp（8） | sw（9） | sk（23） | sm（25） | 正确 /7=<br>% 正确率 |
| 模仿 | | | | | | | | 模仿 % |
| Max Pt 诱导性 | | | | | | | | 可调节性 % |

| 擦音混合 & 塞擦音 /dʒ/ | | | | | 总数 # |
|---|---|---|---|---|---|
| 辅音组合 | fr（1） | thr（5）/θr/ | fl（12） | shr（22）/ʃr/ | ju（36）*/dʒ/ | 正确 /7=<br>% 正确率 |
| 模仿 | | | | | | 模仿 % |
| Max Pt 诱导性 | | | | | | 可调节性 % |

| 二元素浊塞音混合（得分为 0 分或 1 分） | | | | | | | 总数 # |
|---|---|---|---|---|---|---|---|
| | | | | | | | 正确 /7= |
| 辅音组合 | bl（14） | gr（15） | gl（26） | br（28） | bj（30） | mj（33） | % 正确率 |
| 模仿 | | | | | | | 模仿 % |
| Max Pt 诱导性 | | | | | | | 可调节性 % |

| 二元素清塞音混合（得分为 0 分或 1 分） | | | | | | | | | | | 总数 # |
|---|---|---|---|---|---|---|---|---|---|---|---|
| | | | | | | | | | | | 正确 /7= |
| 辅音组合 | kw（4） | pl（6） | tw（10） | kl（9） | pr（21） | kr（24） | pj（29） | tj（31） | kj（32） | hj（34） | % 正确率 |
| 模仿 | | | | | | | | | | | 模仿 % |
| Max Pt 诱导性 | | | | | | | | | | | 可调节性 % |

*. 因为针对 /ʃ/、/ʒ/、/tʃ/ 时的复杂性，塞擦音 /dʒ/ 也被包括在内

## 视频 1–2. Jenna 与 Taylor 完成辅音组合筛查的要点

### 辅音组合筛查

对儿童说："我们要玩一个游戏，我说什么你就说什么，准备好了吗？"得到反馈，继续对儿童说："wagon"。用国际音标准确写出儿童所说的内容。发音准确的得 1 分，只有初始辅音混合词不准确者得 0 分。儿童模仿完所有的单词后，合上书。继续对儿童说："现在我们要像老师一样把单词说得非常清楚，你可以和我一起说这些词。"每模仿一个错误的单词，就提供最大限度提示 1～2 次，并与儿童齐声说。发音准确者得 1 分，发音不准确者只得 0 分。如果在最大限度提示下，语音轻度歪曲者给 0.5 分（这可能是一个适当的目标辅音组合）。当模仿正确时，自动打 1 分，这表示可诱导性。

| 项　目 | 儿童的反应 | 是否准确<br>Y=1/N=0 | 是否具有可诱导性<br>Y=1/N=0 |
|---|---|---|---|
| 示例 "Say，Wagon" | "Wӕgən" | 1 或不得分 | 1 或不得分 |
| 1. fries | fˌlɑɪd | 1 | 1 |
| 2. scribble | ˈstˌlɪbel | 0 | 1 |
| 3. drum | drʌm | 1 | 1 |
| 4. queen | Twin | 0 | 1 |
| 5. three | Fwi | 0 | 1 |
| 6. plane | pleɪn | 1 | 1 |
| 7. slide | slɑɪd | 1 | 1 |
| 8. tree | tʃli | 1 | 1 |
| 9. spray | spweɪ | 0 | 1 |
| 10. tweet | Twik | 1 | 1 |

（续表）

| 项　目 | 儿童的反应 | 是否准确<br>Y=1/N=0 | 是否具有可诱导性<br>Y=1/N=0 |
|---|---|---|---|
| 示例"Say，Wagon" | "Wægən" | 1 或不得分 | 1 或不得分 |
| 11. star | stɑr | 1 | 1 |
| 12. flashlight | ˈfwæʃlaɪt | 0 | 1 |
| 13. snake | sneɪk | 1 | 1 |
| 14. block | blɑk | 1 | 1 |
| 15. grapes | dʒleɪps | 0 | 1 |
| 16. cloud | klaʊd | 1 | 1 |
| 17. straw | stʃls | 0 | 1 |
| 18. spoon | Spun | 1 | 1 |
| 19. swing | swɪŋ | 0 | 1 |
| 20. square | tʃwɛr | 0 | 1 |
| 21. pretzel | ˈpwɛtzəl | 0 | 1 |
| 22. shrimp | ʃwɪmp | 0 | 1 |
| 23. skate | steɪt | 0 | 1 |
| 24. crown | tʃwaʊn | 0 | 1 |
| 25. smoke | smoʊk | 1 | 1 |
| 26. glue | glu | 1 | 1 |
| 27. splash | plætʃ | 0 | 1 |
| 28. broom | bwum | 0 | 1 |
| 29. puke | pjuk | 1 | 1 |
| 30. beautiful | ˈbutəfəl | 0 | 1 |
| 31. tiara | tiˈjɑrə | 1 | 1 |
| 32. cute | twut | 0 | 1 |
| 33. meow | miˈiaʊ | 1 | 1 |
| 34. hyena | haˈinə | 1 | 1 |
| 35. skewer | ˈsuər | 0 | 1 |
| 36. juice | dus | 0 | 1 |
| 正确率%：模仿正确的总数 ÷36= | | | |
| 可诱导性%：可诱导的正确总数 ÷36= | | | 100% |

儿童姓名：Jenna K. 日期：2018 年 7 月 16 日 生日：2015 年 5 月 9 日 主试：Taylor McGraw

说明：从辅音组合筛查中打分，正确者打 1 分，不正确者打 0 分，轻度歪曲者为 0.5 分。计算模仿和"可诱导性"的百分比。

| 三元素辅音组合和塞擦音混合（得分为 0 分或 1 分） | | | | | | | | | 总数 # |
|---|---|---|---|---|---|---|---|---|---|
| 辅音组合 | skr（2） | dr（3）/dʒr/ | tr（8）/tʃr/ | spr（9） | str（17） | skw（20） | spl（27） | ski（35） | 正确 /8= % 正确率 |
| 模仿 | 0 | 1 | 1 | 0 | 0 | 0 | 0 | 0 | 25% 模仿 |
| Max Pt | 1 | 1 | 1 | 1 | 1 | 1 | 1 | 1 | 100% 可调节性 |

| 二元素的 S 混合（得分为 0 分或 1 分） | | | | | | | 总数 # |
|---|---|---|---|---|---|---|---|
| 辅音组合 | SI（7） | st（11） | sn（13） | sp（8） | sw（9） | sk（23） | sm（25） | 正确 /7= % 正确率 |
| 模仿 | 1 | 0 | 1 | 0 | 0 | 0 | 1 | 25% 模仿 |
| Max Pt 诱导性 | 1 | 1 | 1 | 1 | 1 | 1 | 1 | 100% 可调节性 |

| 擦音混合 & 塞擦音 /dʒ/ | | | | | 总数 # |
|---|---|---|---|---|---|
| 辅音组合 | fr（1） | thr（5）/θr/ | fl（12） | shr（22）/ʃr/ | ju（36）* /dʒ/ | 正确 /7= % 正确率 |
| 模仿 | 1 | 0 | 0 | 0 | 0 | 20% 模仿 |
| Max Pt 诱导性 | 1 | 1 | 1 | 1 | 1 | 100% 可调节性 |

| 二元素浊塞音混合（得分为 0 分或 1 分） | | | | | | 总数 # |
|---|---|---|---|---|---|---|
| 辅音组合 | bl（14） | gr（15） | gl（26） | br（28） | bj（30） | mj（33） | 正确 /7= % 正确率 |
| 模仿 | 1 | 0 | 1 | 0 | 1 | 1 | 67% 模仿 |
| Max Pt 诱导性 | 1 | 1 | 1 | 1 | 1 | 1 | 100% 可调节性 |

| 二元素清塞音混合（得分为 0 分或 1 分） | | | | | | | | | | 总数 # |
|---|---|---|---|---|---|---|---|---|---|---|
| 辅音组合 | kw（4） | pl（6） | tw（10） | kl（9） | pr（21） | kr（24） | pj（29） | tj（31） | kj（32） | hj（34） | 正确 /7= % 正确率 |
| 模仿 | 0 | 1 | 1 | 1 | 0 | 0 | 1 | 1 | 0 | 1 | 60% 模仿 |
| Max Pt 诱导性 | 1 | 1 | 1 | 1 | 1 | 1 | 1 | 1 | 1 | 1 | 1% 可调节性 |

*. 因为针对 /ʃ/、/ʒ/、/tʃ/ 时的复杂性，浊塞擦音 /dʒ/ 也被包括在内

### 视频 1-3. Landley 连续语句样本中的错误

[du ju θɪŋk ˈpɪgiz dou ˈaʊtˈsaɪd? hɪr-wʌn.ænd aɪ ˈwʌndər wɛr ðɪz dou.aɪ θɪŋk ðɛr ˈfɑrmər wɑzd ðɛm əbʌt nat ðɪs ˈlɪtəlˈpɪdi.aɪ θɪŋk nidz tu pʊt ðɛm ɪn hir.aɪ θɪn-ðɛr ˈganə gou ɪn hir.aɪ θɪŋk ðə ˈlædʌ ju nou.eɪ tɪn dou ɪn hir.ˈmeɪbi ɪs ʃʊd dou ɪn hir.ʌm səmˈtaɪmz.aɪ θɪŋk taʊ tʊd dou ʌp hir.ænd ðɪs taʊ ʃʊd dou ɪn hir.aɪ dount nou wɛr hi ʃʊd dou.jæ.bʌt hi nidz tu bi ɪn ðə farm.ænd wɛr ʃʊd ðə maʊs gou? hiz ˈgatə faɪnd ə weɪz tu slip.]

注意：一个词的第 3 个和随后的同样是发 r 音的 /ɛr/ 和 /ər/ 从计数中省略（划掉）。蓝色的辅音算作正确，红色算作错误。

$$\frac{辅音总数（150）- 不准确的辅音总数（10）}{辅音总数（150）} = \frac{140}{150} = 93\% \text{PCC}$$

### 视频 1-4. Sampson 连续言语样本，分析语篇和为 MLU 计数而间隔的语素

首先，分析 MLU。

1. 在单词内加一个空格，以表示一个绑定的语素。此外，去掉算作一个语素单词的空格［如专有名词和重复词（如 Mickey Mouse，night night）］。

2. 确保删除语料编号（否则它们将计入总字数）。

3. 在 Word 和 Google 文档中，进入"工具"→"字数统计"。

4. 用"字数"除以句子数。

5. 这个样本有 199 个单词和语素，除以 50 个句子。

$$\frac{199（总字数和语素数）}{50（句子的数量）} = 3.98 \text{MLU}$$

6. 参考表 1-4，根据年龄计算的近期 MLU。

| Why | Snake |
|---|---|
| Yeah | Maybe they're so scary |
| I want to do this one | I don't know maybe in the bathtub |
| I don't know | What's this |
| Oopsies! | I don't know maybe a sink |
| From the house maybe | Yeah maybe |
| What are these | One sink that goes down here |
| Look what is this | And where's the bathroom |
| What is this piece | This is the bathroom |

（续表）

| | |
|---|---|
| To wash your hands | Somebody's on it |
| This is a bathroom | I'm just pretending |
| I need to go poop | I'm just pretending somebody's under it |
| Maybe he's too big | Why not |
| Nope maybe not | No |
| Maybe this person | How do you do this |
| Awe no | I'm doing this |
| What is this | Here's some melon |
| Maybe it's in the house with the big bad wolf | Want this numnumnum |
| I don't know maybe to the bathroom | Watch me spin this |
| I need to go potty | Lamp look |
| Oopsies | Maybe it goes on here |
| There she goes | Maybe it wiggles |
| Maybe this one | And then this |
| I never saw big toys before | Maybe I can play with this next time |
| No | MLU=3.98 |
| Nope | |

## 视频 1–8. Sampson 的口腔轮替运动

$$\frac{正确总数（20）}{20}=100\% \text{ 正确率}$$

说"pattycake"20 次所需的秒数 =31（30 秒被认为是平均值）[a]

要确定每秒的速率，用总秒数（31）除以 20=1.55 每秒速率

$$\frac{总秒数（31）}{20}=1：55DDK \text{ 次 / 秒（1.4～1.8 被认为在正常范围内，3—5 岁）}^{[a]}$$

$$\frac{pattycake \text{ 发音错误的数量（0）}}{20}=0\% \text{ 的可变性}$$

然后，从 100% 中减去变化率 %，以确定一致性 %。

100% 减去变异性 %= 一致性 %

观察舌头、嘴唇、脸颊和下巴的运动：发音器官的有效运动。

## 视频 1-9. Kamdyn 的口腔轮替运动

为了确定准确率，用总正确数除以 20=0% 准确率

$$\frac{\text{总准确数（0）}}{20}=0\% \text{ 准确率}$$

说"pattycake"20 次的秒数 =23 秒（30 秒被认为是平均数）[a]

要确定每秒速率，用总秒数（23）除以 20=1.15 每秒速率

$$\frac{\text{总秒数（23）}}{20}=1:55 \text{ 每秒速率（1.4～1.8 被认为在正常范围内，3—5 岁）[a]}$$

$$\frac{\text{pattycake 发音错误的数量（4）}}{20}=20\% \text{ 的可变性}$$

100% 减去变异性 %=80% 一致性

关于舌头、嘴唇、脸颊和下巴运动的观察：发音器官的运动效率低下，颚部动作过大，以弥补唇部和舌部动作的不足。两个音节之间的停顿表明语音排序协调性差。在所有发音中省略中间的音节，导致 DDK 速率加快。

以下为 Sampson 标准化语音测试错误发音的音系历程。

| 刺激<br>项目的 IPA<br>正字法拼写 | Sampson 的 IPA<br>正字法拼写 | 音系历程 |
| --- | --- | --- |
| teeth<br>/tiθ/ | teas<br>/tis/ | 辅音同化 [a]（向前） |
| rake<br>/ɹeɪk/ | wake<br>/weɪk/ | 滑音化 |
| fish<br>/fɪʃ/ | fiss<br>/fɪs/ | 去卷舌化 |
| seal<br>/sil/ | see-awe<br>/siɑ/ | 滑音化 |
| zoo<br>/zu/ | sue<br>/su/ | 清辅音 |
| cheese<br>/tʃiz/ | tease<br>/tis/ | 塞音，后元音浊音清化 |
| leaf<br>/lif/ | yeaf<br>/jif/ | 滑音化 |
| thumb<br>/θʌm/ | fumb<br>/fʌm/ | 辅音同化 [a]（向后） |
| bathe<br>/beɪð/ | bave<br>/beɪv/ | 辅音同化 [a]（向前） |
| clown<br>/klaʊn/ | cown<br>/kaʊn/ | 辅音组合简化 |
| snake<br>/sneɪk/ | nake<br>/neɪk/ | 辅音组合简化 |
| thermometer<br>/θərˈmɑmətɚ/ | mometer<br>/mɑmətɚ/ | 弱音节省略 |

a. 注意：/θ/、/ð/ 的发音是根据语音环境的影响而变化的

以下为 Landley 标准化语音测试错误发音的音系历程。

| 刺激<br>项目的 IPA<br>正字法拼写 | Landley 的的 IPA<br>正字法拼写 | 音系历程 |
|---|---|---|
| gate<br>/geɪt/ | date<br>/deɪt/ | 前置化 |
| king<br>/kɪŋ/ | teen<br>/tin/ | 前置化 |
| ring<br>/ɹɪŋ/ | ween<br>/win/ | 滑音化，前置化 |
| van<br>/væn/ | ban<br>/bæn/ | 塞音化 |
| jar<br>/dʒɑr/ | daw<br>/dɔ/ | 塞音化，滑音化 |
| watch<br>/wɑtʃ/ | watt<br>/wɑt/ | 塞音化 |
| them<br>/ðɛm/ | dem<br>/dɛm/ | 塞音化 |
| bridge<br>/bɹɪdʒ/ | bwidge<br>/bwɪdʒ/ | 滑音化 |
| grasshopper<br>/ˈɡɹæsˌhɑpɚ/ | dwasshooper<br>/ˈdwæsˌhɑpɚ/ | 前置化，滑音化 |
| fish<br>/fɪʃ/ | fis<br>/fɪs/ | 去卷舌化 |
| jar<br>/dʒɑr/ | daw<br>/dɔ/ | 塞音化，滑音化 |
| rake<br>/ɹeɪk/ | wate<br>/weɪt/ | 滑音化，前置化 |

以下为 Kamdyn 标准化语音测试错误发音的音系历程。

| 刺激<br>项目的 IPA<br>正字法拼写 | kamdyn 的 IPA<br>正字法拼写 | 音系历程 |
|---|---|---|
| pig<br>/pɪg/ | pid<br>/pɪd/ | 前置化 |
| swing<br>/swɪŋ/ | fwin<br>/fwin/ | 合并，前置化 |
| knife<br>/naɪf/ | nice<br>/naɪs/ | 齿龈化 |
| fish<br>/fɪʃ/ | fis<br>/fɪs/ | 齿龈化 |
| seal<br>/sil/ | seaw<br>/siɑw/ | 滑音化 |
| sheep<br>/ʃip/ | seep<br>/sip/ | 去卷舌化 |
| cheese<br>/ʧiz/ | sheeze<br>/ʃiz/ | 塞擦音化 |
| weaf<br>/wif/ | leaf<br>/lif/ | 滑音化 |
| lemonade<br>/ˈlɛməˈneɪd/ | nemonade<br>/ˈnɛməˈneɪd/ | 辅音同化（向后） |
| computer<br>/kəmˈpjutɚ/ | puter<br>/ˈpjutɚ/ | 弱音节省略 |
| snake<br>/sneɪk/ | sate<br>/seɪt/ | 辅音组合省略，前置化 |
| them<br>/ðɛm/ | vem<br>/vɛm/ | 辅音同化[a]（向后） |
| thermometer<br>/θərˈmɑmətɚ/ | mometer<br>/ˈmɑmətɚ/ | 弱音节省略 |

a. 注意：/θ/、/ð/ 的发音是根据语音环境的影响而变化的

# 附录 D
## Appendix D

以下为五个亲社会规则的毕业证书。

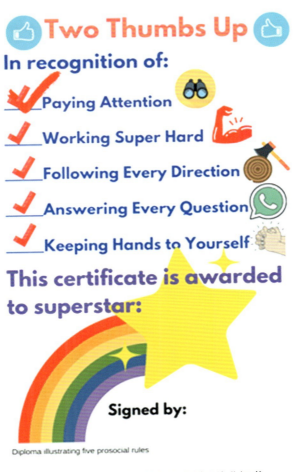

▲ 附图 D-1　五个亲社会规则的毕业证书

治疗目标卡指示语：简单→复杂→归纳阶段。

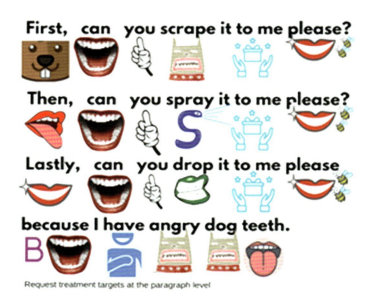

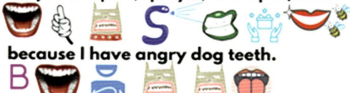

▲ 附图 E-1　简单二元素 /sw/ 处理目标

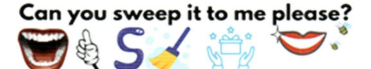

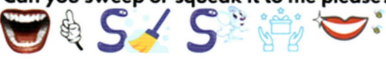

Simple treatment targets for children with difficulty with the /r/

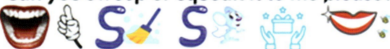

Complex sentence treatment targets for children with difficulty with the /r/

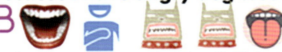

Treatment target for generalization and variation of /r/

▲ 附图 E-2 简单二元素 /sw/ 和三元素 /skw/ 处理目标

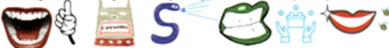

▲ 附图 E-3 复合句三元素 /skɹ/ 和三元素 /spɹ/ 处理目标

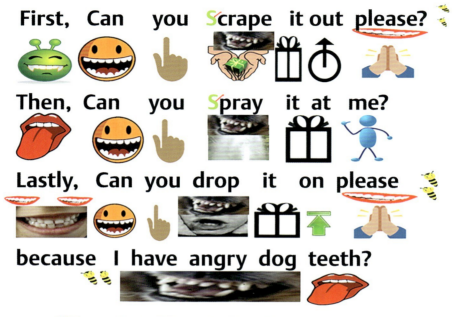

▲ 附图 E-4　段落处理目标为激发语音、语言和持续注意力的最大收益

Can you **S**crape it, **s**pray it, or drop it please

because I have ANGRY DOG teeth?

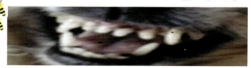 

▲ 附图 E-5　泛化复杂句处理目标

Can you **S**crape it, **S**pray it, or drop it please?

▲ 附图 E-6　有限句法复杂度的泛化治疗目标仅为治疗言语障碍

# 索 引
## Index

**B**

伯努利效应 099

**C**

参与动机 006
残疾人法案 046
残疾人修正法案 044
创造性挑战 035

**D**

单摩擦音 061
第一印象 005
典型发展语言 034
动机评估量表 047
动态评估 009
动态时间触觉提示 011

**E**

儿童言语失用症 002
二元素辅音组合 008

**F**

发音和语音临床评估 101
泛化阶段 038

仿说词汇 009
非典型错误 123
非特定语言障碍 034
非一致性语音障碍 002
分析方法 046
辅音组合 002
辅音正确率 002

**G**

功能磁共振成像 026
功能行为评估 046
孤独症谱系障碍 002
国际音标 008

**J**

肌电图 143
交替运动率 021
镜像神经元 078
句子平均长度 002

**K**

口腔轮替运动 002

**M**

美国言语－语言病理学杂志 030

美国言语－语言－听力协会　001

### N

脑电图　092
内部控制点　036

### P

瀑布式级联效应　054

### Q

器质性　002
亲社会行为　008

### S

塞擦音　006
三元素辅音组合　008
神经支架　082
神经性言语障碍　002
事件相关电位　143
视觉感官练习　115

### T

特定语言障碍　021
替代沟通系统　027

图片交换系统　097

### W

歪曲　002

### X

行为功能相关问题　047

### Y

言语可理解度　017
依从性　002
音节结构　008
音系障碍　002
言语可理解度　017
语音进步指标　024
语音评估　001
语音障碍　001
运动与感知觉差异　034
有针对性的反馈　008

### Z

正电子发射断层扫描　143
治疗目标　008